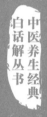

中医养生经典
白话解丛书

U0253788

中医养生经典白话解丛书

总主编 郑 洪

《东坡养生集》

白话解

译注

郑 洪 舒海涛

人民卫生出版社

北京

图书在版编目（CIP）数据

《东坡养生集》白话解 / 郑洪，舒海涛译注 . —北京：人民卫生出版社，2022.6

（中医养生经典白话解丛书）

ISBN 978-7-117-33104-3

Ⅰ. ①东…　Ⅱ. ①郑…　②舒…　Ⅲ. ①苏轼（1036-1101）– 养生（中医）　Ⅳ. ①R212

中国版本图书馆 CIP 数据核字（2022）第 081873 号

| 人卫智网 | www.ipmph.com | 医学教育、学术、考试、健康，购书智慧智能综合服务平台 |
| 人卫官网 | www.pmph.com | 人卫官方资讯发布平台 |

中医养生经典白话解丛书

《东坡养生集》白话解

Zhongyi Yangsheng Jingdian Baihuajie Congshu

《Dongpo Yangshengji》Baihuajie

译　　注：郑　洪　舒海涛
出版发行：人民卫生出版社（中继线 010-59780011）
地　　址：北京市朝阳区潘家园南里 19 号
邮　　编：100021
E - mail：pmph @ pmph.com
购书热线：010-59787592　010-59787584　010-65264830
印　　刷：三河市宏达印刷有限公司（胜利）
经　　销：新华书店
开　　本：710×1000　1/16　印张：22
字　　数：327 千字
版　　次：2022 年 6 月第 1 版
印　　次：2022 年 7 月第 1 次印刷
标准书号：ISBN 978-7-117-33104-3
定　　价：79.00 元

打击盗版举报电话：**010-59787491**　E-mail：WQ @ pmph.com
质量问题联系电话：**010-59787234**　E-mail：zhiliang @ pmph.com
数字融合服务电话：**4001118166**　　E-mail：zengzhi @ pmph.com

中医养生经典白话解丛书

编委会

总主编：　郑　洪

编　委：

卢银兰　高日阳　邓　翀

李计筹　郭　强　古继红

罗　倩　李筱蓦　舒海涛

林美珍　赵　菲　潘盈锦

序　言

　　中医养生是具有中国特色的保健方式,是中国优秀传统文化的组成部分。当前人民生活水平不断提高,健康和保健备受关注,养生在卫生健康事业中的作用受到越来越多的重视。《"健康中国 2030"规划纲要》提出"发展中医养生保健治未病服务",要求大力传播中医药知识和易于掌握的养生保健技术方法,加强中医药非物质文化遗产的保护和传承运用,实现中医药健康养生文化创造性转化、创新性发展。这意味着养生文化的普及和推广已成为国家战略的一个组成部分。

　　要实现中医药健康养生文化的"双创",首先要继承好前人的优秀思想与实践经验。中医药健康养生文化源远流长,古代养生名家与名著众多,是非常珍贵的文化遗产,有待研究与挖掘。广大人民群众也迫切希望学习和实践传统养生经验精华。但由于古代养生著作均用文言文写成,不便于普通读者阅读。其中一些养生古籍名著虽然有现代学者的点校本和整理本,仍显得过于艰深。有鉴于此,本丛书编委会意图精选古代中医养生的经典名著与名篇,加以白话译解,为大众提供一套以古代经典为依托的通俗性养生读本,使普通读者能更好地认识中华民族的健康理念与养生智慧。

　　本丛书精选了 7 种最具代表性的中医养生经典,从普及的角度进行白话译解。包括《〈黄帝内经〉养生名篇白话解》《〈千金方〉养生名篇白话解》《〈寿亲养老新书〉白话解》《〈东坡养生集〉白话解》《〈遵生八笺〉养生名篇白话解》《〈老老恒言〉白话解》《〈抱朴子〉养生名篇白话解》7种。这7种著作的成书时间涵盖了从秦汉到明清,内容在养生学术方面也最具代表性。通览本丛书,对中医药健康养生文化可以有较系统全面的了解。

本丛书中的著作,有的并不是专门的养生著作。像《黄帝内经》《千金方》有大量医学内容,《抱朴子》有大量道教内容,《东坡养生集》《遵生八笺》中有不少与养生关系不大的篇章。因本丛书旨在普及养生文化,故在编撰时作了甄选,具体情况在各分册中已有说明。此外,古代养生著作难免会有不符合现代价值精神的内容,为尽量保持原貌,只删去个别明显不妥的篇章,大部分原文仍然保留。读者们在阅读时应注意批评性地继承。

本丛书的译解,注意吸收学术界对相关著作的研究成果,力求准确理解与通俗表达,体现学术性与普及性的统一。但由于水平有限,一定还存在不足之处,诚望批评指正。

《中医养生经典白话解丛书》编委会

2021年12月

　　《东坡养生集》一书,汇集了北宋文学家苏轼所写的与养生相关的诗文,由明末清初文人王如锡从苏轼的各种著作中辑录而成。

　　苏轼(1037—1101),号东坡居士,世称苏东坡,宋代眉州眉山(今属四川省眉州市)人。苏轼仕途充满坎坷,但其文学作品以豪放、旷达著称。他身处不同环境均能处之泰然,现代作家林语堂称他为"旷古奇才乐天派"(《苏东坡传》)。正因如此,他的作品往往能给人以正面的力量,受到历代读者的喜爱。

　　良好的精神情绪对于健康十分重要,这是许多养生大家都强调的要义。美好的诗文令人愉悦、催人振作,本身就是养生"良药"。这也是人们喜爱苏轼作品的原因之一。另一方面,苏轼也非常关注医药养生,提倡"和""安"的养生思想,注重保持心理健康,以及饮食、起居等方面的养生方法。他的诗文集中有不少论述养生的名篇,更能直接给人以养生方面的教益。

　　苏轼著作中,与医药养生关系密切的有《苏沈良方》一书,这是后人将他和沈括各自收集的医药养生知识汇编而成。此外苏轼还著有记述了大量养生修道内容的《仇池笔记》。两书之外的诗文作品中,也有大量散在的论医药或论养生篇章。从中可以看到,苏轼对养生的认识是相当深刻的。

　　苏轼的养生诗文不仅文采斐然,而且哲理深刻,内容丰富,因此在当时就风行一时,在后世也很受推崇。《东坡养生集》一书从"养生"这一角度,专门辑集苏轼的相关诗文,无疑为人们完整地了解苏轼的养生思想提供了方便。

　　《东坡养生集》原书共分饮食、方药、居止、游览、服御、翰墨、达观、妙理、调摄、利济、述古、志异等十二卷。从分类可见,古代文人所理解的"养生"概念是非常宽泛的,举凡有助于"奉养生命"的一切元素,都包含在其中。因此,《东坡养生集》的内容囊括了苏轼除政论、史论、奏章等较正式文字外的大部分休闲诗文,内容涉及药物养生、饮食养生、精神养生和环境养生等许多方面。从研究苏轼的角度而言,这是十分有价值的。不过本书侧重于向现代读者介绍古代养生中关于养护身心、维护健康的内容,就没有必要将原书全部收录了。故主要选录了原书卷一饮食、卷二方药和卷九调摄的内容；卷七达观和卷八妙理虽然不是直接讲养生，但也很能体现苏轼的养生思想，故也从中选择了一些篇目，合作一卷。对以上内容，我们均进行了白话译释，以便于现代读者能够借鉴苏轼的养生心得与知识，学习他的豁达胸襟与乐观情怀。对于原著中涉及铅汞、丹药等内容，为保持原貌，本次仍有保留，请读者以历史眼光看待，不宜轻易效仿和尝试。

　　本书以清代康熙年间书林陈道生刊本《东坡养生集》为底本，以《四库全书》中的《东坡全集》为参校本，并参考了现代有关苏轼作品研究的多种著作。不足之处在所难免，诚望读者批评指正。

译注者

2022 年 4 月

目　录

饮食卷

方药卷

达观·妙理卷

调摄卷

饮食卷

天庆观乳泉赋

阴阳之相化,天一为水。六者其壮,而一者其稚也。夫物老死于坤,而萌芽于复。故水者,物之终始也。意水之在人寰也,如山川之蓄云,草木之含滋,漠然无形,而为往来之气也。为气者,水之主,而有形者其死也。死者咸而生者甘,甘者能往能来,而咸者一出而不复返,此阴阳之理也。吾何以知之?盖尝求之于身而得其说。凡水之在人者,为汗、为涕、为洟、为血、为溲、为矢、为涎、为沫,此数者皆水之去人而外骛,然后肇形于有物,皆咸而不能返。故咸者九而甘者一。一者何也?唯华池之真液,下涌于舌底,而上流于牙颊,甘而不坏,白而不浊,宜古之仙者,以是为金丹之祖,长生不死之药也。今夫水之在天地之间者,下则为江湖井泉,上则为雨露霜雪,皆同一味之甘。是以变化往来,有逝而无竭,故海洲之泉必甘,而海云之雨不咸者,如泾渭之不相乱、河济之不相涉也。若夫四海之水,与凡出盐之泉,皆天地之死气也,故能杀而不能生,能槁而不能浃也。岂不然哉?

吾谪居儋耳[1],卜筑城南,邻于司命之宫,百井皆咸,而醪醴湩乳,独发于宫中,给吾饮食酒茗之用,盖沛然而无穷。吾尝中夜而起,挈瓶而东,有落月之相随,无一人之我同。汲者未动,夜气方归,镪琼佩之落谷,沩玉池之生肥,吾三咽而遄返,惧守神之诃讥,却五味以谢六尘,悟一真而失百非。信飞仙之有药,中无主而何依。渺松乔之安在,犹想像于庶几。

(某在海南,作此赋,未尝示人。既渡海,亲写二本,一以示秦少游,一以示刘元忠。建中靖国元年三月二十一日。)

【注释】

[1] 儋耳：海南岛在汉代属儋耳郡。

【白话解】

　　阴阳二气交互作用产生万物，传统的说法是"天一生水（地六成之）"。"六"是指它壮大的时候，"一"则是指初开萌生的时候。事物终结于坤卦，萌生于复卦。所以说水贯穿于万物的始终。推想水在人间的分布，如同山川积聚的云烟和草木内含的汁液，混然没有固定形质，是可以来往变化的气。这种气，是水的主体，而一旦有形就成为凝固的死物了。死物味咸，而流动的味甘。甘的能来往变化，而咸的一旦排出就变不回来了，这便是阴阳变化的道理。我凭什么这样说呢？我是在研究过身体之后得出这种看法的。基本上水在人身的表现，有汗水，有泪水，有鼻涕，有血液，有尿液，有粪便、有痰涎，有唾沫。这几种东西，都是水在排泄离开人体时变成的有形之物，味道都是咸的，也再也回不到体内。可见咸的有十分之九，而甘的仅得十分之一。这一分是什么？就只有口中的津液。它从舌底下涌流出来，而上升到牙床和颊骨之间，甘而新鲜，白不混浊。难怪古代仙人认为这是金丹之源，可以炼制长生不死药。至于谈到天地间的水，在地上的有江湖井泉，在天上的便是雨露霜雪，都是味道甘甜的。虽然变化来往，有时消逝，却不会枯竭。所以海岛上的泉水一定甘甜，而海洋上下的雨水也不会咸，就像泾清渭浊各不相混、黄河济水各不影响一样。至于大海中的海水，以及产盐的矿泉，都是天地间的死气凝集，能杀生而不能长养，能枯败而不能滋润。难道不是这样吗？

　　我被贬到海南，选择城南建房，与祀奉司命神灵的道观为邻。这里附近的井都是咸水，唯独有犹如醇酒甜奶一样的井水，从观中的庭院里流出，供我饮食、酿酒和泡茶之用，水量充足用之不尽。我曾半夜起来，带着水瓶东去，西天落月相随，无一人与我同行。来打水的人们还没有动静，清爽的夜气开始消散。吞咽声如同玉佩跌落山谷那么响，口中充满金津玉液。我连喝三口就赶快回去了，担心守护泉水的神灵责怪我。喝了这水，可以辞去五味腐蚀和六尘污染，体验真道并去除各种过失。纵然相信确有灵药可以成仙，但心无主宰无所依凭，难以得道。传说中的赤松子、王子乔等真人虚无缥缈不知在哪里，我只能大概想象一下他们的境界。

　　（我在海南写成这篇赋，从来没给人看过。渡过海峡回到北方后，亲手书写了两份，一本给了秦少游，一本给了刘元忠。建中靖国元年（1101年）三月二十一日。）

【按语】

　　本文作于海南。北宋绍圣四年（1097年）苏轼被贬海南，居住条件恶劣，许多水井受海水影响而水质咸苦，唯有天庆观中有淡水。苏轼借中夜打水之机发挥感想，阐述水的养生价值。他从咸水、淡水之不同，联想起人体的分泌物也有咸、淡的分别，认为淡味有益于人，肯定道教养生术中重视唾液（即华池之津液）的做法。又指出仅此尚不足够，更需要做到"守神"，使内心有主才能达到养生功效。

浊醪有妙理赋（神圣功用无捷于酒）

【原文】

　　酒勿嫌浊，人当取醇。失忧心于昨梦，信妙理之凝神。浑盎盎以无声，始从味入；杳冥冥其似道，径得天真。伊人之生，以酒为命。常因既醉之适，方识此心之正。稻米无知，岂解穷理；曲蘖有毒，安能发性。乃知神物之自然，盖与天工而相并。得时行道，我则师齐相之饮醇；远害全身，我则学徐公之中圣。湛若秋露，穆如春风。疑宿云之解驳，漏朝日之暾红。初体粟之失去，旋眼花之扫空。酷爱孟生，知其中之有趣；犹嫌白老，不颂德而言功。

兀尔坐忘，浩然天纵。如如不动而体无碍，了了常知而心不用。坐中客满，惟忧百榼之空；身后名轻，但觉一杯之重。今夫明月之珠，不可以襦；夜光之璧，不可以铺。刍豢饱我而不我觉，布帛燠我而不我娱。惟此君独游万物之表，盖天下不可一日而无。

在醉常醒，孰是狂人之药；得意忘味，始知至道之腴。又何必一石亦醉，囷间州闾；五斗解酲，不问妻妾。结袜庭中，观廷尉之度量；脱靴殿上，夸谪仙之敏捷。阳醉遍地，常陋王式之褊；乌歌仰天，每讥杨恽之狭。我欲眠而君且去，有客何嫌；人皆劝而我不闻，其谁敢接。殊不知人之齐圣，匪昏之如。古者晤语，必旅之于。独醒者，汨罗之道也；屡舞者，高阳之徒欤？恶蒋济而射木人，又何狷浅；杀王敦而取金印，亦自狂疏。

故我内全其天，外寓于酒。浊者以饮吾仆，清者以酌吾友。吾方耕于渺莽之野，而汲于清泠之渊，以酿此醪，然后举洼樽而属吾口。

【白话解】

酒不嫌其混浊，人应当取其醇正。昨晚醉后一梦忘却了忧愁，更相信酒有凝聚精神的妙处。混混沌沌无声无息，从品尝它的滋味开始进入这一境界；幽深广大得像所说的道，直接就能悟到天然真趣。我这个人，生来把酒视同自己的生命。常常凭借醉意，才体悟到真实的内心。用来酿酒的稻米没有思维，它本身并不懂什么深刻的道理；曲蘖有一定的毒性，它怎能阐发我的真性？合起来才知道酒这种神奇事物的自然酿成，简直是上天的精心制作。在春风得意时，我学汉代齐丞相曹参那样与大家一起喝香醇的美酒；失势时远离危害保全生命，我就学三国时的徐邈那样醉酒自称"中圣人"。这酒清澈得像秋露，温和得像春风。醉眼看夜晚云朵斑驳，沉睡漏看了初升红阳。醒来全身鸡皮疙瘩都平复，眩晕眼花也一扫而空了。我非常喜欢晋朝的孟嘉,他能知道酒中的乐趣;白居易写《酒功赞》,我还嫌他没歌颂酒的德行。

静静端坐忘却自我,浩浩然无拘无束。身体软软无力但并没什么障碍,什么都看得清楚却毫不费心思。宾客满座,我只担心大家杯中无酒;身后声名,不如眼前这一杯酒更重要。纵有明月一样的珍珠,也不能当作衣服来穿;有夜光的璧玉,又不可以当食物来吃。牛羊肉能饱我肠胃,我却没什么感觉。布帛能温暖我身体,却不能令我快乐。只有酒胜于万物,所以天下不可一天没有酒。

看似常在醉中其实心中常醒,这哪里是令人迷狂的药物;得到真意忘却滋味,能够知道真理的美妙。何必像淳于髡那样,讲究在州闾盛会上喝一石酒才会醉;也不必像刘伶那样不理妻妾意见,非要饮五斗酒来解酒瘾。王生老人让廷尉在庭中为他结袜,以观察廷尉的度量;李白让高力士给他脱鞋子,自夸谪仙一样敏捷(都有些过分)。王式假装喝醉跌倒在地,我觉得他器量狭隘;杨恽失意时仰天"乌乌"唱歌,也令人讥讽他心胸不广。陶渊明说"我醉欲眠君且去",其实客人在又有什么所谓? 韩愈说人家劝我喝酒我就装作听不见,这样别人怎么跟你打交道? 按《诗经》说要向圣人学习,只要不终日昏醉就可以了。古人见面交谈,也是要举杯敬酒的。众人皆醉我独醒,屈原那么坚持操守却沉于汨罗江;能经常得意起舞,反而是高阳酒徒郦生那样的人啊! 讨厌蒋济就刻成木人射击来出气,这是何等的小气量浅;周颛饮醉说要杀死王敦而取金印,也是过于狂放,难免招来灾祸。

所以我在内保全自身,在外寄居于酒。浊酒用来给仆人饮,清酒用来招呼朋友。我在一片辽阔无际的野地里耕种,从清凉的深渊里打水,酿成这种美酒,然后举起简陋的酒杯,灌满我的口。

【按语】

苏轼好饮酒,但不沉迷。引用了许多有关酒的典故,重点是述其"内全其天,外寓于酒"的"妙理",认为像屈原、李白等人或一味清醒或过于狂放,结局都不好。他倡行的是一种言行随俗而内心清醒的哲学,从养生的角度而言确乎是有益的。

中山松醪赋

　　始余宵济于衡漳,车徒涉而夜号。爇松明而识浅,散星宿于亭皋。郁风中之香雾,若诉予以不遭。岂千岁之妙质,而死斤斧于鸿毛。效区区之寸明,曾何异于束蒿?烂文章之纠缠,惊节解而流膏。嗟构厦其已远,尚药石之可曹。收薄用于桑榆,制中山之松醪。救尔灰烬之中,免尔萤爝之劳。取通明于盘错,出肪泽于烹熬。与黍麦而皆熟,沸春声之嘈嘈。味甘余而小苦,叹幽姿之独高。知甘酸之易坏,笑凉州之蒲萄。似玉池之生肥,非内府之蒸羔。酌以瘿藤之纹樽,荐以石蟹之霜螯。曾日饮之几何,觉天刑之可逃。投拄杖而起行,罢儿童之抑搔。望西山之咫尺,欲褰裳以游遨。跨超峰之奔鹿,接挂壁之飞猱。遂从此而入海,渺翻天之云涛。使夫嵇、阮之伦,与八仙之群豪。或骑麟而翳凤,争楷挈而瓢操。颠倒白纶巾,淋漓宫锦袍。追东坡而不可及。归哺歠[1]其醨糟,漱松风于齿牙,犹足以赋《远游》而续《离骚》也。

【注释】

　　[1] 歠(chuò):吸,喝。

【白话解】

　　我曾经在凌晨横渡漳水,车子涉水过河,仆人相互吆喝。点燃松木以看清道路深浅,火光掩盖星光照亮沿途亭子和道路。风中弥漫着浓郁的松香气,好像在告诉我它不幸的遭遇。难道这有着千年寿命的上好材质，像鸿毛一样死于斧头手上，点燃了不过照亮区区几寸的光明，效果与点燃普通的草把有什么不同？错乱的纹理焚烧毁坏，松节爆开流着脂膏。唉，已经不能指望用它来构建大厦了，不过还可以归入药物之部。它的末段收来还能有点作用，可以制作中山松酒。把它从灰烬中救起，免去它点火的责任。从盘根错节处收集通亮的松脂，烹调熬出香泽，与黍麦一起煮熟，在春声嘈杂中制成酒曲。酿成的酒味道甘甜略带小苦，令人惊叹其独特的风味。相比之下，堪笑凉州的葡萄酒酸甜而容易变质。它如玉池里泛出些许甘肥，但又不同于宫廷中的蒸羔酿酒。我用瘿藤的纹樽斟酒，佐着经霜石蟹的蟹腿。曾经每天不知道喝了多少，觉得上天的生老病死法则都可以超越。能够扔掉拄杖而行走，不需要小孩们按摩抓搔。望着近在咫尺的西山，简直想撩起衣裳去遨游。感觉能够超过山峰上奔跑的麋鹿，与攀挂在壁上的猿猴相游玩。可以从这里奔向大海，在远处翻起了惊天骇浪。使嵇康、阮籍这些酒徒，以及八仙群雄，骑着麒麟风驰电掣，争相拿着酒壶和水瓢，颠倒歪戴着白纶巾，宫中锦袍淋漓湿透，一路追我苏东坡都追不上。我回家吃着酒糟，用松风来洗漱牙齿，还可以写篇像《远游》一样的诗来续作《离骚》呢。

【按语】

苏轼在暗夜行路，见燃点松木火把，便收集其松脂来制酒，感叹其味道独特。松脂酒在古代多有记载，如《太平圣惠方》卷九十五中有一种松脂酒方如下：

松脂三斤（炼成者，捣罗为末），糯米二斗，曲末三斤。

上炊米熟，放冷，以炊米汤三斗，温二物拌和，入不津瓮中，封盖候熟。即量性饮之妙。

酒子赋（并引）

【原文】

南方酿酒，未大熟，取其膏液，谓之酒子，率得十一。既熟，则反之醅中。而潮人王介石，泉人许珏，乃以是饷余，宁其醅之漓，以蕲[1]予一醉。此意岂可忘哉，乃为赋之。

米为母，曲其父。蒸羔豚，出髓乳。怜二子，自节口。饷滑甘，辅衰朽。先生醉，二子舞。归沦其糟饮其友。先生既醉而醒，醒而歌之曰：

吾观稚酒之初泫兮，若婴儿之未孩。及其溢流而走空兮，又若时女之方笄。割玉脾于蜂室兮，氄[2]雏鹅之毰毸。味盎盎其春融兮，气凛冽而秋凄。自我燔腹之瓜瓞兮，入我凹中之荷杯。暾朝霞于霜谷兮，濛夜稻于露畦。吾饮少而辄醉兮，与百榼其均齐。游物初而神凝兮，反实际而形开。顾无以酢二子之勤兮，出妙语为琼瑰。归怀璧且握珠兮，挟所有以傲厥妻。遂讽诵以忘食兮，殷空肠之转雷。

【注释】

[1] 蕲：通"祈"，求。

[2] 氄（rǒng）："毧"的异体字。指鸟兽的细毛。

【白话解】

南方酿酒，在未全熟的时候，取出来一部分膏液，叫作酒子，大概只有十分之一。等熟了以后,则倒回未过滤的酒中。潮州人王介石,泉州人许珏,将这种酒送给我,宁可他们的酒变淡,也期望令我一醉。此份心意怎能忘记,于是便写下此文。

这种酒,米是其母,曲是其父。我蒸了羔豚,熬出髓乳来下酒。可怜两位先生,节制嘴巴不吃,我就享受这种滑口甘甜之物,来辅助衰弱的身体。我喝到醉了,看两位先生起舞,回家后再拿酒糟给朋友饮。我醉后醒来,作歌唱道:

我看那刚刚酿出来的第一滴新酒,就像无念无虑的婴儿一样。等到酒香溢流出来,弥漫在空气中,又像十五六岁的少女。像蜂室里割的蜂蜜,像幼鹅披散的羽毛。味道像春天那样和暖,气息又像秋意那样清凉。从大肚子的盛酒瓜罂,倒进凹心荷叶作的杯中。朝霞洒满秋天的山谷,濛濛露水沾湿着夜来的稻田。我喝了少许就醉了啊,跟喝别的酒一百杯一样。好像神游混沌太空但神志不会散乱,返回现实而形体放松不受支配。想想没有什么可以回报两位先生的殷勤,就用我的妙语作为赠礼吧。你们回去就可以像拿到珠宝碧玉一样,在老婆面前炫耀。跟着高声吟诵连吃饭都忘记了,肚子发出如雷的肠鸣音。

【按语】

苏轼此赋,记载饮用南方"酒子"(即未完全酿成熟的酒)的感受。未完全发酵成熟的酒子其酒精度数不高,而苏轼饮少辄醉,确如其所说酒量一般。

菜羹赋（并序）

东坡先生卜居南山之下，服食器用，称家之有无。水陆之味，贫不能致，煮蔓菁、芦菔、苦荠而食之。其法不用醯酱，而有自然之味。盖易具而可常享，乃为之赋，辞曰：

嗟余生之褊迫，如脱兔其何因。殷诗肠之转雷，聊御饿而食陈。无刍豢以适口，荷邻蔬之见分。汲幽泉以揉濯，搏露叶与琼根，爨铏锜以膏油，泫融液而流津。适汤蒙蒙如松风，投糁豆而谐匀，覆陶瓯之穹崇，罢搅触之烦勤。屏醯酱之厚味，却椒桂之芳辛。水耗初而釜治，火培壮而力均。瀹嘈杂而廉清，信净美而甘芬。登盘盂而荐之，具匕箸而晨餐。助生肥于玉池，与五鼎其齐珍。鄙易牙之效技，超傅说[1]而策勋。沮彭尸之爽惑，调灶鬼之嫌嗔。嗟丘嫂其自隘，陋乐羊而匪人。先生心平而气和，故虽老而体胖。忘口腹之为累，以不杀而成仁。窃比予于谁欤？葛天氏之遗民。

【注释】

[1] 傅说：殷商时的隐士，传说他因乏粮，不得不和受刑的犯人一起筑路，以换取粮食来吃饱肚子。后来成为武丁的宰相，使国家大治。

【白话解】

东坡先生在南山脚下择地居住，穿着饮食用具随家里的有无而添置。而各种水产陆生的菜肴，由于家境贫穷无法购买，就煮蔓菁、芦菔和苦荠来吃。煮的方法是不用醋和酱油，使其有自然的滋味。这些菜蔬容易得到因而能经常享用。于是我为此而作赋：

唉,我生活窘迫,像逃亡的兔子一样,究竟是什么原因?诗人饥肠辘辘腹中雷鸣,姑且食陈年的谷子以抵御饥饿。没有喂养家畜来改善口味,多蒙邻居分享这些菜蔬。汲来山泉洗濯干净,摘取其叶与根,点火上灶放入膏油,热水翻滚蒸汽流动。等到汤水沸腾发出如同松风呼啸的声音时,加入豆米搅匀,盖上圆鼓鼓的盖子,不要再频繁开盖搅动。不需要醋和酱油的重味,也不用胡椒、桂皮的辛香。水刚大开就加盖焖住,加大火然后均匀地煮。热气腾腾而汤水清澈,确实好看又味美。盛入盘碗上桌,准备好勺子筷子来吃早餐。吃来有助于口生津液,不逊于富贵人家的五鼎珍馔。不需要像易牙那样靠烹饪手艺博取齐王好感,又胜过后来立下大功的傅说靠劳役来换取饱腹。不让体内彭尸神灵为美味所惑作乱,又可调和灶鬼的不满和怒气。叹息当年刘邦大嫂不给他吃,待客过于狭隘;也唾弃乐羊那样连儿子的肉汤也喝,缺乏人伦。我心平气和,所以年纪大了身体发福,不以口腹之欲为负担,不杀生以成就仁道。我跟什么人类似呢?跟古代贤君葛天氏时代的老百姓一样自在。

【按语】

苏轼在贫困艰苦的情况下,不得已以蔓菁、芦菔、苦荠为食,但仍充满乐观精神,描写这些野菜的做法,并赞美其味淡有益于养生。

后杞菊赋(并序)

【原文】

天随生自言常食杞菊。及夏五月,枝叶老硬,气味苦涩,犹食不已。因作赋以自广。始余尝疑之,以为士不遇,穷约可也。至于饥饿嚼啮草木,则过矣。余仕宦十有九年,家日益贫,衣食之奉,殆不如昔者。及移守胶西,意且一饱,而斋厨索然,不堪其忧。日与通守刘君廷式,循古城废圃,求杞菊食之。扪腹而笑。然后知天随生之言,可信不谬。作《后杞菊赋》以自嘲,且解之云。

吁嗟先生,谁使汝坐堂上称太守?前宾客之造请,后掾属之趋走。朝衙达午,夕坐过酉。曾杯酒之不设,揽草木以诳口。对案颦蹙,举箸噎呕。昔阴将军设麦饭与葱叶,井丹推去而不嗅。怪先生之眷眷,岂故山之无有?先生忻然而笑曰:人生一世,如屈伸肘。何者为贫,何者为富?何者为美,何者为陋?或糠核而瓠肥,或粱肉而墨瘦。何侯方丈[1],庾郎三九[2]。较丰约于梦寐,卒同归于一朽。吾方以杞为粮,以菊为糗。春食苗,夏食叶,秋食花实,而冬食根,庶几乎西河、南阳之寿。

【注释】

[1] 何侯方丈:何侯指西晋时大臣何曾,据说他"日食万钱,犹曰无下箸处"。

[2] 庾郎三九:庾郎指南朝的庾杲之。据说他平时清贫,食物只有韭菹、瀹韭、生韭三种杂菜。有人借"韭""九"谐音,取笑说他一点也不穷,食物有三九二十七种之多。苏轼此处以他作为贫寒的事例。

【白话解】

唐代陆龟蒙(号天随子)说他经常吃枸杞和菊花,直到夏天五月,枝叶变老硬,味道变苦涩时还是吃个不停。就此他还写了《杞菊赋》来推广。本来我怀疑他的说法,觉得一个读书人,事业上不顺心,生活上困苦节俭些可以理解,但竟至于饥饿到要吃草根树木的地步,似乎也太夸大了。我当官十九年,家里日益贫穷,衣食的供给,还不如以前。及至来到密州,想着能吃上饱饭,谁知厨房里什么也没有,令人不胜忧愁。每天和通守刘廷式沿着城墙到荒废的园子里找枸杞和菊花来吃，相对摸着肚子苦笑。这才知道陆龟蒙说的话是真的，没有说错。于是写这篇《后杞菊赋》来自嘲，兼且宽慰自己。

唉，东坡先生。谁让你坐在堂上，当什么太守？前有宾客来拜见，后有手下官员跟从。早上赴衙门一直到中午，下午则工作到酉时以后。一杯酒也没有喝过，只能拿草木骗骗自己的嘴巴。对着饭桌时时皱眉，拿起筷子难以下咽。以前阴将军拿麦饭与葱叶来款待井丹，井丹把饭菜推到一边，看也不看。奇怪的是你仿佛对这里的草木情有独钟，难道家乡没有，吃不到吗？东坡先生听了笑着回答：人生在世，像手肘一样能伸也能屈。什么叫贫穷，什么叫富有？什么叫美艳，什么叫丑陋？有的人吃粗糠照样长得白白胖胖，有的人整天酒肉却又黑又瘦。何曾吃饭菜肴摆满方圆一丈的桌子，庾杲之每餐则只有几种韭菜。比较多少不过是一场梦幻，到头来还是同归于黄土。本人如今以杞子作粮，菊花为食，春天吃苗，夏天吃叶，秋天吃花和果实，冬天吃根，说不定像隐居西河子夏、南阳食菊的老人那样长寿呢！

【按语】

枸杞和菊花一补一清，自古是养生的上佳搭配。苏轼虽然是因为穷困才不得已以二者为食，但也知晓它们的养生功效，故能以食之长寿来为不利的境遇开解。

老饕赋

庖丁鼓刀，易牙烹熬。水欲新而釜欲洁，火恶陈而薪恶劳。九蒸暴而日燥，百上下而汤鏖。尝项上之一脔，嚼霜前之两螯。烂樱珠之煎蜜，溜杏酪之蒸羔。蛤半熟而含酒，蟹微生而带糟。盖聚物之夭美，以养吾之老饕。婉彼姬姜，颜如李桃。弹湘妃之玉瑟，鼓帝子之云璈。命仙人之萼绿华，舞古曲之郁轮袍。引南海之玻黎，酌凉州之蒲萄。顾先生之耆寿，分余沥于两髦，候红潮于玉颊，惊暖响于檀槽，忽累珠之妙唱，抽独茧之长缲。闵手倦而少休，疑吻燥而当膏。倒一缸之雪乳，列百椀之琼艘。各眼滟于秋水，咸骨醉于春醪。美人告去已而云散，先生方兀然而禅逃。响松风于蟹眼，浮雪花于兔毫。先生一笑而起，渺海阔而天高。

【白话解】

像庖丁那样认真操刀切肉，像易牙那样精心烹调食物。用的水要新鲜，锅要洁净。火要用新生的火，柴不要用废旧车轮之类二手木料。有的食物要九蒸九晒，用太阳晒干，汤要慢慢熬煮让食物翻滚熟透。吃肉只选小猪颈后部那一小块最好的肉，吃螃蟹只选霜冻前最肥美者的两只大螯。把樱桃煮烂煎成蜜，用杏仁汁来蒸羊羔肉。蛤蜊半熟就着酒吃，螃蟹和酒糟煮不须熟透。聚天下最精美的食品，来供我这个老食客饱餐。要有姬姜那样艳若桃李的美女，弹女神湘妃的玉瑟，击尧帝女儿的云璈，让仙女萼绿华跳着古典"郁轮袍"之舞。用南海的玻璃杯，斟上凉州地道的葡萄酒。看我这高寿老人家，两边长发沾着酒，双颊泛着红潮,不时被琵琶乐声惊醒,忽然听闻像珍珠散落般清脆的绝妙歌喉,像茧中抽丝细长不绝。怜惜她两手弹累让她稍稍休息,担心嘴唇干燥应当抹膏润泽。倒一缸清冽美酒,斟成一列列的玉杯。大家醉眼如潋滟的秋水,骨头都被美味的春醪酥醉了。美人逐渐告退散去,先生才好似从禅定中一觉醒来。身旁水壶如松风啸响,水面冒出蟹眼大小的气泡,冲在兔毫色的茶杯里泛出雪花般白沫。我大笑着起身,顿觉海阔天空。

【按语】

　　本文体现苏轼作为一个美食家的本质。穷困时能啖野菜,富足时乐享美食,心情达观从容是他最重要的养生心得。

桂酒颂（并序）

【原文】

　　《礼》曰:丧有疾,饮酒食肉,必有草木之滋焉。姜桂之谓也。古者非丧食,不彻姜桂。《楚辞》曰:奠桂酒兮椒浆。是桂可以为酒也。《本草》:桂有小毒,而菌桂、牡桂皆无毒。大略皆主温中,利肝肺气,杀三虫,轻身坚骨,养神发色,使常如童子,疗心腹冷疾,为百药先,无所畏。陶隐居云:《仙经》服三桂,以葱涕合云母,烝[11]为水。而孙思邈亦云:久服,可行水上。此轻身之效也。吾谪居海上,法当数饮酒以御瘴,而岭南无酒禁。有隐者以桂酒方授吾,酿成而玉色,香味超然，非人间物也。东坡先生曰：酒，天禄也。其成坏美恶，世以兆主人之吉凶。吾得此，岂非天哉？故为之颂，以遗后之有道而居夷者。其法盖刻石置之罗浮铁桥之下，非忘世求道者，莫至焉。其词曰：

中原百国东南倾，流膏输液归南溟。祝融司方发其英，沐日浴月百宝生。水娠黄金山空青，丹砂晨暾朱夜明。百卉甘辛角芳馨，旃檀沈水乃公卿。大夫芝兰士蕙蘅，桂君独立冬鲜荣。无所慑畏时靡争，酿为我醪淳而清。甘终不坏醉不醒，辅安五神伐三彭。肌肤渥丹身毛轻，冷然风飞罔水行。谁其传者疑方平，教我常作醉中醒。

【注释】

[1] 烝：同"蒸"。

【白话解】

《礼记》中说：遇到丧事如果患病，饮酒吃肉时，必定要有草木搭配，就是姜和桂之类。古代的人不是丧事饮食，一般是不吃姜和桂。《楚辞》中说：奠礼用桂酒和花椒水。这说明桂可以用来制酒。《本草》说：桂一般有小毒，而菌桂和牡桂都没有毒，大致上都可以主温脾胃，疏利肝肺气机，杀体内三虫，使身体轻灵筋骨强壮，养护精神润泽面容，使人能像儿童一样精力充沛。可以治疗心腹发冷的疾病，是各种药物中的首选，使用起来没有什么避忌。陶弘景《本草经集注》说：《仙经》载服三种桂的方法，是用大葱汁合云母，蒸煮成水后服。孙思邈说：长期服用，便可以在水上行走。可见它令身体轻灵的功效。我被贬谪住到海边，按道理应当经常饮酒来抵御潮湿瘴气，而且岭南没有禁止私酿酒的法令。有一位隐士，把制作桂酒的方法传授给我，酿成的酒呈现玉色，香味也超过其他的酒，简直不是人间之物。东坡先生说：酒，是上天赠予的神物。它的好坏美恶，世人常用来卜测其主人的吉凶。我得到这么好的酒,难道不是天意吗?所以为它作颂,用来传给以后坚持正道却谪居到偏远地方的人。这种酿酒方法刻在石头上,放置在罗浮铁桥下面,不是忘却尘世有心求道的人,不会到那里去。颂词说:

中原大地中,东南地势倾斜,天地的膏液顺着河流归南方海洋。火神祝融所执掌的南方焕发其精华,日月沐浴下生长出百般宝物。水中孕育黄金,山上出产空青,朱砂白天闪耀,明珠晚上生辉。各种花卉或甘味或辛味竞相散发浓郁芳香,檀香和沉香堪称公卿,芝兰可称为大夫,蕙草、蘅草就像名士,而桂树可谓君子独立,冬天仍新鲜茂盛。它没有任何可畏惧的物品,也不与时俗争艳,用它酿成我的醪酒真是醇香清冽。味甘而不会腐败,饮醉后沉睡不醒,具有安定五脏神志、杀灭体内三尸虫的功效。喝了肌肤红润,身体轻盈,飘然若仙,像乘风一样在水上行走。是谁传授下这种妙方的呢?怀疑是传说中的神仙席方平,使我经常能够在酒醉中保持清醒。

【按语】

苏轼记载的桂酒,是他被贬岭南时会酿制的。桂主产南方,在《神农本草经》已经记载入药。苏轼颂词中认为南方物产各有特点,尤其颂扬桂的功效,并在其药用基础上进一步称颂桂酒的养生作用。颂词中提到"伐三彭",三彭即三尸虫,据说均姓彭,故名之。按道教说法,三尸虫是人体内的神仙,会影响人的修炼使人不能成仙。上尸名灵台,住脑海;中尸名灵爽,住绛宫;下尸名灵精,住腹下。另,按其他篇的记载,苏轼所言的桂酒,其制法是将桂磨成粉,加入酒中。

东坡羹颂（并引）

东坡羹，盖东坡居士所煮菜羹也。不用鱼肉五味，有自然之甘。其法以菘，若蔓菁，若芦菔，若荠，皆揉洗数过，去辛苦汁。先以生油少许，涂釜缘及瓷碗，下菜汤中，入生米为糁，及少生姜，以油碗覆之，不得触，触则生油气至熟不除。其上置甑，炊饭如常法，碗不可遽覆，须生菜气出尽，乃覆之。羹每沸涌，遇油辄下，又为碗所压，故终不得上。不尔，羹上薄饭，则气不得达而饭不熟矣。饭熟，羹亦烂，可食。若无菜，用瓜、茄，皆切破，不揉洗，入罨熟赤豆与粳米相半为糁。余如煮菜法。应纯道人，将适庐山，求其法，以遗山中好事者。以颂问之：

甘苦尝从极处回，咸酸未必是盐梅。问师此个天真味，根上来么尘上来？

【白话解】

东坡羹，就是东坡居士所煮的菜羹。不放鱼、肉和各种调料，只取其自然的甘美。方法是：将大白菜，或蔓菁，或芦菔，或荠菜，一起揉洗数遍，去除其中辛辣苦汁。先在大锅的边沿和瓷碗上涂抹少许生油，将菜放到汤里，加入少数生米作粥，再加少许生姜，然后用油碗盖住，但菜羹不要碰到油碗，否则会有生油味，煮熟后也去不掉。在锅上面放蒸屉，按平常的方法煮饭。油碗一开始不立即盖上，等到菜的生味出尽才盖上。菜羹煮沸上涌时，遇到上面的油则被抑制住，加上有碗压住，始终不会上溢。否则，菜羹上涌浸到米饭，蒸气不能上达，米饭就熟不了。等到饭熟，羹也煮烂了，就可以食用了。如果没有蔬菜，用瓜、茄，都切破，不用揉洗，加入炊熟的赤豆和粳米各一半做粥，其余方法就一样了。应纯道人将要去庐山，来求问具体做法，准备传给山中的人们。我作诗问他：

甘味、苦味到了极致互相转化，咸咸酸酸的也不一定要用盐梅。敢问大师这物如此天然的味道，是鼻舌等六根感官的感觉，还是色香味等六尘的真实味道？

【按语】

苏轼此文进一步将其烹食蔬菜的经验命名为"东坡羹"，并称赞这类菜式的"自然之甘"。苏轼诗中的"根"与"尘"，都是佛教术语。佛家谓眼、耳、鼻、舌、身、意为六根，指由身体感官和意识所获取的感知；色、声、香、味、触、法为六尘，是感知的来源。

猪肉颂

【原文】

净洗铛，少著水，柴头罨烟焰不起。待他自熟莫催他，火候足时他自美。黄州好猪肉，价贱如泥土。贵者不肯吃，贫者不解煮，早晨起来打两碗，饱得自家君莫管。

【白话解】

洗干净锅，放少许水，点燃柴头压着火势莫起火焰，等待它自己慢慢地熟,不要催它,火候足的时候自然滋味极美。黄州有好的猪肉,价钱贱得像泥土一样。富贵人家不肯吃,贫困人家又不会煮。我早上起来打上两碗,自己吃饱你们休来管。

【按语】

苏轼喜食肉,故为猪肉作颂。世传"东坡肉",即如此文所说,文火久煮至烂熟。

禅戏颂

【原文】

已熟之肉,无复活理。投在东坡无碍[1]羹釜中,有何不可?问天下禅和子[2],且道是肉是素?吃得是?吃不得是?大奇大奇一碗羹,勘破天下禅和子。

【注释】

[1]无碍:佛教用语,谓通达自在。

[2]禅和子:参禅人的通称。有亲如伙伴之意。

【白话解】

已经熟了的肉,没有再活过来的道理。且投在我东坡好比羹锅的自在肚皮里,有什么不可以的呢?问问天下的参禅人,这是肉还是素?吃了好,还是不吃好?奇妙奇妙一碗羹,看破天下参禅人。

【按语】

　　苏轼早期对佛学持学习而有所质疑的态度。此处为食肉羹辩护,认为肉已煮熟,反正不能复活,则吃之有何不可?认为依佛教道理,应不必执着于是肉是素,才是真正的参透禅理。

真一酒歌（并引）

【原文】

　　布算以步五星,不如仰观之捷;吹律以求中声,不如耳齐之审。铅汞以为药,策易以候火,不如天造之真也。是故神宅空,乐出虚,蹢躅者以气升,孰能推是类以求天造之药乎?于此有物,其名曰真一,远游先生方治此道,不饮不食,而饮此酒,食此药,居此堂。予亦窃其一二,故作《真一》之歌。其词曰:

　　空中细茎插天芒,不生沮泽生陵冈,涉阅四气更六阳。森然不受螟与蝗,飞龙御月作秋凉,苍波改色屯云黄。天旋雷动玉尘香,起搜十裂照坐光。跩跌牛嗅安且详,动摇天关出琼浆。壬公飞空丁女藏,三伏遇井了不尝。酿为真一和而庄,三杯俨如侍君王。湛然寂照非楚狂[1],终身不入无功[2]乡。

【注释】

　　[1] 楚狂：战国时楚国人，姓陆名通，字接舆。经常披散头发装成颠狂的样子，曾经做歌讥笑孔子。

　　[2] 无功：唐人王绩，字无功，著有《醉乡记》。后人以无功乡代指醉乡。

【白话解】

　　与其运筹计算推测五星运行，不如直接抬头观察快捷；与其去吹奏律管来确定中正的声音作标准，还不如用耳朵调整更准确。用铅汞来炼丹药，按《周易》来观察炼丹火候，这都不如自然的真药。那么，精神安居于虚空之地，音乐出自中空的乐管，蹴球要充气才能踢起，谁能按此类推来求得自然的真药呢？在这里就有一样，名字叫"真一"。吴远游先生就用这种方法，不喝水不吃饭，只是饮这种酒，吃这味药，住在真一境界里。我也偷偷拿了一些来喝，所以作了《真一》这首诗。诗是这样写的：

　　空心的麦秆细茎上的麦芒向上插向天空，不生于湿地而喜欢长在山丘，先经历四个寒冷节气，又经历阳气充盛的时间。它整齐挺立不怕螟与蝗虫，在三四月阳气飞龙在天之时成熟，青色的麦浪转眼改变如同金黄的云彩。天时变动到了雷鸣的初夏，收割了磨成玉屑般的清香面粉，炊成十字开裂的馒头光洁可照人。盘腿安坐口中像牛反刍一样细嚼面饼，搅动口腔渗出津液，这甘泉沁透体内外，身中的虚火就潜藏下去了，三伏的热天里用不着井水就能清凉。用面饼酿成真一美酒温和醇厚，三杯下肚俨然似侍奉君王那样兴奋。精神清澈宁静绝不像楚狂一样乱歌，终身不会进入王绩所描述的醉乡。

【按语】

　　真一酒为岭南隐士吴远游（吴子野）饮用之酒。按苏轼，真一酒的主要原料是小麦磨成的面粉，因其简单没有任何药物添加，故被苏轼赞其为"真一"，认为是上天所造的有益人体的灵药，比任何复杂的养生方法与服饵都有益。歌中有丰富的养生哲学。如麦子成熟时麦芒向上，古人认为其性属阳；麦种于冬季，到三四月成熟（古人称麦以四月成熟为秋），按《易》理它经历了一阳生到六阳充盛的阶段，更是从天一真水中生长出来的纯阳之物。用面粉炊成面饼作曲酿成的酒度数不高,所以说饮后精神清爽,不会醉狂。

蜜酒歌（并叙）

【原文】

西蜀道士杨世昌,善作蜜酒,绝醇酽。余既得其方,作此歌遗之。

真珠为浆玉为醴,六月田夫汗流泚。不如春瓮自生香,蜂为耕耘花作米。一日小沸鱼吐沫,二日眩转清光活。三日开瓮香满城,快泻银瓶不须拨。百钱一斗浓无声,甘露微浊醍醐清。君不见南园采花蜂似雨,天教酿酒醉先生。先生年来穷到骨,问人乞米何曾得。世间万事真悠悠,蜜蜂大胜监河侯[1]。

【注释】

[1] 监河侯:典出《庄子》。据载,庄周向监河侯借钱,对方推说等我有了钱,就借给你三百两。

【白话解】

西蜀道士杨世昌,善于制作蜜酒,酒味极为醇厚。我得到他的这个酒方后,作此歌以回赠给他。

用珍珠一样色泽的米浆去酿玉色的甜酒,要等到六月里农夫辛勤汗水带来收获。不如春天里我的酒瓮就自然散发出酒香,这是用蜜蜂在花丛中耕耘得来的收成来酿酒。第一天瓮里的酒液开始像小鱼一样吐泡泡,第二天酒液清澈光亮,第三天打开酒瓮,酒香飘散满城,用银瓶畅快倒出不须搅拌澄清。可以卖一百钱一斗,浓稠得倾倒时没有水声,像是稍浊的甘露,又像是清稀的奶酪。你看那南园中采花的蜜蜂像雨点一样稠密,看来上天有意让我多酿美酒来醉倒我啊。我一年到头穷到入骨,向人讨米何曾得到半点,世间万事真难以思议,蜜蜂对我好过那些像监河侯一样吝悭的人。

【按语】

苏轼此诗记载了蜂蜜酿酒的过程。蜂蜜中加水稀释后,经自然发酵就可酿成蜜蜂酒,不须添加其他材料。有此,则不须等到六月农田收获之时去乞求粮食来酿酒了。

天门冬酒

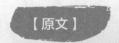【原文】

庚辰岁正月十二日,天门冬酒熟。予自漉之,且漉且尝,遂以大醉。

自拨床头一瓮云,幽人先已醉浓芬。天门冬熟新年喜,曲米春香并舍闻。(杜子美诗云:闻道云安曲米春,盖酒名也。)菜圃渐疏花漠漠,竹扉斜掩雨纷纷。拥裘睡觉知何处,吹面东风散缬纹。

载酒无人过子云，年来家酝有奇芬。醉乡杳杳谁同梦，睡息齁齁得自闻。口业向诗犹小小，眼花因酒尚纷纷。点灯更试《淮南》语，泛溢东风有縠纹。

【白话解】

庚辰岁正月十二日，我酿的天门冬酒熟了。我亲自来过滤酒，一边过滤一边品尝，结果醉倒了。

自己过滤床头边上的一瓮酒，浓芬的酒香已经让我像要醉了一样。在喜庆的新年里我的天门冬酒已酿熟，像曲米春一样的酒香令整个屋都闻得到。（杜甫诗说：闻道云安曲米春。这是一种酒的名字。）菜园里的菜渐渐稀少，花开遍地，斜掩的竹门外下着纷纷细雨。我披着裘衣睡觉不知身在何处，迎面吹来了东风，散去了脸上的红晕。

我不像汉代扬雄，没有人带酒送给我，这一年家里自己酿成美酒芬芳。饮后不知去到何处醉乡，无人与我同梦，睡觉的齁声只有自己听得到。作诗这种"口业"不过是小问题，由于半醉醒来两眼仍然昏花。点灯起来试验《淮南子》的说法，果然酒面随东风泛起了细纹而溢出。

【按语】

天门冬酒，按《圣济总录》记载，其配方有天门冬、生地黄、荆沥、竹沥、生五加皮、白糯米和酒曲。酿成后压取清酒。功效是"治脚气疼痛，延年不老"。诗中所说的"《淮南》语"，指《淮南子》中"东风至而酒泛溢"之语。许慎注称：酒泛，清酒也。

焦千之求惠山泉诗

【原文】

兹山定空中,乳水满其腹。遇隙则发见,臭味实一族。浅深各有值,方圆随所蓄。或为云汹涌,或作线断续。或鸣空洞中,杂佩间琴筑。或流苍石缝,宛转龙鸾蹙。瓶罂走千里,真伪半相渎。贵人高宴罢,醉眼乱红绿。赤泥开方印,紫饼截圆玉。倾瓯共叹赏,窃语笑僮仆。岂如泉上僧,盥洒自挹掬。故人怜我病,蒻笼寄新馥。欠伸北窗下,昼睡美方熟。精品厌凡泉,愿子致一斛。

【白话解】

惠山耸立在空中,乳液一样的泉水充满山体。遇到有隙缝就出现于地面,闻其气味其实都是同一类的泉水。泉水或深或浅各有不同,泉面或方或圆随地形而异。有时候像云朵一样汹涌,有时候像细线一样断断续续。有的泉声从洞中传出,像玉佩碰击又像琴筝弹奏。有的流淌在青石缝中,好像龙凤屈曲。用瓶子或瓦瓮装到千里之外,通常半真半假相掺。富人往往在盛宴后,醉到两眼难辨红绿,打开瓶口的赤泥方印,将紫色茶饼截成圆玉状小块来泡茶。他们饮尽茶杯无不赞叹称赏,仆人们在一旁低语偷笑。哪里能像山泉边上住的僧人那样,随随便便打这泉水来洗漱。有老朋友同情我生病,用蒻叶包好新茶送给我。我在窗户边伸着懒腰,白天美美地睡了一觉才醒来。这么好的茶叶不能用普通的泉水来泡,希望你能送一斛惠山泉水给我。

【按语】

焦千之,字伯强,北宋官员,欧阳修的弟子,曾任无锡知县。惠山泉位于江苏省无锡市西郊惠山山麓,相传经唐代陆羽亲品其味,称其为"天下第二"。此诗实为苏轼求焦千之赠水,故有的版本中此诗题为《求焦千之惠山泉诗》,更为准确。

调水符

【原文】

爱玉女洞中水,既致两瓶,恐后复取而为使者见绐,因破竹为契,使寺僧藏其一,以为往来之信,戏谓之《调水符》。

欺谩久成俗,关市有契繻。谁知南山下,取水亦置符。古人辨淄渑,皎若鹤与凫,吾今既谢此,但视符有无。常恐汲水人,智出符之余,多防竟无及,弃置为长吁。

【白话解】

我喜欢玉女洞中的水,取了两瓶后,担心以后再取时派去的人会欺骗我,于是破开竹子成两半作为契符,让寺庙的僧人藏一个,以此作为往来的信物。我把它戏称之为《调水符》。

现今欺瞒已成风俗,集市关卡中要应用帛制的契符作为凭证。谁会知道去南山下取水也要制作信符。古代的人能够辨别出淄水和渑水,就像能清楚地辨别白鹤和野鸭一样。我没这个本事,只能凭信符来确定。还是担心去取水的人,说不定有办法令信符也不可靠,那再怎么防备也没用了,只有长叹一声放弃了。

玉女洞在陕西省周至县南中兴寺东侧。据称洞门四尺,旁有飞泉,味甘洌,饮之能治病。

煎茶

【原文】

蟹眼已过鱼眼生,飕飕欲作松风鸣。蒙茸出磨细珠落,眩转绕瓯飞雪轻。银瓶泻汤夸第二,未识古人煎水意。君不见,昔时李生好客手自煎,贵从活火发新泉。又不见,今时潞公煎茶学西蜀,定州花瓷琢红玉。我今贫病长苦饥,分无玉碗捧蛾眉。且学公家作茗饮,砖炉石铫行相随。不用撑肠拄腹文字五千卷,但愿一瓯常及睡足日高时。

【白话解】

水煮渐沸,从初时泛起蟹眼状小气泡到变成鱼眼大气泡,壶中发出松涛一样的声音。将茶叶碾磨成细细的珠粉般,加沸水搅拌在碗中旋转泛起雪白泡沫。用银瓶快速煮水冲茶,这是第二等的方法,已经失去古人用水煎茶的用意。以前唐代李约好客,必亲自煎茶,贵在用炭烧并用新汲泉水。现今潞国公文彦博从西蜀学来煎茶法，讲究使用如红玉雕琢出来一样的定州花瓷。我现在贫困多病经常吃不饱，连装峨眉毛峰的瓷碗都没有。仍要学人家公卿那样煮茶来饮，走到哪里随身都带着砖炉和石锅。不用求饱览书籍五千卷来使自己忘记饥饿，只求经常能喝上一杯茶，睡到红日高照才起床。

【按语】

苏轼此诗，描写了当时的煎茶方式。古人用镬煮水，细心观察其水泡大小以判断水温。而用细口的瓶煮水虽较易煮沸，但失去了从容的味道。

食槟榔

【原文】

月照无枝林，夜栋立万础。眇眇云间扁，荫此九月暑。上有垂房子，下绕绛刺御。风欺紫凤卵，雨暗苍龙乳。裂包一堕地，还以皮自煮。北客初未谙，劝食俗难阻。中虚畏泄气，始嚼或半吐。吸津得微甘，着齿随亦苦。面目太严冷，滋味绝媚妩。诛彭[11]勋可策，推毂勇宜贾。瘴风作坚顽，导利时有补。药储固可尔，果录讵用许。先生失膏粱，便腹委败鼓。日啖过一粒，肠胃为所侮。蛰雷殷脐肾，藜藿腐亭午。书灯看膏尽，钲漏历历数。老眼怕少睡，竟使赤眦努。渴思梅林咽，饥念黄独[2]举。奈何《农经》[3]中，收此困羁旅。牛舌不饷人，一斛肯多与。乃知见本偏，但可酬恶语。

【注释】
[1]彭:即三彭,又称三尸虫。
[2]黄独:又名黄药子,可食用,但有小毒。
[3]《农经》:或疑为《神农本草经》,但该书未收录槟榔。故应指梁代陶弘景的《本草经集注》。

【白话解】

　　月亮照在没有树枝的槟榔树林,晚上看上去像一根根屋柱。空中的树叶像云中的大扇子,为九月的暑热带来荫凉。树上一垂垂果实,下面绕着绛红色的丝条。风来吹熟它如凤卵一样变紫色,雨来催老它如龙乳一样变青暗色。裂开的槟榔皮掉落在地上,就用这些皮来煮着槟榔吃。我这北方的客人刚来不了解,人们说是当地风俗劝我吃而难以推却。然而我脾胃虚弱害怕耗气,开始嚼了两口就大半都吐掉了。初吸入尝到津液时觉得有一点点甘甜,用牙齿嚼了后就会觉得很苦。这种果实表面看上去冰冷,味道确实也很好,有杀虫的功效值得利用,推动水谷下行的作用也可肯定。这里瘴病常令人顽固腹胀,适当通利有时也有益处。作为药物来备用当然是可以的,列为水果就未必适合。我没什么膏粱厚味吃,肚子瘪得像破鼓。只吃了槟榔一粒,肠胃就受损害。肚脐周围像打雷一样鸣响,早上吃的粗粮到中午就消化尽了。睡不着看书到灯油快都用完,听见打更声历历可数。年老眼花最怕睡得少,然而双眼充满血丝却睡不着。渴了只能想想梅子咽口水,饿了想到黄独,举起又不能吃。为什么在《农经》中,会收载这种东西? 害惨了我这个穷困潦倒的旅人。以前有人跟刘孝绰要牛舌乳,他不给只给槟榔;刘穆之向舅子讨槟榔未得,后来用金盘装一斛来夸耀。可知槟榔这东西本来是偏性的,只是用来对付恶语相向的人的。

【按语】

　　此诗为苏轼被贬岭南时所作。岭南地气潮湿,瘴气横行,当地人有食用槟榔以驱瘴的习俗,北方人来此也不得不入乡随俗地食用。但槟榔其性破气,苏轼脾胃不好,吃了一粒就腹中不适,以致晚上失眠。故作此诗。

撷菜

【原文】

吾借王参军地种菜,不及半亩,而吾与过子,终年饱菜。夜半饮醉,无以解酒,辄撷菜煮之,味舍土膏,气饱风露,虽粱肉不能及也。人生须底物而更贪耶?乃作四句:

秋来霜露满东园,芦菔生儿芥有孙。我与何曾同一饱,不知何苦食鸡豚。

【白话解】

我借王参军的地种菜,不足半亩,已足够我和儿子终年的蔬菜供应了。有时半夜喝醉了,没什么解酒的,就去摘蔬菜来煮食,味道带有泥土的芬芳,香气饱含着风露的精华,滋味就算是肉类也比不上。人生需要更去贪求那些东西吗?于是便作了四句诗:

入秋以来霜露润泽东边菜园,萝卜结子,芥菜长出嫩芽。我吃这些也能与何曾一样饱腹,不知他何苦非要追求鸡豚等美味。

【按语】

苏轼能够安于蔬菜素食,他用何曾来作对比,认为同样可得腹中一饱,何必一定追求美味?何曾为西晋大臣,据称特别讲究美食,每天用于饮食的钱财超过万金,即便如此,仍然感到味道不佳,说无下箸处。

玉糁羹

过子忽出新意,以山芋作玉糁羹,色香味皆奇绝。天上酥陀则不可知,人间决无此味也。

香似龙涎仍酽白,味如牛乳更全清。莫将北海金齑鲙,轻比东坡玉糁羹。

【白话解】

儿子苏过忽然想出了一个新主意,用山芋制作玉糁羹,色香味简直妙绝。天上的酥陀味道如何我不知道,反正人世间绝对没有这样的美味。

香味像龙涎,颜色雪白,味道如牛乳,更加清爽。不要拿北海的金齑鲙,轻易来比我这东坡玉糁羹。

【按语】

苏轼儿子苏过发明了用山芋制成的玉糁羹,苏轼极赞其美味。不过此处所说的"山芋"究为何物,后世曾有芋头、山药、甘薯甚至芦菔等不同说法。按其诗云香似龙涎,味如牛乳,则以芋头可能性大。

狄韶州煮蔓菁芦菔羹

　　我昔在田间,寒庖有珍烹。常支折脚鼎,自煮花蔓菁。中年失此味,想像如隔生。谁知南岳老,解作东坡羹。中有芦菔根,尚含晓露清。勿语贵公子,从渠嗜膻腥。

【白话解】

　　昔日我在田间的时候,寒酸的厨房里有美味的食物。常常支起断腿的炉鼎,自己煮花蔓菁吃。到了中年很久没吃了,想起来像是前辈子发生的事了。谁知来这里碰到南岳老人,会做我命名的东坡羹。材料里面的萝卜,还新鲜得带着清晨的露水。不要告诉有钱人这种吃法,由他们吃大鱼大肉好了。

【按语】

　　此诗作于晚年被贬岭南之时。韶州郡守狄咸用东坡羹招待他。狄咸可能为湖南衡山人,故诗中称其为"南岳老"。

叶嘉传

叶嘉，闽人也。其先处上谷。曾祖茂先，养高不仕，好游名山，至武夷，悦之，遂家焉。尝曰：吾植功种德，不为时采，然遗香后世，吾子孙必盛于中土，当饮其惠矣。茂先葬郝源，子孙遂为郝源民。至嘉，少植节操。或劝之业武。曰：吾当为天下英武之精，一枪一旗，岂吾事哉！因而游见陆先生，先生奇之，为著其行录传于时。方汉帝嗜阅经史时，建安人为谒者侍上，上读其行录而善之，曰：吾独不得与此人同时哉！曰：臣邑人叶嘉，风味恬淡，清白可爱，颇负其名，有济世之才，虽羽知犹未详也。上惊，敕建安太守召嘉，给传遣诣京师。

郡守始令采访嘉所在，命赍书示之，嘉未就，遣使臣督促。郡守曰：叶先生方闭门制作，研味经史，志图挺立，必不屑进，未可促之。亲至山中，为之劝驾，始行登车。遇相者揖之，曰：先生容质异常，矫然有龙凤之姿，后当大贵。

嘉以皂囊上封事天子见之，曰：吾久饫卿名，但未知其实尔，我其试哉！因顾谓侍臣曰：视嘉容貌如铁，资质刚劲，难以遽用，必槌提顿挫之乃可。遂以言恐嘉曰：砧斧在前，鼎镬在后，将以烹子，子视之如何？嘉勃然吐气，曰：臣山薮猥士，幸惟陛下采择至此，可以利生，虽粉身碎骨，臣不辞也。上笑，命以名曹处之，又加枢要之务焉。因诫小黄门监之。

有顷，报曰：嘉之所为，犹若粗疏然。上曰：吾知其才，第以独学未经师耳。嘉为之，屑屑就师，顷刻就事，已精熟矣。

上乃敕御史欧阳高、金紫光禄大夫郑当时、甘泉侯陈平三人与之同事。欧阳疾嘉初进有宠,曰:吾属且为之下矣。计欲倾之。会天子御延英,促召四人,欧但热中而已,当时以足击嘉,而平亦以口侵陵之。嘉虽见侮,为之起立,颜色不变。欧阳悔曰:陛下以叶嘉见托,吾辈亦不可忽之也。因同见帝,阳称嘉美,而阴以轻浮诋之。嘉亦诉于上。上为责欧阳,怜嘉,视其颜色,久之,曰:叶嘉,真清白之士也。其气飘然,若浮云矣。遂引而宴之。

　　少选间,上鼓舌欣然,曰:始吾见嘉,未甚好也,久味其言,令人爱之,朕之精魄,不觉洒然而醒。《书》曰:启乃心,沃朕心。嘉之谓也。于是封嘉钜合侯,位尚书,曰:尚书,朕喉舌之任也。

　　由是宠爱日加。朝廷宾客,遇会宴享,未始不推于嘉,上日引对,至于再三。后因侍宴苑中,上饮逾度,嘉辄苦谏。上不悦,曰:卿司朕喉舌,而以苦辞逆我,余岂堪哉!遂唾之,命左右仆于地。嘉正色曰:陛下必欲甘辞利口,然后爱耶!臣虽言苦,久则有效。陛下亦尝试之,岂不知乎!上顾左右曰:始吾言嘉刚劲难用,今果见矣。因含容之,然亦以是疏嘉。

　　嘉既不得志,退去闽中,既而曰:吾未如之何也,已矣。上以不见嘉月余,劳于万机,神萤思困,颇思嘉。因命召至,喜甚,以手抚嘉曰:吾渴见卿久矣。遂恩遇如故。上方欲南诛两越,东击朝鲜,北逐匈奴,西伐大宛,以兵革为事。而大司农奏计国用不足,上深患之,以问嘉。嘉为进三策,其一曰:榷天下之利,山海之资,一切籍于县官。行之一年,财用丰赡。上大悦。兵兴有功而还。上利其财,故榷法不罢,管山海之利,自嘉始也。居一年,嘉告老,上曰:钜合侯,其忠可谓尽矣。遂得爵其子。又令郡守择其宗支之良者,每岁贡焉。

　　嘉子二人,长曰抟[1],有父风,故以袭爵;次子挺[2],抱黄白之术,比于抟,其志尤淡泊也。尝散其资,拯乡闾之困,人皆德之。故乡人以春伐鼓,大会山中,求之以为常。

赞曰：今叶氏散居天下，皆不喜城邑，惟山居[3]。其[4]氏于闽中者，盖嘉之苗裔也。天下叶氏虽夥，然风味德馨为世所贵，皆不及闽。闽之居者又多，而郝源之族为甲。嘉以布衣遇天子，爵彻侯，位八座，可谓荣矣。然其正色苦谏，竭力许国，不为身计，盖有以取之。夫先王用于国有节，取于民有制，至于山林川泽之利，一切与民，嘉为策以榷之，虽救一时之急，非先王之举也，君子讥之。或云管山海之利，始于盐铁丞孔仅、桑弘羊之谋也，嘉之策未行于时，至唐赵赞，始举而用之。

【注释】

[1] 抟：取"团茶"的"团"的谐音。团茶是建州茶名。

[2] 挺：指"京挺"，建州一种茶名。

[3] 惟山居：《苏轼集》作"惟乐山居"。

[4] 其：《苏轼集》无此字。

【白话解】

叶嘉，福建人。他的先人住在上谷。曾祖父叫茂先，修养高尚却不去做官，喜欢游览名山，到武夷山，很喜欢它，于是就在这里安了家。曾经说："我在培植功德，虽然不一定被当时的人所采用，然而会给后世留下清香，我的子孙后代一定会在中原地区兴盛起来，他们会享受到我的恩泽。"叶茂先安葬在郝源（福建壁源），于是子孙都成为郝源人。到了叶嘉这一代，年轻时就注重品行。有人劝他练习武艺。他说："我应该作为天下英武的精英，扛一支枪举一杆旗哪里是我该做的事呢？"后来游学并拜见陆羽先生，先生认为他与众不同，专门为他写了传记流传于世。当时汉皇帝喜欢读经史，有建安人侍奉皇帝献上传记，皇帝读了非常赞赏，说："只是可惜没跟我生在同一时代啊！"进献的人说："这是我的同乡叶嘉，他气质恬静淡然，清廉高洁，令人可敬，相当有名气，有治理天下的才干，其实陆羽先生写的也不够全面！"皇帝非常惊讶，下令建安太守征召叶嘉，并用传车送他到京城来。

太守开始派人寻访叶嘉的所在，让人带皇帝的诏书给他。叶嘉没出来，皇帝又派使臣来督促。太守说："叶先生正在闭门制作，研读经史，立志高远，一定不屑于进京为官，不能轻易催促。"于是太守亲自到山中，反复劝说，叶嘉才肯登车出发。路上，有相面的对叶嘉拱手行礼说："先生容貌异乎寻常，俨然有龙凤一样尊贵姿容，今后一定大富大贵。"

叶嘉用黑色的囊封好奏呈。皇帝看到了叶嘉，说："我很久以前就听过你的大名，只是不了解你的真实情况，我要试验一下。"于是就回头对大臣们说："看到叶嘉外貌像铁一样，禀性刚劲，难以直接任用，必须敲打考验后才可以。"就用话来吓唬叶嘉说："你面前有砧板斧子，你的背后有锅鼎，马上就要烹煮你，你觉得怎么样？"叶嘉激动地大声说："我是住在深山密林的卑微之人，有幸被你召到这里，如果这样能够造福苍生，即使粉身碎骨我也不会推辞。"皇帝听罢笑了，把叶嘉安排到重要的部门，让他掌管机要事务。并派遣小太监监督他。

不久小太监报告说："叶嘉做事，好像比较粗疏。"皇帝说："我知道他的才能，只是因为以前自己学习未曾有老师指点。"叶嘉按要求去做，认真向老师学习，很快做事情就精通熟练了。

于是皇帝下令让御史欧阳高、金紫光禄大夫郑当时、甘泉侯陈平三人，和叶嘉共事。欧阳高嫉妒叶嘉刚一做官就得宠，说："我们都位居在他之下了。"谋划要打倒他。恰逢皇帝到延英殿，急召四人。欧阳高假借发热神志错乱，用脚踢叶嘉；而陈平也用口骂叶嘉。叶嘉虽然遭受羞辱，但只是站了起来，神色平静。欧阳高后悔地说："陛下把叶嘉托付给我们，不可以过于欺负他！"于是一同去见皇帝。他们表面上称赞叶嘉，却转弯抹角地说他轻浮。叶嘉也向皇帝诉说经过。皇帝责备欧阳高，同情叶嘉，看着他，过了好一会儿，说："叶嘉确实是清白之士，他的清气飘然像白云一样高洁。"于是与他一起宴饮。

过了一会儿，皇帝高兴地说："开始我见到叶嘉时，并不觉得很好，时间长了体会他的言行，让人珍爱。我的精神，也不知不觉地清醒了。《尚书》说'敞开你的心扉,滋润我的心怀',说的正是叶嘉这样的人啊。"于是封叶嘉为钜合侯,位居尚书,并说:"尚书这官职专管我的喉舌。"

从此叶嘉更加受到皇帝的宠爱。朝廷招待宾客、聚会宴饮,都交由叶嘉负责。皇帝每天都召见叶嘉,有时一天几次。后来因为一次花园侍宴时,皇帝饮酒过量,叶嘉苦苦劝谏,让皇帝很不高兴地说:"你专管我的喉舌,却用不中听的话忤逆我,我怎么受得了呢。"就唾他一口,并命令侍从把他按倒在地上。叶嘉严肃地说:"陛下一定要光说甜言蜜语的人,才会喜欢吗? 我说的话虽不好听,对长远却有好处,陛下可以尝试一下,不就知道了吗? "皇帝看看左右侍从说:"当初我说叶嘉秉性刚直,难以任用,现在看来果然如此呀。"于是放了叶嘉,然而以后也疏远他了。

叶嘉仕途不顺,于是返回到福建。后来他说:"我不能拿他们怎么样,算了吧。"皇帝因为一个多月没有看到叶嘉,又在国事上操劳受累,神情倦怠,思维困顿,想念起叶嘉。就下令把他召回来,见了非常高兴,用手抚摸着叶嘉说:"我渴望见到你已经很久了。"还像以前一样恩宠他。这时皇帝正准备出兵征战四方,而大司农报告说国库经费不足,皇帝大为忧心,就此事问叶嘉。叶嘉进献三条意见。其中一条是: 将天下所有的营利事业、陆地和海洋的出产,全由官府专卖。这个政策推行一年,国家经费十分充足。皇帝很高兴。兴兵讨敌胜利归来之后,皇帝想继续增长财富,所以专卖政策并没有中止。因此由官府专营山海物产,是从叶嘉开始的。过了一年,叶嘉请求让他告老回乡,皇帝说:"钜合侯对我真是尽忠了。"就封赐爵位给他的儿子,又下令地方官员选择他家族中品行优良的弟子,年年推荐给朝廷。

叶嘉有两个儿子,长子叫抟,有父亲遗风,承袭了爵位。次子叫挺,热衷炼丹之术。与叶抟比起来,叶挺志向更为淡泊,曾经捐出自己的钱财,赈济乡间贫苦之人,人们都感激他。所以乡民到春秋两季就在山中击鼓聚会寻找他,成为一种惯例。

评论说: 现在叶氏分散在天下各地,他们都不喜欢住在县城里,只住在山中。住在福建的,是叶嘉的直系后代。天下姓叶的虽然很多,可是品德芳香被世人看重的,都比不上福建一支。福建的叶氏也很多,又以郝源一支为最出色。叶嘉出身平民百姓而受到皇帝礼遇,被封侯爵,位居高官,可以说是相当荣耀了。他如此正直劝谏,尽心报国,不为自己考虑,都是值得学习的。古代帝王使用国家经费懂得节制,从百姓那里收税有其限度,至于山林河川沼泽的物产,一切都由百姓自由取用。叶嘉提出专卖政策,虽然救了一时之急,却不符合古代贤君的做法。难免为有识之士批评。也有人说对山林河海的物产实行专营,开始于汉代盐铁丞孔仅、桑弘羊的谋略,叶嘉的政策在当时未被推行,到了唐代赵赞才开始采纳并推行。

【按语】

　　《叶嘉传》是苏轼一篇独特的作品。叶嘉者,嘉叶也,即茶叶。此文用拟人手法描写北宋时武夷山建茶的风行情况,巧妙地运用了谐音、双关等手法,对茶的历史、采摘、制造、功效以及当时龙团凤饼贡茶的情况都有生动、形象的描写,并且对当时的榷茶法发表意见。

黄甘陆吉传

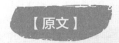

【原文】

　　黄甘、陆吉者,楚之二高士也,黄隐于泥山,陆隐于萧山。楚王闻其名,遣使召之。陆吉先至,赐爵左庶长,封洞庭君,尊宠在群臣右。久之,黄甘始来,一见,拜温尹平阳侯,班视令尹。

吉起隐士，与甘齐名。入朝久，尊贵用事。一旦甘位居上，吉心衔之，群臣皆疑之。会秦遣苏轸、钟离意使楚，楚召宴章华台。群臣皆与甘坐上坐。吉拂然谓之曰：请与子论事。甘曰：唯唯。吉曰：齐、楚约西击秦，吾引兵逾关，身犯霜露，与枳棘最下者同甘苦，率家奴千人，战季洲之上，拓地至汉南而归。子功孰歃？甘曰：不如也。曰：神农氏之有天下也，吾剥肤剖肝，怡颜下气，以固蒂之术献上，上喜之，命注记官陶弘景，状其方略，以付国史，出为九江守，宣上德泽，使儿童亦怀之。子才孰歃？甘曰：不如也。吉曰：是二者皆出吾下，而位吾上，何也？甘徐应之曰：君何见之晚也。每岁太守劝驾乘传，入金门，上玉堂，与虞荔[1]、申梠[2]、梅福[3]、枣嵩[4]之徒，列侍上前，使数子者，口呿舌缩，不复上齿牙间。当此之时，属之于子乎？属之于我乎？吉默然良久，曰：属之于子矣。甘曰：此吾之所以居于之上也。于是群臣皆服。岁终，吉以疾免。更封甘子为穰侯，吉之子为下邳侯。穰侯遂废不显，下邳以美汤药，官至陈州治中。

太史公曰：田文论相吴起悦，相如回车廉颇屈，邢娥弊衣尹姬悔。甘、吉亦然。传曰：女无好丑，入宫见妒；士无贤不肖，入朝见嫉。此之谓也。虽美恶之相辽，嗜好之不齐，亦焉可胜道哉！

【注释】

[1] 虞荔：人名，为南朝大臣、文学家。此处取其"荔"喻荔枝。

[2] 申梠：当为"申吕"，西周时申国国君。此取其"吕"之谐音喻李子。

[3] 梅福：人名，西汉人。此取其姓喻梅子。

[4] 枣嵩：人名，为西晋官吏。此取其姓喻枣子。

黄甘、陆吉是楚国的两位贤士。黄甘隐于泥山,陆吉隐于萧山。楚王听到他们的声名,派遣使者去召他们进见。陆吉先到,楚王赐爵左庶长,并封为洞庭君,尊宠的程度在众臣之上。过了很久,黄甘才来,楚王任命为温尹平阳侯,相当于令尹的级别。

陆吉隐士出身,与黄甘齐名,进入朝廷时间长,地位尊贵受到重用。然而一夜之间,黄甘竟位居他之上,陆吉心有不平,而群臣也感到相当疑惑。此时刚好遇到秦国派苏轸、钟离意出使楚国,楚王在章华台举行宴会。群臣和黄甘皆坐上位。陆吉生气地说:"我有话跟你说。"黄甘说:"好。"陆吉说:"齐国和楚国相约往西攻击秦,我带兵攻破函谷关,亲受霜露之苦,与出身最低的人同甘共苦,率领家奴千人战于季州,开拓疆土到汉水南岸才回来。你有什么功劳可比吗?"黄甘:"我不如你。"陆吉又说:"神农氏掌管天下时,我剥去肌肤,剖出肝胆,有令颜色怡悦、气机下降的功能,将这巩固根蒂的方法献给君王,君王十分高兴,命令注记官陶弘景记录具体内容,收录在国史之中,并出任九江太守,宣布君王的德政,使儿童也感怀在心。你有什么才能可比吗?"黄甘说:"我不如你。"陆吉问:"既然你两样都比不上我,那为什么你位居我之上?"黄甘慢慢地回答说:"你怎么这么晚才明白?每年太守用快马,入皇宫金门,送上朝堂,虽然与虞荔、申梠、梅福、枣蒿等一起侍奉在君王面前,却令他们张口缩舌,不复让君王挂齿。这个时候,送的是你,还是我?"陆吉沉默许久,说:"是你。"黄甘说:"这就是为什么我位居你之上。"众臣听到也都服气。年底,陆吉因生病被免官,又封黄甘的儿子为穰侯,陆吉的儿子为下邳侯,穰侯不久就被废了,下邳侯因善于汤药,任官至陈州治中。

太史公说:孟尝君任相国功业突出令吴起心悦诚服,蔺相如回车避免冲突令廉颇敬服,邢娥衣着简朴令忌恨她的尹姬羞愧。黄甘与陆吉也是类似的状况。前人说:"女人无论本性好坏,一旦进了宫,就会因为争宠而生互相妒忌。士人无论贤与不贤,一旦入了朝廷,就会相互间嫉恨。"说的正是这种情况。虽然美恶差很远,但人的嗜好各不同,这类事情真是说之不尽。

性质与《叶嘉传》类似,为寓言作品。黄甘、陆吉者,黄柑、绿橘也。黄甘出泥山,即温州宜山,故为温尹平阳侯;其子穰侯指柑的内瓤。陆吉封洞庭君,指著名的洞庭橘;其儿子为下邳侯者,源自韩愈一篇《下邳侯革华传》,革即皮,故指橘皮,为常用中药,所以说他"美汤药"。

东坡酒经

【原文】

南方之氓,以糯与秔,杂以卉药而为饼。嗅之香,嚼之辣,揣之枵然而轻,此饼之良者也。吾始取面而起肥之,和之以姜液,蒸之使十裂,绳穿而风戾之,愈久而益悍,此曲之精者也。米五斗以为率,而五分之,为三斗者一,为五升者四。三斗者以酿,五升者以投,三投而止,尚有五升之赢也。始酿以四两之饼,而每投以二两之曲,皆泽以少水,取足以散解而匀停也。酿者必瓮按而井泓之,三日而井溢,此吾酒之萌也。酒之始萌也,甚烈而微苦,盖三投而后平也。凡饼烈而曲和,投者必屡尝而增损之,以舌为权衡也。既溢之,三日乃投,九日三投,通十有五日而后定也。既定,乃注以斗水,凡水必熟而冷者也。凡酿与投,必寒之而后下,此炎州之令也。既水五日乃筹，得二斗有半，此吾酒之正也。先筹半日，取所谓赢者为粥，米一而水三之，揉以饼曲，凡四两，二物并也。投之糟中，熟捆搅而再酿之，五日压得斗有半，此吾酒之少劲者也。劲正合为四斗。又五日而饮，则和而力，严而不猛也。筹绝，不旋踵而粥投之，少留，则糟枯中风而酒病也。酿久者，酒醇而丰，速者反是，故吾酒三十日而成也。

【白话解】

南方的百姓，用糯米和粳米，掺上些花药做成饼子，这种饼闻着香，嚼着辣，掂量则又松又轻，这是优质的酒饼啊。我先取面粉让它发起来，和进一些姜汁，蒸到出现十字裂纹，用绳子穿起来风干，吹得愈久就愈硬，这是精品的酒曲啊。以五斗米为标准，将其分作五等分，其中三斗作一份，另外二斗按每份五升共分成四份。三斗的那份用来酿酒，每份五升的陆续投入，投三次则可，还有五升剩余。开始酿造时用四两的酒饼，而每次投米时加二两酒曲，都用少量水湿润，足以把酒饼泡开并调匀就行了。酿酒时把酒瓮压紧而且四畔用水封住。三天后瓮边有酒溢出，这是我初酿成的酒。酒刚酿成时，酒味浓烈且微微发苦，经过三次投米后就平和了。如果酒饼味烈而所用的曲平和，投米的人必须经常尝其味道来决定增加或减少投放量，全靠舌头来权衡。瓮中酒溢后，每三天投米一次，九天共投三次，前后总计十五天就基本稳定了。稳定之后，加入一斗水，必须是冷开水。所有酿酒与投放的物料，都必须放冷了再下，这是炎热的南方的规矩。加水五天后，就用竹筹过滤取酒，可得二斗半酒，这就是我正式的酒了。在滤酒前的半天，取前面剩余的米做成粥，按米一份而水三份的比例，再加饼曲，合起来一共四两，与粥合并在一起，投到前面的酒糟中，充分揉搓后再酿一次，过五天后又可以滤得一斗半酒，这是酒劲较小的酒。正式的酒与劲小的酒兑在一起共为四斗，再放五天后饮用，酒柔和而有劲但不过于猛烈。滤酒后如果不立即将粥投入糟中再酿，稍等片刻酒糟就会被风吹干，酒就坏了。酿造时间长，酒就醇香而多，时间短则相反。因此我的酒要三十日才能酿成。

【按语】

　　这是一篇关于酿酒方法的记载，在饮食史上很有价值。

方药卷

服胡麻赋(并叙)

始余尝服茯苓,久之良有益也。梦道士谓余:茯苓燥,当杂胡麻食之。梦中问道士:何者为胡麻? 道士言:脂麻是也。既而读《本草》,云:胡麻,一名狗虱,一名方茎,黑者为巨胜。其油正可作食。则胡麻之为脂麻,信矣。又云:性与茯苓相宜。于是始异斯梦,方将以其说食之。而子由《赋茯苓》以示余,乃作《服胡麻赋》以答之。世间人闻服脂麻以致神仙,必大笑。求胡麻而不可得,则求山苗野草之实以当之,此古所谓道在迩而求诸远者欤? 其词曰:

我梦羽人,顾而长兮。惠而告我,药之良兮。乔松千尺,老不僵兮。流膏入土,龟蛇藏兮。得而食之,寿莫量兮。于此有草,众所尝兮。状如狗虱,其茎方兮。夜炊昼曝,久乃藏兮。茯苓为君,此其相兮。我兴发书,若合符兮。乃瀹乃蒸,甘且腴兮。补填骨髓,流发肤兮。是身如云,我何居兮。长生不死,道之余兮。神药如蓬,生尔庐兮。世人不信,空自劬兮。搜抉异物,出怪迂兮。槁死空山,固其所兮。至阳赫赫,发自坤兮。至阴肃肃,跻于乾兮。寂然反照,珠在渊兮。沃之不灭,又不燔兮。长虹流电,光烛天兮。嗟此区区,何与于其间兮。譬之膏油,火之所传而已耶?

【白话解】

起初,我曾服用茯苓,时间久了,感到确实有益处。一天夜晚,梦见一位道士对我说:茯苓性燥,应当和胡麻一同食用。我梦中问道士:什么是胡麻？道士说：就是脂麻。不久，我读《本草》，书上写道：胡麻又名"狗虱"，又名"方茎"，黑色的称为"巨胜"，榨出的油可以食用。那么胡麻就是脂麻，可以确认了。书上还说脂麻的特性适合与茯苓同用。于是我开始觉得那个梦太神奇了，准备按这种说法食用。这时弟弟苏辙作了一篇《茯苓赋》拿给我看，于是我写了一篇《服胡麻赋》来回应。世上的人听说服用脂麻可以成神仙，一定会大笑的。他们找不到胡麻，就找山野草木的果实来充当，这不就是古人所说的道在近处却去远处寻求的行为吗？赋文如下：

我梦见一位仙人，身材高大。承蒙他告诉我，什么是良药。青松乔木高达千尺，虽老而不死亡。松脂渗入土里，龟蛇都生长其中。如果采摘服食，可以长寿无疆。这儿还有一种草，人人都尝过。形状像狗虱，茎呈方形。夜里煮熟白天晒干，可以久久储藏。用茯苓作为主药，脂麻正好作臣药搭配。我醒来翻书，完全符合。于是又煮又蒸，甘香饱满。可以填精补髓，润泽发肤。令体轻如云，不知身处何地。长生不死，不过是体悟大道的附带功效。这种神药形貌好似蓬草，其实就生长在你的院子。世人却不相信，空自劳累四处找寻。寻求奇异之物，用怪诞的方法修行，甚至跑到困苦深山丢了性命，那是必然的结果了。至盛阳气，发起于至阴的坤卦；盛极的阴气，反而转化为至阳的乾卦。静静的内视，好像明珠生在海底，光亮水浇不灭，也不会过度灼热。天上的长虹与闪电，能够光照天宇。服区区这点脂麻，怎么能与之相比？但是正如膏油一样，它是可以传递阳气的火种。

【按语】

本篇中，苏轼提到服茯苓与服胡麻，这都是道教服饵的方法。因茯苓渗利，故文中认为服茯苓易燥，需要服胡麻来平衡。《神农本草经》称胡麻"久服轻身不老"，但对于什么是胡麻，后人说法不一，苏轼根据道士之言，指出胡麻即黑芝麻。同时期寇宗奭所著《本草衍义》也说："胡麻，诸家之说参差不一。止（只）是今脂麻，更无他义。"

石菖蒲赞（并叙）

【原文】

《本草》：菖蒲，味辛温无毒，开心，补五脏，通九窍，明耳目。久服轻身不忘，延年，益心智，高志不老。注云：生石碛上，概节者良。生下湿地，大根者乃是昌阳，不可服。韩退之《进学解》云：訾医师以昌阳引年，欲进其稀苓。不知退之即以昌阳为菖蒲耶？抑谓其似是而非，不可以引年也？凡草木之生石上者，必须微土以附其根，如石韦、石斛之类，虽不待土，然去其本处，辄槁死。惟石菖蒲并石取之，濯去泥土，渍以清水，置盆中，可数十年不枯。虽不甚茂，而节叶坚瘦，根须连络，苍然于几案间，久而益可喜也。其轻身延年之功，既非昌阳之所能及。至于忍寒苦，安澹泊，与清泉白石为伍，不待泥土而生者，亦岂昌阳之所能仿佛哉？余游慈湖山中，得数本，以石盆养之，置舟中。间以文石、石英，璀璨芬郁，意甚爱焉。顾恐陆行不能致也，乃以遗九江道士胡洞微，使善视之。余复过此，将问其安否。赞曰：

清且泚，惟石与水，托于一器，养非其地，瘠而不死，夫孰知其理？不如此，何以补五脏而坚发齿？

【白话解】

《神农本草经》记载：菖蒲，味辛性温无毒，可以使人心智开通，滋补五脏，疏通人的九窍，使人耳聪目明。长期服用可以使人觉身体轻快脑力不衰，延长寿命，增长人的聪明才智，追求高远的志向而不感到衰老。陶弘景作注说："菖蒲生长在沙石地里，以节密的为最好。生长在低洼潮湿地里，根很大的，是昌阳，不能服用。"所以韩愈《讲学解》中说："责怪医生用昌阳作延年益寿的良药，又想推荐他们的稀苓（即猪苓）。"不知韩愈是把昌阳当作菖蒲呢，还是知道昌阳像菖蒲而实际不同，不可以用来延年益寿呢？凡生长在石头上的植物，都必须用少量的土附着在它根部，比如石韦、石斛之类，虽然不需要有土以后才生长，但是如果去掉固定根部的土，它就会枯死。只有石菖蒲可以连沙石一起挖出来，洗去泥土，在清水中泡浸，放在盆里，能够几十年不干枯。这种菖蒲虽然长得不茂盛，但节叶坚实瘦硬，根须彼此缠在一起，深青的颜色摆在几案上，时间越长越让人喜欢。它有使人身体觉得轻快和延年益寿的功效，不是昌阳能比得上的。至于菖蒲忍耐寒苦，安于淡泊，与清泉白石为伍，不依靠泥土而生长的本性，也哪里是昌阳所能模仿的呢？我在慈湖里游玩，找到几棵菖蒲，用石盆养着，放在船里，盆中放有花纹的小石子和石英，菖蒲散发出鲜明而浓郁的香气，令我从内心深深喜爱。只是怕走陆路不好携带，于是就把它送给九江的道士胡洞微，让他好好护养。我再次经过这里时，将打听菖蒲生长的状况如何。为此赞美菖蒲说：

多么清澈和鲜明，只需要石子和水。安放在一个盆子里，养在并非原来的地方。贫瘠缺乏养料却不会枯死，谁能懂得其中的道理呢？它如果不是这样，那怎能有滋补五脏，使头发不掉、牙齿不脱的功效呢！

【按语】

本篇小序可以说是关于菖蒲生长和药用的考证小文。菖蒲别名即昌阳，是道教认为有特殊功效的仙药之一。历代本草多认为生于沙石上的石菖蒲为正品，生于泥地的泥菖蒲或水菖蒲不入药，而将后者称为昌阳。

小圃五咏

人参

上党天下脊,辽东真井底。玄泉倾海腴,白露洒天醴。灵苗此孕
毓,肩股或具体。移根到罗浮,越水灌清泚。地殊风雨隔,臭味终祖
祢。青桠缀紫萼,圆实堕红米。穷年生意足,黄土手自启。上药无
炮炙,龁啮尽根柢。开心定魂魄,忧患何足洗。糜身辅吾生,既食首
重稽。

【白话解】

上党地势如同天下脊梁,辽东低洼如同井底。肥沃的黑水流向大
海,白色露水如同上天的甘霖。上好的人参苗在那里孕育,长大到人形
毕具身体和四肢都很明显。我将人参移植到罗浮,用南越的清泉来灌
溉。虽然地方不同气候差异,但长出来的人参的气味仍然是一样的。青
色的枝桠上长满紫花,圆圆的果实似红色的米粒。种了一整年它的生机
才充足,我亲自将它从黄土中挖出来。作为上品药物,没有经过炮制,
就被我连根须都吃掉了。它的功效可以开心益智、安定魂魄,小小的
忧愁一洗而空。人参粉身碎骨来辅助我的生命,吃完我特地给它磕头
拜谢。

地黄

【原文】

地黄饲老马,可使光鉴人。吾闻乐天[1]语,喻马施之身。我衰正伏枥,垂耳气不振。移栽附沃壤,蕃茂争新春。沉水得稚根,重汤养陈薪。投以东阿清,和以北海醇。崖蜜助甘冷,山姜发芳辛。融为寒食饧,咽作瑞露珍。丹田自宿火,渴肺还生津。愿饷内热子,一洗胸中尘。

【注释】

[1]乐天:唐代诗人白居易字乐天,他写有《采地黄者》中有句云"与君啖肥马,可使照地光"。

【白话解】

用地黄来喂养老马,可以使它的肤色光彩照人。我听到白居易这种说法,将它对马的功效用到自己身上。因为我身体衰老时常需要休息,耳朵垂下中气不能振作。我将地黄移来种在肥沃的土壤里,春天时枝叶长得很繁茂。挖出它的嫩根沉入水中洗净,然后用陈火反复蒸煮。投入东阿阿胶,用北海的醇酒调和,加入崖蜜助地黄性味更加甘、冷,加入山姜则让其芳香、辛辣。以上融合在一起制成寒食膏,吞咽起来就像珍贵的瑞露美酒一样。能让丹田纳藏虚火,润肺生津止渴。希望它好好调养我内热的身体,清洗我胸中的尘埃。

枸杞

【原文】

神药不自閟,罗生满山泽。日有牛羊忧,岁有野火厄。越俗不好事,过眼等茨棘。青葈春自长,绛珠烂莫摘。短篱护新植,紫笋生卧节。根茎与花实,收拾无弃物。大将玄吾鬓,小则饷我客。似闻朱明洞,中有千岁质。灵厖[1]或夜吠,可见不可索。仙人倘许我,借杖扶衰疾。

【注释】

[1] 厖(máng):长毛狗,也泛指狗。

【白话解】

神奇的药物不会自己秘藏起来,罗浮山上满山都是。天天会被牛羊吃,常年会碰到野火等灾祸。南越人不喜欢这东西,看到它也当成杂草。它青青的草苗在春天自然地生长,红色的果实烂了也没有人来摘。我用种紫笋茶用枝条围成矮篱笆,以保护新种的枸杞。它的根、茎、花和果实,全都可以食用一点都不浪费。大的服了可以让我头发变黑,小的用来招待朋友。听说神仙居住的朱明洞里有千岁枸杞,半夜好像听到那里有灵犬半夜吠人,但可见却找寻不到。仙人如果肯答应我,真想用这棵枸杞树制成木杖来扶持我这衰弱多病的身体。

【按语】

刘禹锡《枸杞井》诗说:"枝繁本是仙人杖,根老能成瑞犬形。"苏东坡用这个典故描述对传统有仙人居住的罗浮山朱明洞中一棵古老枸杞的向往。

甘菊

【原文】

　　越山春始寒，霜菊晚愈好。朝来出细粟，稍觉芳岁老。孤根荫长松，独秀无众草。晨光虽照耀，秋雨半摧倒。先生卧不出，黄叶纷可扫。无人送酒壶，空腹嚼珠宝。香风入牙颊，楚些发天藻。新黄蔚已满，宿根寒不槁。扬扬弄芳蝶，生死何足道。颇讶昌黎翁[1]，恨尔生不早。

【注释】

　　[1] 昌黎翁：指唐朝诗人韩愈，字退之。自称"郡望昌黎"，世称"韩昌黎"。

【白话解】

　　南越的山岭春天才开始寒冷，经霜的菊花越迟开放越好。早上长出细细的花蕾，渐渐地开放长大。孤独的生长在松树荫凉之下，独自开花没有别的花草相伴。早晨阳光虽然照耀它生长，但秋雨一来就倒伏了一半。东坡先生躺卧山中不出，门前黄叶纷纷本该打扫了。没有人送一壶酒来给我，只能空腹嚼着珍珠一样的甘菊。清香回荡在牙颊之间，想起《楚辞》"餐秋菊之落英"真是神来之笔。新鲜的苗叶蔚然长满，地下根茎历经冬天寒冷里也不干枯。美丽的花间蝴蝶，知道什么生和死呢？很奇怪韩愈责怪你开花太迟。

韩愈有《秋怀》诗说:"鲜鲜霜中菊,既晚何用好。扬扬弄芳蝶,尔生还不早。运穷两值遇,婉娈死相保。西风蛰龙蛇,众木日凋槁。由来命分尔,泯灭岂足道。"说菊花晚开,虽然蝴蝶环绕,但很快就会凋谢了。韩诗感叹命运不公,而苏轼则反其意而用之。

薏苡

【原文】

伏波饭薏苡,御瘴传神良。能除五溪毒,不救谗言伤。谗言风雨过,瘴疠久亦亡。两俱不足治,但爱草木长。草木各有宜,珍产骈南荒。绛囊悬荔枝,雪粉剖桄榔。不谓蓬荻姿,中有药与粮。春为茨珠圆,炊作菰米香。子美拾橡栗,黄精诳空肠。今吾独何者,玉粒照生光。

【白话解】

汉代伏波将军马援吃薏苡,用来抵御瘴病相传效果很好。只是它能帮助马援消除五溪的毒害,但对于马援受到谗言中伤也无能为力。好在谗言在经一番风雨后终于澄清,而瘴疠这种疾病在今天也不多见,这两者今天都不需要用薏苡来救治了,只是喜欢岭南草木茂盛。草木生长环境各有所宜,有许多珍贵物产出自南方偏远地区。像红色锦囊高挂的荔枝,剖开里面像雪白面粉一样的桄榔等。没想到在貌似野生的草丛中,有着这种又能做药又能做粮食的薏苡。把它的果实舂去外皮,像芡实、珍珠一样圆润,煮熟后有像菰米一样的香气。杜甫曾经拾取橡子、黄精,当粮食来欺骗空空的肚子。现在我拿什么来充饥呢,只有这种像碧玉一样发着光彩的薏苡粒。

【按语】

　　《小圃五咏》为苏轼在惠州时所作,记载他在罗浮山栽种五种中药的过程。诗中显示苏轼对五种药物的药效性能均有深入了解。

石芝诗（并叙）

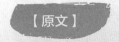
【原文】

　　元丰三年五月十一日癸酉,夜梦游何人家,开堂西门,有小园古井,井上皆苍石,石上生紫藤如龙蛇,枝叶如赤箭。主人言,此石芝也。余率尔折食一枝,众皆惊笑,其味如鸡苏而甘,明日作此诗。

　　空堂明月清且新,幽人睡息来初匀。了然非梦亦非觉,有人夜呼祁孔宾[11]。披衣相从到何许,朱栏碧井开琼户。忽惊石上堆龙蛇,玉芝紫笋生无数。锵然敲折青珊瑚,味如蜜藕和鸡苏。主人相顾一抚掌,满堂坐客皆卢胡。亦知洞府嘲轻脱,终胜嵇康羡王烈[2]。神山一合五百年,风吹石髓坚如铁。

【注释】

[1] 祁孔宾: 晋朝人,在夜间读书,忽闻窗外云:"祁孔宾,隐去来。修饰人间事,甚苦不堪偕。所得未毫铢,所丧如山崖。"用这个典故说被人半夜呼叫。

[2] 王烈:《晋书·嵇康传》载,嵇康遇到仙人王烈,一起入山林中,王烈找到石头的髓汁,味如糖,他自己吃一半,另一半给嵇康,但是很快凝结成为石头。

【白话解】

元丰三年(1080年)五月十一日,时为癸酉日,我晚上做梦到别人家游玩,过堂入西门,有一个园子里有口古井,井上有青黑的石头,石头上长着像龙蛇攀爬的紫藤,上面的枝叶像箭杆一样直。园子主人说这是石灵芝。我就随手去折下一枝来吃,旁人都吃惊好笑。这石芝像鸡苏一样甜。第二天我作了以下这首诗。

空旷的厅堂月光清新,我在幽静中呼吸均匀地睡去了。隐隐约约地不知睡着还是醒着,听到有人夜呼我的名字。我披着衣服跟着出去不知到了哪里,只见打开的门户内有红色围栏的碧绿古井。忽然看见石堆上堆着龙蛇一般的石头,生长着无数翠玉一样的灵芝与紫笋。我啪地折下一枝像青珊瑚的枝条,味道有点像蜜渍的莲藕和鸡苏。主人看着抚掌一笑,满堂客人也都掩嘴笑我。虽然知道洞府中仙人们都嘲笑我鲁莽,总好过嵇康没及时吃石髓,只有羡慕吃了的王烈。神山合拢已有五百年,那石髓经多年风吹早已坚硬如铁。

【按语】

石芝,指像灵芝的石头。古人又认为像石钟乳那样形状的石头是从液态变成固态的,即所谓石髓,如能吸食石髓即能成仙。此篇所记是苏轼梦中之事。

肉芝诗（并叙）

余昔梦食石芝，作诗记之。今乃真得石芝于海上，子由和前诗见寄。予顷在京师，有凿井得芝，如小儿手以献者，臂指皆具，肤理若生。予闻之隐者曰：此肉芝也。与子由烹而食之，追记其事，复次前韵。云：

土中一掌婴儿新，爪指良是肌骨匀。见之怖走谁敢食，天赐我尔不及宾。旌阳[1]远游[2]同一许，长史[3]玉斧[4]皆门户。我家韦布三百年，只有阴功不知数。跪陈八篇加六瑚，化人视之真块苏。肉芝烹热石芝老，笑唾熊掌顿雕胡。老蚕作茧何时脱，梦想至人空激烈。古来大药不可求，真契当如磁石铁。

【注释】

[1] 旌阳：晋代许逊曾任旌阳县令，世称许旌阳。

[2] 远游：晋代许迈，因入山修道，改名为许玄，字远游。

[3] 长史：晋代许穆，曾任护军长史，后入山修道。据《真诰》载，仙人紫微王夫人说，我有玄光灵芝，只给山中许道士，不给人间许长史。

[4] 玉斧：许迈弟弟许翙小名玉斧，后来被神仙召唤。

【白话解】

我曾经梦到在吃石芝，并写了首纪事诗。现在真的在海边得到了石芝，子由唱和我前面那首诗也寄来了。我最近在京城，有人打井挖出灵芝来献给我，形状像儿童的手，手臂和手指都具备，肌肤色泽好像是活生生的一样。我听有识之士说这叫肉芝。我跟子由一起煮来吃了，作一首诗

来纪念这件事,仍然押前诗的韵:

　　土里长出一只新鲜的婴儿手掌,手指具备肌肤均匀。人们见了都害怕走开,谁敢去吃它,这是上天专门赐给我的,就不分享给别人了。以前许逊(曾任旌阳县令)、许迈(字远游)都姓许,灵芝不管给当官的还是升仙的都是同一家族。我的家族则三百多年都是平民,只是做了许多不为人所知的善事。富贵人家里仆人跪着摆满各种盘子和祭器,在悟道的人看来都不过是土块草根。肉芝煮热石芝则煮老了,笑着吃起来好像吃熊掌和菰米。我吃了什么时候才能像老蚕脱茧一样仙去?梦到传说中的仙人只是白白激动一番。从古到今长生不老的药物都不可求得,真正的大道才能像磁石吸铁一样灵验。

【按语】

　　《抱朴子》记载仙药中的肉芝有120种之多,包括万岁蟾蜍、千岁蝙蝠、千岁灵龟、千岁燕等,形状各不相同。苏轼此文所记,与唐末《太平广记》所载相近:"兰溪萧静之,掘地得物如人手,臛而食之,甚美。"后有道士说该物即是肉芝。

紫团参寄王定国

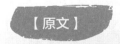

【原文】

　　嶔崟土门口,突兀太行顶。岂惟团紫云,实自俯倒景。刚风被草木,真气入苕颖。旧闻人衔芝,生此羊肠岭。织鑱虎豹鬣,蠲缩龙蛇瘿。蚕头试小嚼,龟息变方骋。矧予明真子,已造浮玉境。清宵月挂户,半夜珠[1]落井。灰心宁复然,汗喘久已静。东坡犹故目,北药致遗秉[2]。欲持三桠根,往侑九转鼎。为予置齿颊,岂不贤酒茗。

【注释】

[1] 珠:《黄庭外景经》中"抱玉怀珠和子室",珠玉都指唾液。

[2] 遗秉:《诗经·大田》中"彼有遗秉,此有滞穗",此处意指成把的。

【白话解】

险峻的井陉关(又名土门关),突兀的太行山。这里远看一团紫云,实际是俯瞰的倒影。天上刚劲的风吹拂草木,灵气从苗茎和花穗灌输进去。以前被称为"人衔"的仙草,生长在羊肠岭上。细细的根须像虎豹鬣毛,粗壮的根茎像龙蛇团曲的身体。试着咀嚼一小口形如蚕头的人参,原本像乌龟一样低微的气息立即像跑马一样强壮起来。况且我知道您这位真人,一定已经达到仙人的境界,每天凌晨月亮高照,半夜吐纳吞唾液入腹修炼,精神不振的情况早已不复存在,出汗喘息的症状肯定好转很久了。我却还是用老眼光看您,找来这把北方药物紫团参寄给您,期望这些三叉形状的人参,来协助您炼成九转内丹。您赏脸吃了它吧,难道不胜于喝酒和饮茶?

【按语】

紫团参以产于壶关县紫团山一带而得名,被认为是党参中的上品。唐宋时代均为贡品。

周教授索枸杞

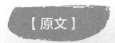【原文】

邺侯藏书手不触,嗟我嗜书终日读。短檠照字细如毛,怪底昏花悬两目。扶衰赖有王母杖,名字于今挂仙录。荒城古堑草露寒,碧叶丛低红菽粟。春根夏苗秋著子,尽付天随耻充腹。兰伤桂折缘有用,尔独何损丹其族。赠君慎勿比薏苡,采之终日不盈掬。外泽中干非尔俦,敛藏更借秋阳曝。鸡壅桔梗一称帝,菫也虽尊等臣仆。时复论功不汝遗,异时谨事东篱菊。

【白话解】

唐代邺县侯李泌藏书丰富多未翻阅,我却嗜书如命整日读书。短短的灯烛照在细如牛毛的字上,日久变得两眼昏花。能扶助衰老双目的有王母用来作拐杖的枸杞,它的名字现在已登录在仙经著作上。荒废的古城的沟旁杂草挂着冰凉的露珠,枸杞的绿叶丛中有粟米大小的红色果实低垂。春天采根,夏天采苗,秋天收获果实,贫困的陆龟蒙一直用它来充腹。兰花、桂花被人采摘是因为有用,枸杞却因何整棵都被伤害?我今天送给周教授您这些枸杞,不同于薏苡,采半天都不足一把。它不像有些果实外面润泽里面干枯,收藏它时要用秋天的太阳晒干。在鸡壅桔梗当令的时候,本来难得的菫也低下一等了。事物都是在当令时功效最佳,不要遗漏,过段时间就该收采菊花了。

【按语】

苏轼此诗写出了枸杞有明目的功效,又强调要在正当时令收采其药效才最佳。

和子由拔白发

辙有白发，近二十年矣。然止百余茎，不增不减。处州道人王正彦，教令拔去，以真水火养之，恐不复更生。从其言已数月，而白发不出，更年岁不见，岂真不生耶？

子瞻兄示我月中梳头诗，戏次来韵，言拔白之验：

水上有车车自翻，悬流[1]如线垂前轩。霜蓬已枯不再绿，有客劝我抽其根。枯根一去紫茸出，珍重已试幽人言。纷纷华发不足道，当返六十过去魂。

和：

夏畦流膏白雨翻，北窗幽人卧羲轩。风轮晓入春笋节，露珠夜上秋禾根。从来白发有公道，始信丹经非妄言。此身法报本无二，他年妙绝兼形魅。

（或为余言，草木之长，常在昧明间，早起伺之，乃见其拔起数寸，竹笋尤甚。夏秋之交，稻方含秀，黄昏月出，露珠起于其根，累累然忽自腾上，若推之者，或缀于茎心，或缀于叶端。稻乃秀实，验之信然。此二事与子由养生之说契，故以此为寄。先生自注。）

【注释】

[1] 流：一本作"溜"。

【白话解】

我（苏辙）有白发将近二十年了。不过只是百来根，一直不增多也不减少。处州道士王正彦教我将白发拔掉，然后用内丹方法让体内的真水真火去调养，估计就不会再长出来了。我按他的办法去做已经有几个月了，果然白头发没有再生长出来，经过一年也没有看到再长，莫非真的不会再生白发了吗？

哥哥赠我月中梳发的诗，我用他的韵脚作诗，记录拔白发之后的效验：

丹田中如有翻滚的水车，将肾中真水上输头部，像一条线从身前垂下。头上白发如蓬草已经枯死了不会再发芽，有朋友劝我连根拔起，枯发连根拔去后紫色的茸毛就会茁壮地长出来，我认真听从这位有道之士的话已经开始尝试。其实花白头发虽多并不重要，最主要是能返回到六十岁以前的精神。

（苏轼）和诗：

夏天下着大雨田地四处泛水，我在北边窗户下像伏羲、黄帝一样无事静卧。风如车轮一样早上催着春笋节节长高，秋天的露珠在晚上浸润根茎令禾稻不知不觉地充盈。从古以来年纪大了长白发是必然的，从子由的效果开始相信内丹经书所记载的并不虚妄。佛经说身报与法报并没有什么区别，他年你的形体和精力都会绝佳。

（有人跟我说，草木生长常常是在天刚亮的时候。早上起来看，就可见到长高了好几寸，竹笋更加明显。夏秋相交的时节，水稻刚刚吐出秀色，黄昏后月亮出来了，露珠浸染在它的根部，然后不断地往上蒸腾，好像有力量在往上推一样。有的停在禾苗茎心，有的垂在叶尖。然后稻穗就能得充盈。观察验证果然是这样。这两件事和子由练功养生的说法相符合，因此作这首诗寄给他。苏轼自注。）

【按语】

这是苏轼和弟弟苏辙的唱和诗，交流对付白头发的方法与体会。苏辙拔掉白头发后用功修习静功，于是白发不再生长。苏轼由此肯定内丹功法有益于养生。

赠眼医王生彦若

针头如麦芒，气出如车轴。间关络脉中，性命寄毛粟。而况清净眼，内景含天烛。琉璃贮沆瀣，轻脆不任触。而子于其间，来往施锋镞。笑谈纷自若，观者颈为缩。运针如运斤，去翳如拆屋。常疑子善幻，他技杂符祝。子言吾有道，此理君未瞩。形骸一尘垢，贵贱两草木。世人方重外，妄见瓦与玉。而我初不知，刺眼如刺肉。君看目与翳，是翳要非目。目翳苟二物，易分如麦菽。宁闻老农夫，去草更伤谷。鼻端有余地，肝胆分楚蜀。吾于五轮间，荡荡见空曲。如行九轨道，并驱无击毂。空花谁开落，明月自朏朒。请问乐全堂，忘言老尊宿。

【白话解】

针头像麦芒一样细，操作时呼吸像车轴一样平稳。针辗转出入于经络中，性命就寄托在这根细微的针上了。何况人的眼睛里，道教内景认为有天烛在其中，眼球像琉璃一样贮存水液，非常轻脆不能随便触摸。而王彦若却在这里来回运刀做手术。他边做边谈笑自若，旁边观看的人紧张得脖子都缩成一团。王彦若运针如挥动斧头一样举轻若重，一下清除眼中蔽障就像拆除房屋一样。我常怀疑他有什么魔术，或者是用了符咒之类的其他方法。他说我有自己的方法，其中的道理只是你们不知道而已。人的身体不过是尘埃堆积，与草木一样没有什么贵贱之分。但是世人重视外在，将事物区分为瓦砾与碧玉而态度不同。但我一开始就没有这种观念，刺眼睛跟刺肌肉没有什么分别。你看眼睛和翳障，认为翳障完全不同于眼睛。眼睛与翳障如果是两样东西,像麦子与豆子一样截然不同就好了。以前听说老农夫在农田里除草也会损伤到稻谷,但是高手能用斧头在鼻尖上削去泥土甚至还有余地,身体内紧紧相连的肝和胆足可以区别得像楚国与蜀国那样清楚。我就是这样,在眼睛的五轮之间,能够看见空阔的道路,如同有九条车道那么宽,车辆并排前进车轮也不会互相碰撞。针到之处翳障如花散落,眼睛一下就有了如朦胧月亮般的光感。效果怎么样,不妨问问乐全堂主人老前辈。

【按语】

　　诗中提到的乐全堂是大臣张安道的堂号,王彦若是张安道门下的眼科医生。从苏轼此诗可以看到王彦若精于眼科手术,并曾目睹其为张安道拨除内障时的高超手法。

杜处士传

【原文】

　　杜仲,郁里人也。天资厚朴,而有远志,闻黄环名,从之游。因陈曰:愿辅子半夏,幸仁悯焉,使得旋复自古扬榷[1]。环曰:子言匪实,宜蚤休,少从容,将诃子矣。仲曰:人之相仁,虽不百合,亦自然同,况吐新意以前乎?吾闻夫子雌黄冠众,故求决明于子,今子微衔吾,为其非侪乎?曰:吾如贫者,食无余粮,独活久矣。子今屑就,何以充蔚子乎!苟迹子之素,杜若所请亦大激矣。试闻子之志也。曰:敢问士何以益智？行何以非廉？先王不留行者何事也？曰：此匪子解也。夫得所托者，犹之射干临于层城也；居非地者，犹之困于蒺藜也。今子宛如《易》之所谓井渫不食也。非扬淘之而欲其中空清，是坐恒山而望扶桑耳。势不可及已。使投垢熟艾以求别当世，则与之无名异矣。某蒙甚，愿子白之。曰：吾自通微，预知子高良，故谩矜子以短而欲乱子言，子能详微意，知所激刺，亦无患子矣。虽然，泽兰必馨，今王明苟起子为赤车使者，且将封子，子甘从之乎？曰：吾大则欲伏神以安息，小者吾殊于众而已矣。虽登文石摩蝻头不愿也。古人有三聘而起松萝者，迫实用也。余将杜衡门以居之，为一白头翁，虽五加皮郗于我，如水萍耳，岂当归之哉。环曰：然。世有阴险以求石斛之禄者，五味子之言可也，虽吾亦续随子矣。或斥之曰：船破须箙，酒成于曲，犹君之录英才也。彼贪禄角进者，可诮之也。若夫踟蹰而还乡，甘遂意于丁沉，则吾之所谓独行之民，可使君子怀宝焉乌久居此为哉？

余爱仲善依人，而嘉环能发其心，故录之为传。

【注释】

［1］扬榷：约略举其大概，扼要进行论述。

【白话解】

杜仲，郁里人。天资厚实纯朴，然而有着远大的志向。他听说黄环的大名，前去跟随他，对黄环说：我希望辅佐您半个夏季，希望您仁慈怜悯我这个愿望，使我能很快像古人那样能言善辩。黄环说：你的话不对，应该早点断此念头，稍迟点的话我就要批评你了。杜仲说：人们以仁道相处，虽然不能事事意见一致，但也有很多自然一致的，何况在讲出自己的新观点以前呢？我听说您语言能力出众，所以来求您指点，现在您有点嫌弃我，是因为我不是同道之人吗？黄环说：我是穷人，没有多余的粮食，一个人生活很久了。现在你愿意跟随，我怎么能供得起你！但听了你的志向，如果拒绝你的请求也太过于偏激了。这样吧，我试试问下你的见解。于是问杜仲：请问人如何能增长智慧？行为为什么会失去廉洁？古代帝王为什么不挽留想离开的人呢？杜仲说：这不是您的见解啊。如果托付于适宜的地方，就像射干长在高山上一样；处身于不利的地方，则像被各种荆棘围困。现在您碰到《易经》所说的"井水混浊了不能喝"的情况，不去淘井却幻想它能变清，这好比坐在恒山上不动却想到达扶桑。这是无法到达的。投身于污泥草丛中却想着出离于世人，结果与湮没无名没什么分别。我愚昧得很，还是您来告诉我吧。黄环说：我从细微之处来看事情。预先知道你聪明，所以随便说些无理的话来扰乱你的言辞，你能知晓其中细微之处，知道这是刺激你，就令人放心了。虽然是泽兰必然发出馨香，现在君王明白地要起用你为赤车使者，准备册封你，你甘愿听从吗？杜仲说：我最大的愿望是能精神平伏且气息安定，小的愿望只是与众人不同，纵使封官可以登上文石、手摩螭头我也不愿意。古代贤人有被多次聘请而离开山林入世的，那是迫于实际情况。我只想关上门安居，当一个白头老翁，就算有什么皮革厚礼，也只是如浮萍罢了，难道会因此入朝吗？黄环说：是的。世上有阴险的追求高官厚禄的人，我仔细品味你的话都是正确的，我也想追随你而去了。有人指责说：船破要靠竹皮补，酿酒要靠酒曲发酵，这就像君王要选拔有用的英才一样。那些贪图俸禄谋求官职的人，是很可笑的。像您这样徘徊不愿出仕而回到家乡，甘心情愿埋没乡间，正是我所说的特立独行的人，怎么可以让君子身怀绝学而长期居住在乡间呢？

我欣赏杜仲善于选择贤者，也赞赏黄环能阐发其内心思想，所以记录下来作为传记。

【按语】

本篇是用药名（或其谐音）来串成文章，故有时语句不甚简洁，也属别具一格。

直接出现的药名有：杜仲、厚朴、远志、黄环、半夏、诃子、百合、雌黄、蚤休、决明子、独活、充蔚子、益智、王不留行、射干、蒺藜、空青、桑、熟艾、泽兰、安息、松萝、杜衡、白头翁、五加皮、当归、石斛、五味子、续随子、甘遂、使君子等；此外"恒山"也是药名，因避汉文帝刘恒讳，后世改为"常山"，沿用至今。

省称的药名有：丁（香）、沉（香）、（羊）踯躅、（禹）余粮、高良（姜）等。

谐音出现的药名有：郁里人（郁李仁）、从容（苁蓉）、因陈（茵陈）、辅子（附子）、幸仁（杏仁）、匪实（榧实）、自然同（自然铜）、新意（辛夷）、前乎（前胡）、冠众（贯仲）、苟起子（枸杞子）、大激（大戟）、非廉（飞廉）、匪子（榧子）、子宛（紫菀）、扬淘（羊桃）、空清（空青）、谩矜子（蔓荆子）、伏神（茯神）、禄角（鹿角）、乌久（乌桕）等。

寄子由三法

1. 食茯法

【原文】

吴子野云，茯实盖温平耳。本不能大益人，然俗谓水硫黄，何也？人之食茯也，必枚啮而细嚼之，未有多嚼而亟咽者也。舌颊唇齿，终日嗫嚅。而茯无五味，腴而不腻，是以致上池之水。故食茯者，能使人华液流通，转相浸注，积其力，虽过乳石可也。以此知人能澹食而徐饱者，当有大益。吾在黄冈山中，见牧羊者，必驱之瘠土，云草短而有味，羊得细嚼，则肥而无疾。羊犹尔，况人乎？

吴子野说，芡实性味基本是温平的，原本不大能够有益于人，然而俗称是水中硫黄，这是为什么呢？人吃芡实的时候，需要一个个地吃，仔细地咀嚼，不会有大把地吃而且立即吞咽的情况。舌头、面颊、口唇、牙齿，一整天都在动。芡实没有明显的味道，丰满而不油腻，因此嚼久容易产生唾液。所以服用芡实的人，能够使津液流通，补充到身体的不足的地方，功效长期积累下来，甚至可以超过吃钟乳石。由此可知人如果能清淡饮食且细嚼慢咽，会有很大好处。我在黄冈的山中，见到放羊人一定会把羊驱赶去贫瘠的土地上，说那里的草虽短但更有味道，羊会仔细嚼食，因而长得肥硕并且不易得病。羊都是这样，何况人呢？！

2. 胎息法

【原文】

养生之方，以胎息为本，此固不刊之语，更无可议。但以气若不闭，任其出入，则渺绵洸漾，无卓然近效。待其兀然自住，恐终无此期。若闭而留之，不过三十五息。奔突而出，虽有微暖养下丹田，益不偿于损，决非度世之术。近日深思，似有所得。盖因看孙真人"养生门"[1]中第五篇，反复寻究，恐是如此。其略曰：和神养气之道，当得密室闭户，安床暖席，枕高二寸半，正身偃卧，瞑目闭气于胸膈间，以鸿毛着鼻上而不动。经三百息，耳无所闻，目无所见，心无所思。则寒暑不能侵，蜂虿不能毒，寿三百六十岁，此邻于真人也。此一段要诀，弟且静心细意，字字研究看。既云闭气于胸膈中，令鼻端鸿毛不动，则初机之人，安能持三百息之久哉？恐是元不闭鼻气，只以意坚守此气于胸膈中，令出入息，似动不动，氤氲缥缈，如香炉盖上烟，汤瓶嘴中气，自在出入无呼吸之者，则鸿毛可以不动。若心不起念，虽过三百息可也。仍须一切依此本诀，卧而为之。仍须直以鸿毛黏着鼻端，以意守气于胸中。遇欲吸时，不免微吸。及其呼时，虽不得呼，但任其氤氲缥缈，微微自出，尽气乎则又微吸，如此出入元不断，而鸿毛自不动，动亦极微。觉其微动，则又加意制勒之，以不动为度。虽云制勒，然终不闭。至数百息，出者少，不出者多，则内守充盛，血脉通流，上下相灌输，而生理备矣。兄悟此玄意，甚以为奇。恐是夜夜烧香，神启其心，自悟自证，适值痔疾及热甚，未能力行，亦时时小试，觉其理不谬。更俟疾平天凉，稍稍致力。续见效，当报弟，不可谓出意杜撰而轻之也。

【注释】

[1]"养生门"：指孙思邈《备急千金要方》第二十七卷"养性"，其中第五篇为"调气法"。

【白话解】

养生的方法，以胎息为根本，这是不容置疑的结论，没有什么可说的。但是如果不闭气，任由它出入，气息缥缈弥漫，没有明显的养生效果，想指望有一天突然可以停止呼吸达到胎息地步，恐怕遥遥无期。但如果闭气不呼，最多也不过三十五息，就突然喷涌出来，虽然能令丹田处微微生暖，但带来的好处不能补偿身体亏损，也不能长久这样生活。这几天反复思考，好像是有所领悟。因为看了孙真人"养生门"中的第五篇，反复研究，可能是这样的。书中说：聚神养气的方法，应当在封闭的房间里，关紧门窗，床上铺上暖席，枕头高二寸半，身体端正仰面躺着，闭着眼睛屏住呼吸，让气停在胸腔，把羽毛放在鼻孔前都一动不动。能经过三百次呼吸的时间，耳朵听而不闻，眼睛看而不见，心里没有想法，那么寒冬酷暑不能侵害身体，毒蜂害虫也不会来咬你，寿命可以达到三百六十岁，接近于道教所说的真人了。这一段重要的口诀，弟弟你要静下心来仔细意会，一个个字来研究。既然说屏住气息于胸腔中，令羽毛放在鼻端不动，刚刚学习的人，怎么可以屏息三百次之久？恐怕是不完全屏住呼吸，只是用意念将气藏在胸腔中，令呼吸的出入似有似无，像空气一样自在缥缈，就像香炉盖上冒出的烟，汤水壶嘴中的气，自然的出入而不加以呼或吸，羽毛就可以不动。如果心中没有杂念，那么三百次呼吸之久也是可以做到的。所以仍然一切都可以依照这个方法去做，躺着来练习。仍然将羽毛黏着鼻端，用意念守着气于胸腔中。想要吸气时，轻微地吸入，到想呼气时，虽然不能大口呼出，但是任气息自然飘散，微微地平稳流出，到全部呼出后又开始轻微地吸气。这样气息出入并没有中止，但羽毛不会飘动，或者只是极轻微地动一下。如果感觉它动了，就再用心来控制呼吸，到羽毛完全不动的地步。虽然控制，但并不闭气。坚持几百次呼吸之后，空气呼出的少，吸入的多，那么身体内在充盛，血脉充分流通，全身上下相互灌输，长生的基础就具备了。兄长我悟到这个方法的关键之处，觉得非常奇妙。这恐怕由于我夜夜烧香，于是神灵启发我心智，让我自己悟出来的。不过我现在痔疮发作，加上天气炎热，难以严格按法练习。有空时也稍稍试了一下，觉得这办法是对的。我等病好了，天气也变凉的时候，再好好练习。有什么持续效果，就跟弟弟你说，可别认为是我凭空想出来的方法而不重视啊。

3. 藏丹砂法

《抱朴子》云：古人藏丹砂井中，而饮者犹获上寿。今但悬望大丹，丹既不可望，又欲学烧，而药物火候，皆未必真。纵使烧成，又畏火毒而不敢服。何不趁取且服生丹砂，意谓过百日者，力亦不慢。草药是覆盆子，亦神仙所饵。百日熬炼，草石之气，亦相乳入。每日五更，以井花水[1]服三丸。服竟，以意送至下丹田。心火温养，久之，意谓必有丝毫留者。积三百余服，恐必有刀圭留丹田。致一之道，初若眇昧，久乃有不可量者。兄老大无见解，直欲以拙守而致神仙。此大可笑，亦可取也。

吾虽了了见此理，而资躁褊，害之者众，恐未便成。子由端静淳淑，使少加意，当先我得道，得道之日，必却度我，故书此纸，为异日符信，非虚语也。绍圣二年八月二十七日居士记。

【注释】

[1] 井花水：指天刚亮时首次汲取的井水。

【白话解】

《抱朴子》说：古人把丹砂藏在井中，而饮井水的人都会长寿。现在我很想得到丹药，由于得不到，就想学着自己炼制。但是找来的各种药物和炼制的火候，都未必符合要求。就算真的烧成了，也会害怕有火毒而不敢吃。何不拿未经炼制的生丹砂，也就是说仅烧制一百天左右的，效力应当也不差。草药用覆盆子，这也是神仙经常服食的东西。将它们加以百日冶炼，草石的气息已经互相融合了。每天五更时，用首次汲来的井水送服三颗。服下之后，用意念将它引导到下丹田，用心火来温养它。时间久了，我想总有一点儿能停留在丹田之中。吃三百多次后，应该会有一小勺左右停留在丹田。这种守一练功之法，开始好像没有反应，时间长了会有不可估量的效果。兄长我年纪老了没有什么特别见解，想一直坚持这种笨拙办法来看能不能成仙了。这听来可笑，但也是可行的。

我虽然大概了解这个道理，但是性格躁动，受周围因素的影响多，估计练不成。子由你性格安静稳重，如果稍微用心练习，应当会比我更快得道。你得道成仙后，一定要回来度化我啊。我写下这张纸，就作为他日的凭据，可不是随便说的。绍圣二年（1095年）八月二十七日居士记。

【按语】

苏轼将收集到的三种养生方法寄给苏辙以作交流。食芡法对食用芡实的功效作了很好说明。胎息法则是道教静坐功法。这两种方法苏轼都谈到了自己的体会。但第三种藏丹砂法为外丹法，苏轼就没有轻易尝试。他也告诫弟弟要谨慎试用。

暖肚饼（与孔元翰）

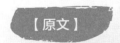

【原文】

公昔遗余以暖肚饼，其直万钱，我今报公，亦以暖肚饼，其价不可言。中空而无眼，故不漏；上直而无耳，故不悬。以活泼泼为内，非汤非水；以赤历历为外，非铜非铅；以念念不忘为项，不解不缚；以了了常知为腹，不方不圆。到希领取，如不肯承当，却以见还。

【白话解】

以前，您把暖肚饼赠送给我，它的价值可抵万钱，我现在回赠您，也送给您这种暖肚饼，它的价值不能用言语表达。它的中间是空的，却看不见洞眼，所以不会漏水；上方是直的，却没有"耳朵"，所以不能悬挂。这饼，内部活泼泼的，却既不是汤也不是水；外面红彤彤的，却既不是铜也不是铅。它的"颈部"是时刻意守的意念，既不放开也不执着。它的"腹部"是清晰的思维，既不尖锐也不圆滑。我这回礼寄到的时候希望您去拿，如果您不想要它，把它还给我吧。

【按语】

孔元翰送给苏轼的暖肚饼，应该是一种饼型的暖水袋性质的取暖用具。至于苏轼回赠的"暖肚饼"，历来说法不一。有人认为是一种虚拟的哲理。从其用语来看，笔者认为是指内丹静坐法。静坐时意念集中在下腹部丹田位置，会促进局部血液流通，产生温暖的感觉。

与黄师是

人来两捧教赐，具审起居康胜。仲子之戚，惟当日远日忘。想痛割肠，何所及？中年以后，出涕能令目暗，此最可惜。用鄙言，慎勿出一滴也。儿子之爱虽深，比之自爱其目，岂不有间？幸深念之。余惟万万为国自重。

【白话解】

有人送来您的两封信，得知您身体健康。二儿子去世的悲痛，只能随时间消逝而淡忘。想必悲痛到肠断，这种痛苦有什么可比呢？中年以后，流眼泪会让眼睛视力下降，这是最应注意的。听我的话，不要再流一滴眼泪了。对儿子的爱虽然深，对自己的眼睛比起来也不应有所差别。希望您能好好地记住。其他什么都放下，千万为国家而保重自己。

【按语】

苏轼劝慰朋友，同时指出流泪过多会损害眼睛。

与翟东玉

马，火也。故将火而梦马。火就燥，燥而不已则穷，故膏油所以为无穷也。药之膏油者，莫如地黄，以啖老马，皆复为驹。乐天《赠采地黄者》诗云：与君啖老马，可使照地光。今人不复知此法。吾晚学道，血气衰耗如老马矣，欲多食生地黄，而不可常致。近见人言，循州兴宁令欧阳叔向于县圃中多种此药。意欲作书干求而未敢，君与叔向故人，可为致此意否？此药以二八月采者良。如许以时见寄惠为幸，欲烹为煎也。不罪！

【白话解】

马，属火。因此将要上火便会梦见马。火会令灯油变少，一直少下去就会熄灭。而如果一直保持有灯油，就永远不会熄灭。在药物中起到跟灯油一样功效的，没有比得上地黄的，老马吃了地黄，都能变得像小马一样活跃。白居易有诗曾说：将地黄给你用来喂老马，吃了之后皮肤光亮得能照亮地面。现在的人都不知道这种方法。我晚年才开始学道，血气损耗已经像老马一样了。想要多吃生地黄，却没法经常获得它。最近听别人说，循州兴宁县令欧阳叔向的县圃里种有许多地黄。本来想写信向他索要但又不敢，您和欧阳叔向是老朋友，可以帮我表达这个意思吗？这种药在二八月采的最好。如蒙允许，在当令时收采寄给我，就太幸运了。我想用来煮汤喝。冒昧请求万勿怪罪！

地黄滋阴，苏轼以灯油比喻人体中的阴液，指出平时服用滋阴药的重要性。不过生地黄性凉，所以苏轼前面指出是用在有内热的时候。一般而言熟地黄更利于养生。

与周文之（一）

【原文】

闻公服何首乌，是否？此药温厚无毒，李习之《传》正尔，啖之无炮制。今人乃用枣或黑豆之类蒸熟，皆损其力。仆亦服此药，但采得，阴干，便捣罗为末，枣肉或炼蜜和入木臼中，万杵乃丸，服极有力，无毒。恐未得此法，故以奉白。

【白话解】

听说您在服用何首乌，真的吗？这种药性温质厚没有毒。李翱（字习之）写的《何首乌传》正是这样说的，吃的时候不经炮制加工。当今的人却用枣或者黑豆之类放在一起蒸熟，实际会有损何首乌的药力。我也服用了这种药，每当采集后，放在阴凉处晾干，然后捣碎筛成粉末，用枣肉或炼蜜兑在一起，放入木臼中多次锤打后才制成药丸，服用后药性非常好，且没有毒性。担心您不知道这种制法，所以写信告诉您。

何首乌是传统养生药物。本草认为其生用可以解毒、润肠通便；加黑豆炮制后滋补肝肾力强。故一般用于滋补时多选用制何首乌。苏轼此方以生何首乌制成药丸，可能有其体验。另，苏轼所说的"无毒"是指无直接的毒性反应，近年由于发现长期和过多服用何首乌可能会出现肝损害等不良反应，2014年国家规定保健食品中生何首乌每日用量不得超过1.5g，制何首乌每日用量不得超过3.0g。

与周文之（二）

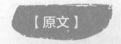

合药须鹅梨，岭外固无有，但得凡梨稍佳者，亦可用，此亦绝无。治下或有，为致数枚，无即已。栗子或蒙惠少许，亦幸。

【白话解】

我配药要用到鹅梨，在岭南这里固然是没有的。如果有好一点的梨，也可以用，但是也找不到。您管的地方如果有，帮我找几个，没有就算了。有栗子的话请送我一些，也是我的运气。

【按语】

鹅梨出在河南北州郡，皮薄浆多，味道一般，但香味特殊。《圣济总录》有一种鹅梨煎丸治胸膈满闷、咳嗽热痰，以鹅梨为主药。

与李亮工

曾见伯固,言欲炼钟乳,果然否? 告求少许,或只寄生者亦可。为两儿妇病,皆饵此得效也。陈公密来时,可附致否?

【白话解】

以前见伯固,听他说想要炼制石钟乳,是真的吗? 希望给我一点,或者只是寄生的钟乳石也行。因为两个小儿与妻子得病,都是吃它才好的。陈公密来的时候,可以请他带来吗?

【按语】

石钟乳,按《神农本草经》称其可以"治咳逆上气,明目益精,安五脏",道教常取以烧炼服食。其炮制方法,有的是加药煮过后研磨为末,有的是煅烧后碾细。

与蒲廷渊

【原文】

河中永洛出枣,道家所贵。事见《真诰》。唐有道士侯道华,尝得无核者三,食之后,竟窃邓太玄药上升。君到彼,试求之,但恐得之不偶然,非力求所能致耳。

【白话解】

河中府永洛地区出产的枣子,十分受道家重视。在《真诰》中有记载。唐朝有个道士叫侯道华,曾经得到过三个没有核的枣,吃了之后,居然偷了邓太玄留下的丹药飞升成仙了。您到了那里,试着找找。不过恐怕得来不易,这不是尽力去求取就能够得到的。

【按语】

枣是常用养生食品。河中府在今山西永济一带。陶弘景《真诰》说:"玉醴金浆,交梨火枣,此则腾飞之药,不比于金丹也。"

与鞠持正

【原文】

知腹疾微作,想即平愈。文登虽稍远,百事可乐。岛中出一药,名白石芝者,香味初若嚼茶,久之甚美。闻甚益人,不可不白公知也。白石芝,状如石耳,而有香味,惟此为辨,秘之秘之。

【白话解】

听说您腹中疾病轻微发作,估计已经平复好转了。文登地方虽然稍微有点远,但也有很多乐趣。岛中生产一味药,名字叫白石芝,其香气和味道初尝像嚼茶叶一样,久了就觉得很美味。听说对人体非常有益,这不能不告诉您让您知道啊。白石芝,形状像石耳,但是有特殊的香味,主要根据这个来辨别,轻易不要告诉别人啊。

【按语】

苏轼此处所说的"白石芝",不同于石灵芝。应是形状如石耳,但色白。石耳又叫石木耳,属于真菌类。

与曾子宣

【原文】

某启：上党、雁门出一草药，名长松，治大风，气味芳烈，亦可作汤常服。近岁河东人，多以为饷。若不甚难致，乞为求一斤。仍恕造次。某再拜

【白话解】

苏轼致：上党和雁门一带出产一种草药，名长松，可治麻风，气味很香，也可煮汤常服。近几年河东地区的人，经常拿来作粮食吃。如果不难找的话，请帮我找一斤。请恕我的冒昧。再次致意。

【按语】

长松是一种草药，生长在太行山脉一带，长在古松下，陈藏器《本草拾遗》记载其入药，也可作食物。

与通长老

惠茶极为精品，感抃之至。长松近出五台，治风甚效。俗云文殊指示一僧，乃始识之。今纳少许，并人参四两，可以此二物相对，入少甘草，不可多，并脑子作汤点[1]，佳。送去御香五两，不讶浼渎。

【注释】

[1] 点：冲，泡。

【白话解】

您所赠的茶叶是极致的精品，真是击节感谢之至。五台山近年出产的长松，治疗风症效果很好。民间传言文殊菩萨现身告诉一位僧人，人们才开始得知。现在奉上一些，还有人参四两，可以用这种药合在一起，加少许甘草，不要太多，再加龙脑用热水冲服，效果很好。同时送去御用香料五两，请勿嫌弃。

【按语】

此信与上一封都谈到长松。苏轼还有多首诗论长松。按《古清凉传》云："（五台）山有药名长松，其药取根食之……味微苦，无毒，久服保益。至于解诸虫毒，最为良验。土俗贵之，常采以备急。"还记载五台山僧人普明曾患麻风，眉发俱堕，衰苦不堪，忽遇文殊菩萨教服长松，不久即毛发俱生，颜色如故。苏轼信中所说即此故事。他对此药很感兴趣，在《谢王泽州寄长松兼简张天觉》诗中曾说："莫道长松浪得名，能教覆额两眉青。便将径寸同千尺，知有奇功似茯苓。"

与罗秘校

【原文】

官事有暇,得为学不辍否?有可与往还者乎?此间百事,不类海北,但杜门面壁而已。彼中有粗药治病者,为致少许。此间如苍术、橘皮之类,皆不可得。但不论粗贱,为相度致数品。不罪不罪!

【白话解】

忙完公事的空余时间,有没有坚持不停学习?有没有心得跟我交流?我这里的各种条件,不像在北边大陆,只能闭门修养罢了。您那边有什么能够治病的药材,拜托帮我收集一些。即使是苍术、橘皮之类的药物,这儿都找不到。所以不论好坏的药材,帮我看看收集几种吧。麻烦之处请勿怪罪!

【按语】

这封信是苏轼被贬到海南时所作。信中反映在海南连苍术、陈皮等最普通的药物都买不到,以致要写信给朋友求取,不论粗贱均可。

与邓安道

【原文】

　　一别便数月，思渴不可言。迩来道体何如？痔疾至今未除。亦且放任，不复服药，但却荤血、薄滋味而已。宝积行，无以为寄，潮州酒一瓶，建茶少许，不罪浼渎。乍凉万万保炼，不知鹤驭何时可以复来郡城，慰此士民渴仰之意？达观久一喧静，何必拳拳山中也？八月内，且记为多采何首乌，雌雄相等为妙。

　　（赤者雄，苗色黄白；白者雌，苗色黄赤。）

【白话解】

　　分别以来已过多个月了，思念无法用语言来形容。近来身体怎么样？我的痔疮到现在没有治好，也就暂且不管了，不再吃药，只是戒肉类和清淡饮食。您去宝积寺，我没有什么相送的，有潮州酒一瓶，福建茶少许，请勿嫌弃。天气转寒一定要保养锻炼身体，不知道您什么时候可以再来郡城，以告慰这里人们的迫切敬仰之情呢？您思想旷达，喧闹寂静都不受影响，何必一定要住在山里呢？八月时，记住帮我多采些何首乌，雌雄一样多最好。

　　（何首乌红色的属于雄性，它的苗叶是黄白相杂的；白色的属于雌性，它的苗叶是黄红相杂的。）

与何德顺

　　某白道士何君足下,辱书,并《抱朴子》小神丹方,极感真意。此不难修制,当即服饵。然此终是外物,惟更加功静观也。何苓之更长进,后会无期,惟万万自重,不宣。

【白话解】

　　何道士您好,承蒙您来信,并送来《抱朴子》中的小神丹药方,非常感谢您的真情。这种药不难调制,我马上就制来服用。但是这毕竟是外来丹药,我只有进一步用内功静养。何苓之应该长大了吧? 不知何日再见他。希望您们千万保重。不多说了。

【按语】

　　苏轼致信罗浮道士何德顺,感谢他赠予小神丹方,虽然说会制作服用,但又指出应以静观练习为主。反映他对服食养生的慎重。文中提到的何苓之,是何德顺(又名何宗一)的侄子,苏轼有一篇《何苓之名说》云:"罗浮道士何宗一,以其犹子为童子,状貌肥黑矮小。予尝戏之曰:此罗浮茯苓精也。"所以取名为何苓之。

答富道人

【原文】

承录示秘方及寄遗药，具感厚意。然此事本林下无以遣日，聊用适意可也。若待以为生，则为造物者所恶矣。仆方苟禄出仕，岂暇为此？谨却驰纳，且寄之左右。异日归田，却咨请。感愧之致，千万悉之，不一不一。

【白话解】

承蒙您寄来秘方并且惠赠药物，深深感受您的厚意。不过制药这种事，只是在乡下没有什么事做，姑且用来消遣的。如果以此为生计，恐怕上天会厌弃我了！我现在正受俸出仕当官，哪有闲暇做这些事？就此退回您的礼物，您赠给您身边的人吧。他日我退休，再来向您请教。十分惭愧，请您知晓，不能表达万一。

【按语】

富道人是苏轼在杭州时结交的道士。他特意将秘方与药物赠与苏轼，苏轼却将其送还。其时为宋神宗熙宁七年（1074 年）左右，苏轼 38 岁，由杭州通判升任密州知州，正在着意于仕途，所以说无暇学习方药。

与林子中

【原文】

承别纸示喻，知大事虽已毕，而聚族至众，费用不赀。吾兄平时仅足衣食，况经此变故，窘迫可知，闻之但办得空忧，可量愧叹？昆仲才行，岂久困者。天下何尝有饥寒官人耶？惟宽怀顺变而已。故人勉强一慰，此乃世俗之常，悲何如之晚耶！所要元素方，本非亲授于元素。盖往岁得之于一道人，后以与单骧，骧以传与可。与可云试之有验，仍云元素，即此方也。某即不曾验，今纳元初传本去，恐未能有益，而先奉糜垂竭之囊也。又初传者，若非绝世隐沦之人为之，恐有灾患。不敢不纳去，又不敢不奉闻。慎之！慎之！某在京师，已断作诗，近日又却时复为之，盖无以遣怀耳。固未尝留本，今蒙见索，容少暇也。

【白话解】

承蒙阁下来信，知道您的大事（丁忧）虽然已经结束，但是家中人口多，开销不小。兄台您平时俸禄仅够衣食，何况遇到这种变故，窘迫的情形可以想象得到。但听到了也只能空替您忧虑，惭愧无法形容啊。以您们兄弟才华与能力，不会长期贫困，天下哪里有饥寒的贵官人呢？只有放宽心态，顺应当前变化。老朋友勉强地来安慰您，也只是尽世俗之常情，替您悲痛也晚了！您所需要的杨元素的药方，不是直接由杨元素传授给我的。是前些年一个道人获得，后来把这个给了单骧，单骧传给文同（字与可）。文同说试过了很有效，仍然称之为杨元素所传，就是这个药方。我并不曾亲身验证，现在将最初传来的版本寄去，恐怕未必有什么作用,也只是先满足您的渴求吧。最初流传的药方,如果不是绝世的高人所拟,使用恐怕会有害。我不敢不送去给您,也不能不告诉您注意事项。谨慎! 谨慎! 我在京城,已不再写诗,最近却有时也写写,主要是没什么可以抒发感情。写了一直不曾保存下来,现在蒙您要求,请等我一段时间。

【按语】

　　林子中,名希,宋嘉祐二年(1057年)丁酉科进士。曾任宝文阁直学士、成都知府、资政殿学士、同知枢密院事等职。杨绘,字元素,四川绵竹人,北宋仁宗皇佑五年(1053年)进士。单骧,时任医官。文同,字与可,文人、画家。苏轼这封信中所说的药方具体内容不详,但可以看到北宋时文人对医药的重视和交流情况。

与曹子方

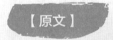

【原文】

　　奉别忽三岁,奔走南北,不暇奉书。中间子由转附到天门冬煎,故人于我至矣! 故人于我至矣! 日夜服食,期月遂尽之。到惠州,又递中领手书,懒废益放,不即裁谢。死罪!

　　专人至,教赐累幅,慰抚周尽。且喜比来起居佳胜,感慰兼极。某得罪几一年矣,愚陋贪生,辄缘圣主宽贷之慈,灰心槁形,以尽天年,即日殊健也。公别后,闻微疾尽去,想今亦康佳。养生亦无他术,独寝无念,神气自复。知吕公读《华严经》有得,固所望于斯人也。

居闲偶念一事，非吾子方莫可告者。故崇仪陈侯[1]，忠勇绝世，死非其罪。庙食西路，威灵肃然，愿公与程之邵议之。或同一简，乞载祀典，使此侯英魄，少伸眉于地下。如何！如何！然慎勿令人知不肖有言也。陈侯有一子，在高安，白身，颇知书，知之。蒙惠奇茗、丹砂、乌药，敬饵之矣。西路洞丁，足制交人，而近岁绥驭少方，殆不可用，愿为朝廷熟讲之。此外，万万保重。

【注释】

[1] 崇仪陈侯：指崇仪使陈曙。北宋交趾侬智高叛乱，时任桂州崇仪使陈曙等曾被打败。奉命南征的狄青到宾州后，将陈曙等人处死以立威。

【白话解】

告别阁下不觉已经三年了，因奔波于南北各地，没有时间给您写信。在途中通过子由转来您送的天门冬煎膏，老朋友对我实在太好了！实在太好了！我日夜服用，一个月就吃光了。到惠州后，又从驿站领到您的来信，只是我愈发颓废放纵，没有立即回复致谢。真是该死！

阁下委托的专人到来，读到您书信中的满篇教导，对我安慰周到。听到您近来起居安好，十分安慰。我犯事几乎一年了，愚昧笨拙，贪生于世，感谢皇帝宽恕慈爱，已经灰心憔悴，等着终老了。看到来信马上就精神起来。与您分别后，听说您的小毛病已经祛除，想必现在也很健康。养生其实没有什么神秘办法，一个人安寝，不起杂念，精神气力自然会恢复。听说吕公读《华严经》很有心得，将来就指望他了。我在闲居中偶然想起一件事，除了对子方您，没有别的人可以一说。已故的崇仪使陈曙，忠勇盖世，死于不当的罪名。纪念他的庙仍然在广南西路受到供奉，威武庄严，希望您和程之邵商议一下，或者联名上一个奏章，请求列入官府奠祭，使他的英魂，起码能扬眉于地下。可否！可否！但千万别让人知道是我的意见。陈曙有一个儿子在高安，没有官职，有一定学问，谨告。承蒙您赠送好茶、朱砂、乌药,很认真地服食了。广南西路的少数民族士兵,足以制服交趾,但近年来安抚驾驭缺少办法,几乎指挥不动。希望对朝廷反复讲这件事。除此之外,千万保重。

【按语】

　　苏轼此信中,与养生有关的有两点。一是收到曹子方所送的天门冬煎。按《太平圣惠方》载天门冬煎有两种,一种系用天门冬捣汁后加酒、饴糖与紫菀制成,可益气力、延年不饥;另一种以天门冬为主,加紫菀、桔梗、贝母等十多种药物制成膏,治咳嗽、气促。二是信中提到"养生亦无他术,独寝无念,神气自复",是经验之谈。

与李公择

【原文】

　　近领手教,极慰想念。比日起居何如?秋色佳哉,想有以为乐。人生唯寒食、重九,慎不可虚掷。四时之变,无如此节者。寄示妙药、刀鞘,并已领。近有潮州人,寄一物,其上云扶劣膏,不言何物,状似羊脂而坚,盛竹筒中,公识此物否?味其名,必佳物也。若识之,当详以示,可分去,或为问习南海物者。料公亦不久有别命,如未,冬间又得一见,孤旅之幸。乍冷万万自摄。子由近为栖贤作《僧堂记》,读之惨凛,觉崩崖飞瀑,逼人寒栗。

　　最近收到来信，告慰我的思念。近日起居怎么样？秋色正好，想来一定在游乐吧。人生中唯独寒食节、重阳节最重要，千万不可虚度。四季中气候变化最大，没有比得上这两个节气的。寄来的良药和刀鞘，已经收到。最近有潮州人，寄来一件东西，上面写着"扶劣膏"，却没说是什么东西制成的，形状像羊脂但质地较硬，装在一个竹筒中。您知道这种东西吗？细想其名字，一定是好东西。如果知道，请详细告诉我，可以分一些给您，也许可帮问问熟识南方事物的人。估计不久您也会有新的任命，如果没有，冬天又能见到，是我独苦旅途中的幸事。天气变冷了，千万自己注意。子由最近为栖贤作了篇《僧堂记》，读起来悲惨凛然，感觉就像崩裂山崖上飞流瀑布，寒气令人颤栗。

【按语】

　　此信中提到的扶劣膏，是潮州吴子野托人送给苏轼的养生食品，但其组成成分不详。苏轼多次提到此物。

与章质夫

【原文】

　　承喻慎静以处忧患。非心爱我之深，何以及此，谨置之座右也。《柳花》词妙绝，使来者何以措词？本不敢继作，又思公正柳花飞时出巡按，坐想四子，闭门愁断，故写其意，次韵一首寄去，亦告不以示人也。《七夕》词亦录呈。药方付徐令去，惟细辨。覆盆子若不真，即无效。前者路傍摘者,此土人为之插秧莓[1],三四月花,五六月熟,其子酸甜可食,当阴干其子用之。今市人卖者,乃是花鸦莓,九月熟,与《本草》所说不同,不可妄用。想菴子[2]已寄君猷矣。

【注释】

[1]插秧莓:即红莓,又称沙窝窝、托盘、木莓、马林、插秧泡、地仙泡、刺蔢、红树莓等。其未熟果实经炮制即中药覆盆子,有壮阳补肾功效。

[2]菴子:中药名。为菊科蒿属植物。分布于黑龙江、吉林、辽宁、河北、山东等地。全草入药,性温味辛、苦,具有行瘀通经,祛湿之功效。常用于妇女血瘀经闭,跌打瘀肿,风湿痹痛。

【白话解】

承蒙您告诫我用谨慎和平静的心态对待困境。不是内心非常爱护我,哪会说这些呢,我认真地把这句话当作座右铭。您的《柳花》那首词写得精妙绝伦,以后的人都没法再写了。我本来不敢再创作类似题材,又想到您恰好在柳絮纷飞时节里出任巡按,闲坐时想起四个儿子,想必闭门愁怀不断,所以描写这种思绪,按原韵作了一首寄去,也请求您不要给别人看。《七夕》这一词也摘抄呈送给您。药物刚刚交付给徐太守带去,但请仔细辨别。覆盆子如果不是真品,就没有效果。以前在路旁摘的,这里当地人称为插秧莓,三四月的时候开花,五六月时果实成熟,果实又酸又甜可以食用,要晾干果实后作为药材使用。现在集市上卖的一种,则是花鸦莓,九月才成熟,和《本草》里所描述的不一样,不可以随便乱用。想来菴子您已经寄给徐君猷了。

【按语】

此信主要谈及补肾良药覆盆子的辨别。而所说的药方,有可能是前面的“藏丹砂法”,其中用覆盆子炼制丹砂,苏轼对这类丹药有所疑虑,因此叮嘱对方细辨。

与陈季常

近因往螺师店看田，既至境上，潘尉与庞医来相会。因视臂肿，云非风气，乃药石毒也，非针去之，恐作疮乃已。遂相率往麻桥庞家，住数日，针疗。寻如其言，得愈矣。归家，领所惠书及药，并荷忧爱之深至，仍审比来起居佳安。曾青老翁须《传灯录》，皆已领，一一感佩。《五代史》亦收得。所看田，乃不甚佳，且罢之。蕲水溪山，乃尔秀邃耶！庞医熟接之，乃奇士。知新屋近撰《本草尔雅》（谓一物而多名也），见刘颂具说，深欲走观。近得公择书云，四月中乃到此。想季常未遽北行，当与之偕往耳。非久，太守处借人，遣赍家传去，别细奉书。

【白话解】

近来因为去螺师店看田地，来到您所管的境内，潘太尉和庞医师前来相见。于是看了我的臂肿病，说不是一般风邪，而是中了药毒，不用针灸消去的话，恐怕会长成疮破了才能好。于是一起前往麻桥庞医师家，住了几日，用针灸治疗。不久正如他所说的一样，已经痊愈了。回到家中，拿着了您所赠送的书和药物，感谢您深深的关爱，又高兴得知您近来起居都安好。曾青老翁需要的《传灯录》，都已经让取走了，他也一起感谢您。《五代史》也收到了。我所看的田地，不是很好，就算了。蕲水的风光，是如此秀丽深邃啊！跟庞医师熟络了，他真是一个奇人。听说您搬入新屋，最近在写《本草尔雅》（记载一种植物的多种名称），是见到刘颂时听他详细说起的，很想走去看看。最近收到李公择来信说，四月中旬才来到此地。想到季常您不急着北行,可以与他一起出发。迟点,我到太守处借一个人,让他帮您带您写好的家人传记过去,其他的有空再细说。

【按语】

信中谈到的庞医,即庞安常。苏轼另曾记:"元丰五年三月,予偶患左手肿,安常一针而愈。"

与章子平[1](一)

【原文】

某顿首:某自仪真得暑毒,困卧如昏醉中。到京口,自太守以下,皆不能见,茫然不知子平在此。得书,乃渐醒悟。伏读来教,感叹不已。某与丞相定交四十余年,虽中间出处稍异,交情固无所增益也。闻其高年,寄迹海隅,此怀可知。但以往者,更说何益,惟论其未然者而已。主上至仁至信,草木豚鱼所知。建中靖国之意,可恃以安。又海康风土不甚恶,寒热皆适中。舶到时,四方物多有,若昆仲先于闽客广舟中,准备家常要用药百千去,自治之余,亦可以及邻里乡党。又:丞相知养内丹久矣,所以未成者,正坐大用故也。今兹闲放,正宜成此。然只可自内养丹。切不可服外物也。(舒州李惟熙丹,化铁成金,可谓至矣,服之皆生胎发。然卒为痈疽大患,皆耳目所接,戒之!戒之!)某在海外,曾作《续养生论》一首,甚欲写寄,病困未能。到毗陵定叠检获,当录呈也。所云穆卜,反覆究绎,必是误听。纷纷见及已多矣,得安此行,为幸!为幸!更徐听其审。又见今病状,死生未可必。自半月来,日食米不半合,见食却饱,今且速归毗陵,聊自憩。此我里,庶几且少休,不即死。书至此,因惫放笔,太息而已。

【注释】

　　[1]章子平:一作章致平,名援,是曾任丞相的章惇之子。

【白话解】

　　您好!我自从在仪真中了暑,疲乏躺卧好像饮醉酒一样。到了京口,从太守到其他人,都没法相见,因此完全不知道子平您也在这里。收到您的信,才渐渐醒悟。仔细读来信,令人感叹。我和章丞相交往四十多年,虽然期间大家立场不同,交情也没有怎么加深。现在听说他这么大年纪,还要到遥远海边居住,他的情绪可想而知。但是以前的事,现在再说有什么益处呢?还是谈谈将来的事吧。皇帝十分仁厚守信,这是连草木鱼类都知道的。建中靖国这年的旨意,可以相信而安心。另外,海康的风土人情不算十分恶劣,气候寒热适中。海上货船靠岸时,各地物产都有供应。如果您们兄弟先从福建坐船去广南,要准备日常使用的药物几百上千斤带去,给自己人治病之外,也可以帮助邻居百姓们。还有,丞相知晓练内丹的方法很久了,之所以没有练成,是因为一直受重用的缘故。现在休闲外放,正应当来完成这一任务。不过只能练内丹,千万不要服用外丹。(舒州李惟熙的丹药能将铁变成黄金,可以说神奇至极,服用的人都长出新生儿一样的浓黑头发,但最终导致发生痈疽大病,这是我亲眼所见亲耳所闻的。千万注意!千万注意!)我在海南时,曾经写了《续养生论》一篇,很想抄写一遍寄给您,只是病重没法写。等我到毗陵后一定找出底稿,抄录呈献给您。所说的占卜情况,我反复研究分析,一定是听错了。人事纷纷,看到的太多了,此行一路平安,就是最好!就是最好!以后再慢慢听解释。又,我现在的病情,能不能活下去还不知道。近半个月来,每天吃米饭不到半合,见到食物就饱了。现在将要很快回到毗陵,姑且自己安歇。这是我的家,或许暂且休息,并不会立即死去。书到这里,因为疲惫放笔,唯有叹息不已。

此信作于建中靖国元年（1101年），当时丞相章惇被贬雷州，而苏轼则被赦北归。章惇主政时，曾将苏轼贬至海南。然而苏轼不念旧恶，致信章援，将在南方生活防病的经验一一告知。其中也可看到他重视练内功，反对服外丹的态度。

与章子平（二）

【原文】

《续养生论》乃有遇而作，论即是方，非如中散泛论也。白术一味（舒州买者，每两二百足，细碎而有两丝。舒人亦珍之。然其膏润肥厚，远不及宣、湖所出。每裹二斤，五六百足，极肥美，当用此耳。若世所谓茅术，不可用），细捣为末，余筋滓难捣者弃，或留作香。其细末曝日中，时以井花水洒润之，则膏液自上，谨视其和合，即入木臼，杵数千下，便丸如梧桐子大（不入一物）。此必是仙方。日以井花水咽百丸，渐加至三百丸，益多尤佳。此非有仙骨者不传。《续养生论》尤为异书，然要以口授其详也。

【白话解】

《续养生论》是我有一定体会而作的，所论的就是药方，并不是像嵇康一样泛泛而谈。用白术一味（舒州买来的，每两要足足二百钱，质地细碎而且有两根丝。舒州人也将其当作珍品。其实论汁液丰盛和形态肥厚，远远比不上宣州、湖州的出产。这种每包有二斤，五六百钱足够了，非常肥美，应该用这种才好。至于所谓的茅术，不可使用），细细捣碎成粉末，剩余的难捣的筋渣就丢弃，或是留下做香料。将细末在太阳下暴晒，时常用早上首次汲的井水洒在上面湿润，那么膏汁就会自然涌出，观察到差不多了，就放入木臼，杵几千下，然后制成梧桐子大的药丸（什么也不用加）。这一定是仙方。每天用早上首次汲的井水吞服一百丸，逐渐增加到三百丸，越多越好。这个配方对没有神仙资质的人我是不传授的。《续养生论》是一本很奇特的书篇，不过还是亲口传授才最好。

【按语】

苏轼此信详述白术合药服食以养生的方法。所说的茅术，指生长于茅山的苍术，与白术不同。

与王敏仲

【原文】

某再启。林医遂蒙补授，于旅泊衰病，非小补也。又工小儿、产科。幼累将至，且留涧理，渠欲往谢，未令去也，乞不罪。治瘴，止用姜、葱、豉三物，浓煮热呷，无不效者。而土人不知作豉。又：此州无黑豆，闻五羊颇有之，便乞为致三石，得为作豉，散饮病者。不罪！不罪！

【白话解】

　　再次给您写信：林医生得您授任医官，对于我这个旅途中的病人，帮助很大。他也精于儿科、产科，我的妻儿老幼也要过来了，将留在这里让他调理。他想去您处登门拜谢，我没让他去，请勿怪罪。治疗瘴气，只要用生姜、大葱、豆豉三种东西，熬煮浓汤，趁热小口喝下，没有治不好的。只是当地人不懂制豆豉。此外，这个地方没有黑豆，听说广州城常有，请顺便帮我买三石，我用来制作豆豉，以便分发给喝药治病的人。麻烦之处，请勿怪罪，请勿怪罪。

【按语】

　　这是苏轼在惠州写给广州知州王古（字敏仲）的信。除了介绍医人去任职外，还提到关于感受岭南瘴湿而患感冒的简便治疗方法。

与程正辅（一）

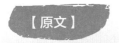
【原文】

　　广州多松脂，闳甫尝买，用桑皮灰炼得，甚精，因话告求数斤。仍告正辅与买生者十斤，因便寄示。舶上硫黄，如不难得，亦告为买通明者数斤，欲以合药散。铁炉鏊，可作时罗夹子者，亦告为致一副中样者。三物，皆此中无有。不罪。

　　广州盛产松脂，闵甫曾经买过，用桑树皮灰汁炼制后，质量很好。于是托人告知要买几斤。我还是请正辅您帮买生的松脂十斤，我方便时寄给他。海外来的硫黄，如果不难找的话，也想托您买几斤质地均匀明净的，想用来制药散用。如果有铁炉鏊，适合用来煎时罗夹子的，也托您帮买一付样式不错的。这三样，都是我这边没有的。拜托您了，请勿怪罪。

【 按语 】

　　松脂、硫黄，在医药应用时一般以外用为主，但在道教都被认为是炼制仙药的上佳材料。唐代孙思邈《备急千金要方》记载了用桑灰汁煮炼松脂的方法，称服用可"去百病"。

　　时罗即莳萝，又名土茴香。夹子是宋朝时流行的食品样式，莳萝夹子应当是以莳萝拌馅料，用和好的面包夹后，用铁鏊两面煎熟。

与程正辅（二）

【原文】

　　某近颇好丹药，不惟有意于却老，亦欲玩物之变，以自娱也。闻曲江诸场，亦有老翁须生银是也。甚贵，难得，兄试为体问，如可求，买得五六两，为佳。若费力难求即已，非急用也。不罪！不罪！

我近来挺热衷于炼制丹药，并不只是想靠它抵御衰老，也是想赏玩药物炼制时的变化，自我娱乐而已。我听说曲江的矿场里，有像老人胡须样的生银矿石，这很贵，难以买到。您试着为我问一问，如果可以买，买它五六两最好。如果太耗费精力很难找那就算了，并非急用之物。请勿怪罪！请勿怪罪！

【按语】

此信中，苏轼谈到他学着试制丹药，虽然也希望能炼成长寿灵药，但更多是借此观察物质的变化。炼丹术是近代化学的先驱，苏轼时固然尚不具备各种物质的化学知识，但体现了可贵的探索精神。

又程正辅（一）

【原文】

某前者留博罗一日，再见邓道士，所闻别无异者，方欲邀来郡中款问也。续寄丹砂已领，感愧之极。某于大丹未明了，直欲以此砂试煮炼，万一伏火，亦恐成药尔。成否当续布闻。比日得七哥书，递中已附谢也。六郎、十郎各计安，未及别书。所要书字墨竹，固不惜，徐寄去也。外曾祖遗事录呈。

我之前在博罗住了一天，再去见了邓道士，没听到什么特别的言论，正准备请他到城里好好招待。再次寄来的丹砂已经收到了，十分感谢。我对炼金丹的方法不太明白，一直想用这些丹砂试着来煮炼一下，如果出现变化，恐怕就会得到丹药了。成功与否我会继续告知您。那天收到七哥的书信，通过驿递已附致了谢意。六郎，十郎身体都非常好，就不另外给您写信了。您要我写的字和墨竹画，当然乐意，慢慢写好画好会寄过去的。我写的外曾祖生前事迹也抄录一份给您。

【按语】

此信继续谈试炼丹砂的情况。伏火是炼丹术语，指物质发生了质的变化，在古代常认为是丹成的标志。

又程正辅（二）

【原文】

承服温胃药，旧疾失去，伏惟庆慰。反复寻究，此至言也。拙恙亦当服温平行气药尔。德孺书信已领，尚未闻所授，岂到阙当留乎？兄亦归觐耳，何用更求外补。惠及佳面，感怍。适有河源干菌少许，并香篆一枚，颇大，谩纳去作笑。有肉苁蓉，因便寄示少许，无即已也。侯晋叔，实佳士，颇有文采气节。恐兄不久归阙，此人疑不当遗也，故略为记之。不罪！

听您说服用了温运胃部的药物,旧有的疾病消失了,感到十分欣慰。反复探寻研究,这真是很正确的。我的病也应当服温性平和而行气的药物。德孺的书信已经收到了,还未听说他将出任什么官职,不会是被留在朝廷上吧?兄台也是回京城为好,何必争取到外地任职呢。承您送来上佳的面,十分感谢。我这刚好有河源的干菌,还有一枚香篆,比较大,送去请您笑纳。如果有肉苁蓉,我会顺便寄些给您,没有就算了。侯晋叔是个不一般的人,很有学问与气节。估计兄台不久会回朝廷任职,这个人值得重用不应遗漏,所以稍微提醒您一下。希望不要怪罪。

【按语】

此信谈到与程正辅的多次医药交流情况。另外推荐广东曲江人侯晋叔(字德昭)给程正辅希望提拔任用。

与程正辅(三)

【原文】

某旧苦痔疾,盖二十一年矣。今忽大作,百药不效,知不能为甚害,然痛楚无聊两月余,颇亦难当。出于无计,遂欲休粮,以清净胜之,则又未能,遽尔则又不可。但择其近似者,断酒肉,断盐酪酱菜,凡有味物皆断。又断粳米饭,惟食淡面一味,其间更食胡麻茯苓䴬[1]少许取饱。胡麻,黑芝麻是也,去皮,九蒸曝;白茯苓去皮,入少白蜜为䴬,杂胡麻食之,甚美。如此服食已多日,气力不衰,而痔渐退。久不退,转辅以少气术,其效殆未量也。此事极难忍,方强力以行之。惟患无茯苓,不用赤者,告儿惟于韶、英、南雄寻买得十来斤,乃足用。不足且旋至之,亦可以一面于广买去。此药时有伪者,柳子厚云尽老芋是也。若松根贯之,却是茯神,亦有效,与茯苓同,可用。惟乞辨其伪者。频有干烦,实为老病切要用者,敢望留意。幸甚幸甚!蜜,此中虽有,亦多伪,如有真者,更求少许。既绝肉五味,只啖此䴬及淡面,更不消别药,百病自去。此长年之真诀,但易知而难行尔。弟发得志愿甚坚,恐是因灾致福也。

【注释】

[1]䴬(chǎo):炒米粉或面粉所制的干粮。

【白话解】

我一直为痔疮苦恼,大概有二十一年了,最近忽然严重发作,用了很多药都没有效果,虽然知道没有太大的危害,但是痛苦麻烦两个多月,也很难忍受。没有办法之下,于是想停止进食,用清净来战胜痛楚,但是很难完全做到,短期做一下的话又没什么用。于是采用近似的方法,不喝酒,不吃肉,不吃盐,不吃酱菜,凡是味道较重的食物全都不吃,又停止吃米饭,只吃清淡的面食,其余间断吃一点胡麻茯苓炒面来填饱肚子。胡麻就是黑芝麻,去掉皮,九蒸九晒;白茯苓去皮,加一点白蜜炒成面,拌胡麻一起吃,味道很好。就这样吃了很多天,精神与气力一点也不觉衰减,而且痔疮也渐渐消退了。时间再长还不退的话,再加上气功,应当有难以想象的奇效。这种方法要非常大的忍耐力,正在努力实行。只是担忧没有茯苓,又不能用赤茯苓。拜托兄台在韶州、英州、南雄寻找帮买十来斤,才够用。如果不够还要继续找,也可以到另一边的广州去买。这种药经常有作假的,柳宗元曾说有的都是老芋头。如果有松根贯穿在中间的,则是茯神,也有效,与茯苓效果相同,可以使用。只是希望辨清真伪。老是麻烦您,但确实是我这年老多病必须要用到的,希望您帮我留意,那就太幸运了。蜂蜜,这里虽然也有,也很多是假货,如果碰到真的,也帮我买一些。断绝了肉类和五味之后,只吃炒面和清淡面食,更不用吃什么药,所有的病自然会祛除。这是延年益寿的真言啊,只是说起来容易做起来难。兄弟我此次下决心非常坚定,也可算是因这场病而得福了。

【按语】

　　苏轼在这封信中谈到治疗自己痔病的经验。他运用了综合疗法,尤其是注意饮食,断绝酒肉,只吃少许芝麻茯苓炒面等,让身体自然康复。

答钱济明

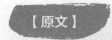
【原文】

　　去岁海南,得所寄异士大彤清中丹一丸,即时服之,下丹田休休焉。盖数日后,又得追所赉来手书。今又领教诲及清诗数篇,高妙绝俗。想见谪居以来,探道著书,云升川增,可慕可畏,可叹可贺也。及录示训词,诲以所不及,此曾子所谓爱人以德者,敬遵用不敢忘。幸甚幸甚!

【白话解】

去年在海南,收到您寄来的奇人所制的大肜清中丹一粒,当即服下,下丹田的部位感到充盈舒畅。几天后又收到苏迨带来的亲笔信。现在又收到新的教诲和诗歌数篇,都非常精妙脱俗。可见您自从谪居之后,精研道理撰写著作,境界像白云在天,江水满川,真是又羡慕又敬佩,值得惊叹值得祝贺啊。看到您抄录来的训导之言,教诲我的不足之处,这正是曾子说的以高标准要求来爱护人啊,我将一直遵循教诲不敢忘记。非常幸运!

【按语】

此信中的大肜清中丹,有的版本作太清中丹,但在方书中均无记载。

与钱济明

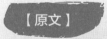

【原文】

某一夜发热不可言,齿间出血如蚯蚓者无数,迨晓乃止,惫甚。细察疾状,专是热毒,根源不浅,当专用清凉药。已令用人参、麦门冬、茯苓三味，煮浓汁，渴即少啜之，余药皆罢也。庄生闻在宥天下，未闻治天下也，如此而不愈，则天也，非吾过矣。杨评事谩与[1]一来亦佳。到此，诸亲知所饷无一留者，独拜蒸作之饷，切望只此而已。

【注释】

[1] 谩与：随便。谩，通"漫"。

【白话解】

我整个夜晚发热不舒服，牙龈间出血像蚯蚓一样一缕缕，到天亮才停止，身体非常疲惫。仔细观察病情，就是体内有热毒，而且病根已久，应当专门用清热药物。已经让人用人参、麦门冬、茯苓三味药，熬成浓汤，口渴就小口喝一点，其他什么药都停了。庄子曾经说要放任自然，不要刻意去治理，我这样来对待疾病如果痊愈不了，那就是天意，不是我的过错了。杨评事方便时来一下这里也好。我来到这里，各位亲友送的东西没有一样留在身边，唯独喜欢您馈赠的蒸制食品，特别渴望的只有这个了。

【按语】

苏轼齿衄，判断为热毒，由于血已停止，故用益气养阴药物康复。其方法得当。

与李端叔

承示谕,长安君偶患臂痛,不能举,某于钱昌武朝议处,传得一方,云其初本施渥寺丞者,因寓居京师甜水巷,见乞儿,两足拳挛,捺履行。渥常以饮食钱物饮食遗之,凡期年不衰。寻赴任,数年而还。复傔襄居,则乞儿已不见矣。一日见之于相国寺前,行走如飞,渥惊问之,则曰:遇人传两药方,服一料已能行。因以其方授渥,以传昌武。昌武本患两臂重痛,举不能过耳。服之立效。其后已传数人,皆神妙。但手足上疾皆可服,不拘男子、妇人。秘之。秘之。其方元只是《王氏博济方》中方,但人不知耳。《博济方》误以虎胫为虎脑。便请长安君合服,必验。朝云者,死于惠州久矣。别后学书,颇有楷法。亦学佛法,临去,诵《六如偈》以绝。葬之惠州栖禅寺,僧作亭覆之,榜曰六如亭。最荷夫人垂顾,故详及之。

【白话解】

承蒙告知,长安先生偶然患了手臂疼痛,举不起来。我在钱昌武朝议处曾得到一个药方,听说最初源自一个叫施渥的官员,因为他居住在京城甜水巷,看见一个乞丐,两腿弯曲,拖着鞋子走路。施渥经常给他食物和钱财,连续一年多不断。不久到外地赴任,过了数年回来,又住回以前的地方,而乞丐已经不见了。一天在相国寺前看到那个乞丐,行路轻捷像飞奔一样。施渥惊奇地问他,他说:遇到一个人传了两个药方,服了一个疗程就已经能走路了。因此把这个药方传授给了施渥,施渥又传给钱昌武。钱昌武本来患有两手臂沉重疼痛,举起不能超过耳朵的高度。服了药后立刻见效。后来又曾传给几个人,都很神效。只要手脚上的病都可以服用,不论男子、妇人。请秘藏!请秘藏!这个药方其实是《王氏博济方》中的药方,只是人们不知道罢了。《博济方》错误地把虎胫写作虎脑。请长安先生按这药方配药服用,必定灵验。您问到朝云,她死于惠州已经很久了。离别您们之后,她学习书法,楷书写得颇有章法,也学了佛法,临死的时候,念诵《六如偈》而逝世。葬在惠州栖禅寺,僧人盖了一个亭子遮盖在上面,上面题着"六如亭"。她以前特别蒙夫人关照,因此详细说一下。

【按语】

此信记录了治疗臂痛的药方的来历,未附原方。查宋代王衮《博济方》中有"牛膝海桐煎丸",其中用虎脑骨四两。苏轼纠正其当为虎胫骨。

松腹丹砂

【原文】

祥符东封,有扈驾军士,昼卧东岳真君观古松下。见松根去地尺余,有补塞处。偶以所执兵攻刺之,塞者动,有物如流火,自塞下出,径走入地中。军士以语观中人。有老道士拊膺曰:吾藏丹砂于是,三十年矣,方卜日取之。因掘地数丈,不复见。道士怅慨成疾，竟死。其法用次砂精良者，凿大松腹，以松气炼之，自然成丹。吾老矣，不暇为此。当以山泽银为鼎，有盖，择砂之良者二斤，以松明根节，悬胎煮之，置砂瓶煎水以补耗，满百日，取砂，玉糙研七日，投热蜜中，通油瓷瓶盛，日以银匕取少许，醇酒搅汤饮之，当有益也。

【白话解】

祥符年间皇帝东临泰山册封山神，有随驾的军士白天躺在东岳真君观的古松下。看见松树根离地一尺高的地方，好像有填塞过的痕迹。随意地用手中兵器戳了一下，填塞的地方动了一下，有东西像流星一样，从填塞物下面蹿出，又消失入地下。士兵告诉观里的道人，有个老道士捶着胸口说：那是我藏丹砂的地方，已经有三十年了，正准备找个日子挖出来的。于是再去掘地几丈深，都找不到了。老道士非常惆怅痛心以致生病，不久就死了。他的方法，是用上好的次砂，凿开大松树的腹部填入，用松树的气来炼制，自然地成为丹药。我年纪老了，没有时间来做这个。准备用山泽银制成炉鼎，要有盖子，选择好的丹砂两斤，用松树的根结，隔水熬煮，另用砂瓶煎水随时补充消耗。这样煮到一百天，取出丹砂，用玉器研磨七天，再加入到热的蜂蜜中，用漱过油的瓷瓶装起来，每天用银勺取少量，用酒拌汤水饮用，应当会有益。

【按语】

道教将丹砂视为灵药，此文记载的是道士收藏丹砂的一种方法，借松树之阳刚之气来炼药。苏轼又记载了常规的炼制方法。

石髓

　　王烈入山得石髓，怀之以饷嵇叔夜。叔夜视之，则坚为石矣。当时若杵碎，或错落食之，岂不贤于云母、钟乳辈哉？然神仙要有定分，不可力求。退之有言：我宁诘曲自世间，安能从汝巢神仙。如退之性气，虽出世间人亦不能容，叔夜婞息，又甚于退之也。

【白话解】

　　王烈在山中得到了石中汁髓，带着它去送给嵇康，嵇康一看，石汁髓就变成坚硬的石头了。当时如果立即捣碎，间断地服用它，难道不好过吃云母、钟乳之类？然而能否成仙是命中注定的，无法强求。韩愈曾说：我宁肯在世间受尽曲折，也不会跟您到山林巢居学神仙之术。像韩愈的个性，即使是远离尘世的人都很难容忍，嵇康性格刚直，更超过了韩愈。

【按语】

　　古人认为未完全石化的物质为石髓，因易于服食，相信其对成仙得道的效果更好。这是古代服石思想的反映。苏轼则认为韩愈与嵇康的性格，都不是做神仙的资质，所以遇到灵药也无福分服食。

松材

　　松之有利于世者甚博。松花、脂、茯苓,服之皆长生。其节,煮之以酿酒,愈风痹,强腰足。其根皮,食之,肤华香,久则香闻下风数十步外。其实,食之,滋血髓,研为膏,入漓酒中,则醇醨可饮。其明为烛,其烟为墨。其皮上藓为艾纳[1],聚诸香烟。其材产西北者至良,名黄松,坚韧冠百木。略数其用于世,凡十有一。不是闲居,不能究物理之精如此也。

【注释】

　　[1]艾纳:古松、梅等树皮上生出的一种苔藓。

【白话解】

　　松对人们有用的地方很多。松花、松脂和茯苓,服用它们都可以长寿。松节,烧煮后用来酿酒,可以治愈风痹,强健腰腿。松根皮,吃了会令肌肤润泽清香,用久了在下风处几十步外都能闻到香味。松实,食用可以养血补髓,把它研磨成膏加入薄酒里,则酒味浓厚好饮。点燃松枝可以当作烛火,它的烟灰可以收来制墨。松树皮上的苔藓称为艾纳,加到香料中可以令烟气凝聚不散。材料产自西北的质量最好,名叫黄松,坚韧程度超过各个品种。稍微数了一下它的用途,就有十一种。如不是有闲暇,也不能这么细致地研究它。

此文赞颂松树不同部分的药用及其他方面的功用。十一种用途中过半都与医药和养生有关。

松脂

【原文】

松脂以真定者为良。细布袋盛,渍水中,沸汤煮之,浮水面者,以新罩篱掠取,置新水中。久煮不出者,皆弃不用。入生白茯苓末,不制,但削去皮,捣罗拌匀。每日早取三钱匕,着口中,用少熟水搅漱,仍以脂如常法揩齿,毕,更啜少熟水咽之,仍漱吐如法,能坚牢齿、驻颜乌髭也。

【白话解】

松脂以真定出产的最好。用细布袋装好,浸在水中,烧开水熬煮,有漂浮在水面的,用崭新的罩篱捞取,放到新的一盆水中。煮了很久也不浮出的,就都丢弃不要了。加入生的白茯苓末,不加炮制,只削去表皮,捣细筛净搅拌均匀。每天早上取三小勺,放在嘴里,加少量的凉开水在嘴里用舌头搅拌漱口,之后仍然用松脂按平常方法擦牙,擦完后更饮少量凉开水吞咽它,然后再按同样方法漱口。这样能让牙齿坚硬牢固,保养容貌,令头发乌黑。

本文记载用松脂末和白茯苓末来刷牙的方法。

地黄

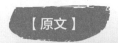

【原文】

肥嫩地黄,一二寸截去,薄绵纸裹两头,以生猪脑涂其肤周匝,置小盘中,挂通风处。十余日,自干,抖擞之,出细黄粉,其肤独——如鹅管状。其粉沸汤点,或谓之金粉汤。

【白话解】

用又粗又嫩的地黄,两边截去一到两寸,用薄绵纸裹住两端,用生猪脑涂在地黄表面周围,放入小盘中,挂在通风的地方。十多天后,自然风干了,抖一抖它,洒出些细黄的粉末后,地黄表面一根根如同鹅管石的样子。将粉末加入热汤点服,有的人叫它金粉汤。

【按语】

文中记载一种用地黄制取"金粉"的方法,不常见到。

茯苓

茯苓自是神仙上药，但其中有赤筋脉，若不能去，服久不利人眼，或使人眼小。当削去皮，砍为方寸块，银石器中清水煮，以酥软解散为度。入细布袋中，以冷水揉摆，如作葛粉状，澄取粉，而筋脉留袋中，弃去不用。其粉以蜜和，如湿香状，蒸过食之，尤佳。胡麻但取纯黑脂麻，九蒸九曝，入水烂研，滤取白汁，银石器中熬如作杏酪汤。更入去皮核烂研枣肉，与茯苓粉一处搜和，食之尤奇。

【白话解】

茯苓向来是传说可成仙的上品药，但是其中有红色筋脉的，如果去不掉，服用久了就不利于人的眼睛，有的会让眼睛变小。应当削去茯苓的皮，切成一寸见方的小块，放在银石器具中用清水煮，到变松软散开为止。然后放入细布袋中，用冷水揉搓，好像制葛粉一样做法，澄清后取茯苓粉，则筋脉就留在袋中了，丢弃不用。茯苓粉加入蜂蜜调和，像湿的香料，蒸熟后食用它，味道特别好。另外用胡麻，只用纯黑的脂麻，经过九次蒸煮九次晒干后，加入水捣烂研磨，滤出白色的汁液，放在银石器中熬成杏仁乳一样颜色的汤，再加入去掉皮、核捣烂的枣肉，与茯苓粉在一起拌和，食用后效果最为独特。

【按语】

本文不但记载了茯苓的功效，而且记载了一种茯苓与胡麻和枣肉制成的养生配方。

苍耳

【原文】

药至贱而为世要用，未有若苍耳者。他药虽贱，或地有不产，惟此药不问南北夷夏，山泽斥卤，泥土沙石，但有地则产。其花、叶、根、实，皆可食。食之则如药治病，无毒。生熟丸散，无适不可。愈食愈善，乃使人骨髓满，肌如玉，长生药也。主疗风痹、瘫缓、瘰疬、疮痒，不可胜言。尤治瘿、金疮。一名羊负来。《诗》谓之卷耳，疏谓之枲耳，俗谓之道人头。海南无药，惟此药生舍下，迁客之幸也。

【白话解】

药物中最低廉但又为世人必须使用的，没有像苍耳这样的了。其他一些药虽然价钱低，但有的地方不出产，只有苍耳不管南方北方、外国华夏，山林沼泽、旱地碱地，泥土地面或沙石地区，只要有土地就能生长。它的花、叶、根、实都可以食用。吃它就像吃药治病，没有毒性。生用熟用或制成丸散，没有不适宜的。越吃效果越好，可以使人骨髓充盛，肌肤光润如玉，属于可以长生不老的药。可以治疗风湿痹痛、瘫痪、小便不通、疟疾、疮痒等疾病，好处说之不尽。尤其擅长治疗瘿病和金疮。别名叫羊负来。《诗》称它为卷耳，书中注释它又叫枲耳，俗称叫道人头。海南没有什么药材，只有这种药就长在我屋檐下，对我这个贬谪远来的人来说真值得庆幸啊！

苍耳又名枲耳、粘头婆,在全世界分布广泛。《神农本草经》称其味甘性温,久服益气、耳目聪明、强志轻身。《名医别录》载其味苦辛,微寒涩,有小毒。现代研究也认为其有一定毒性。在道教炼丹术中认为它能伏砒砂,颇为重视。苏轼另有记制"枲耳霜"法一文见后。

益智

【原文】

海南产益智,花实皆作长穗,而分三节。其实熟否,以候岁之丰歉。其下节以候蚕禾,中上亦如之。大凶之岁,则皆不实。盖罕有三节并熟者。其药治气止水,而无益于智。智岂求之于药乎?其得此名者,岂以知岁耶?今日见儋耳黎子云,言候之审矣,聊复记之,以俟后之好事注《本草》者。

【白话解】

海南出产益智,花和果实都有长穗,整株可以分成三节。看益智果实的成熟情况,可以预测当年农事是丰收还是歉收。下面一节可预测蚕桑和稻田情况,中上两节也同样。大旱灾的时候,三节都不结果实。大致上罕有三节一起成熟的。入药可以治理气机,收缩小便,但对智慧没有什么帮助。智慧又怎能通过药物来增长呢？它之所以有这个名称,可能是因为能预测一年的收成吧？今日见到儋耳的黎子云,很详细地说了预测情况,暂且记下它,以供以后有人注解《本草》时参考。

【按语】

　　益智仁主产于海南及雷州半岛等地,在本草书中最早收录于唐代陈藏器《本草拾遗》。苏轼在海南岛记述了亲身见闻,认为可有补于将来修订本草书籍。

海漆

【原文】

　　吾谪居海南,以五月出陆至藤州,自藤至儋,见野花夹道,如芍药而小,红鲜可爱,朴樕丛生。土人云倒黏子花也。至儋,则已结子如马乳,烂紫可食,殊甘美。中有细核,并嚼之,瑟瑟有声,亦颇苦涩。童儿食之,或大便难下。叶背白如石苇状。野人夏秋病痢,食其叶,辄已。海南无柿,人取其皮剥浸烂,杵之得胶,以代柿漆。盖愈于柿也。吾久苦小便白浊,近又大病滑,百药不差。取倒黏子嫩叶,酒蒸之,焙燥为末,以酒糊丸,日吞百余,二疾皆平复。然后知其奇药也,因名之曰海漆,而私记之,以贻好事君子。明年子熟,当取子研滤,酒煮为膏,以剂之,不复用糊矣。

【白话解】

我被贬到海南居住，五月从大陆出发先到藤州，从藤州到儋州，一路见野花夹杂在道路两边，像芍药般大小，色泽鲜红可爱，一簇簇地丛生。当地人说这叫倒黏子花。到了儋州，它已经结了果实，像马乳头一样，呈烂紫色，可以食用了，味道十分甘甜美味。中间有细核，一起嚼食它，发出瑟瑟的声音，味道有些苦涩。儿童吃它，有的会导致便秘。叶子背面白色，像石韦叶的形状。乡下人夏秋季节患痢症，就食用它的叶子，很快就痊愈。海南没有柿子树，人们取它的皮剥开，杵烂至成为胶状，可以用来代替柿漆。大致上比柿子效果更好。我有小便白浊的毛病很久了，近来又得了大便滑泄的病，服各种药都没有效果。我就取了倒黏子的叶子，用酒蒸熟，焙干后制成粉末，用酒糊成药丸，每天吞几百个，这两个疾病都康复了。于是知道这是一味奇药，因此命名为海漆，并且特地记下它的功效，以供有心人参考。明年它的果实成熟时，应当取它的果实研磨过滤，加酒煮成膏，用来作药剂，不再用这种糊了。

【按语】

海漆又叫倒稔子、桃金娘，在岭南常见。唐代刘恂《岭南录异》曾记载其可以"暖腹"。而苏轼根据此物可令大便难下的性能，用于治疗其大便溏泻与小便白浊，结果均获效。

苍术

【原文】

黄州山中,苍术至多,就野买一斤,数钱尔。此长生药也。人以为易得,不复贵重,至以熏蚊子,此亦可为太息。舒州白术,茎叶亦甚相似,特华紫尔。然至难得,三百一两。其效止于和胃,去游风,非神仙上药也。

【白话解】

黄州的山中,苍术特别多,就在附近的乡下买一斤,只不过几文钱罢了。这是属于可以长生的药物。人们因为容易得到,不太重视它,甚至用来熏蚊子,这真是令人叹息。舒州的白术,茎和叶也和苍术相似,特别之处是花是紫色的,可是很难得到,三百钱一两,它的效果只是和胃气、祛除风邪,不属于可以服食成仙的上品药。

【按语】

"术"在古代道教方术中属于长生药。但古书多不分白术、苍术,南朝陶弘景始说有白术、赤术两种,但对功用未作区别。宋代寇宗奭《本草衍义》始明确区别白术与苍术的功效。苏轼此处的认识,是较为先进的。

墓头回草

王屋山有异草,制百毒,能于鬼手夺命,故山中人谓此草墓头回。蹇葆光托吴远游寄来。吾闻兵无刃、虫无毒,皆不可任。若阿罗汉永断三毒,此药遂无所施耶。

【白话解】

王屋山有一种奇异的草,可以解各种毒,好像能在阎王爷手里抢回生命一样,所以山里的人说这种草叫墓头回。蹇葆光托吴远游寄了一些来。我听说如果兵器没有刃、虫类没有毒的话,就没有用处。如果修行到阿罗汉境界,永远断绝贪、嗔、痴三毒脱离生死,这种药的作用就完全没有施展的机会了。

【按语】

墓头回,又名糙叶败酱,功用为清热解毒、消痈排脓等。此药没有明显毒性。不过苏轼说"兵无刃、虫无毒,皆不可任",似猜测该药有这么好的功效,可能也有毒性。

荨草

杜甫诗有《除荨草》一篇,今蜀中谓之毛琰,毛芒可畏,触之如蜂蛊。然治风疹,择最先者,以此草点之,一身皆失去。叶背紫者入药。

【白话解】

杜甫有一篇诗名为《除荨草》,如今四川各地称之为毛琰,毛茸茸像芒刺一样令人畏惧,触碰到它就像被蜂蛰了一样。但它可以治风疹,找最先发作的地方,用这种草点上去,全身都好了。以叶背部呈紫色的入药。

【按语】

荨草即荨麻,叶上有细小倒刺。可治蛇毒、风疹等。

艾人

【原文】

端午日,日未出,于艾中以意求似人者,辄撷之以灸,殊有效。幼时见一书中云尔,忘其为何书也。艾未有真似人者,于明暗间,苟以意命之而已。万法皆妄无一真者,在何疑焉?

端午的那天,太阳未升起的时候,在艾草丛中凭感觉找一棵好像人形状的,摘下来制成艾条用来施灸,效果特别好。这是我幼年时见一本书中说的,可忘记是哪本书了。艾草不会真的长得像人,只是在清晨的半明半暗之间,凭感觉来确定罢了。世间万物本来也不真实,又何必怀疑这种说法呢?

【按语】

苏轼此文记载古代用艾的一种民间习俗。但也指出难言真假,不必刻意找寻似人形的艾草。

枲耳霜

【原文】

枲耳并根苗叶实皆取,濯去砂土,悬阴干,净扫地上,烧为灰,汤淋,取浓汁泥,连二灶炼之。俟灰汁耗,即旋取旁釜中已滚灰汁益之。经一日夜不绝火,乃渐得霜,干瓷瓶盛。每服,早晚临睡,酒调一钱匕。补暖去风,驻颜,不可备言。尤治皮肤风,令人肤华滑净。每洗面及浴,取少许如澡豆用,尤佳。无所忌。昌图之父从谦,宜州文学,家居于邑,服此十余年,今八十,红润轻健,得此药力。

枲耳,连根、苗、叶和果实一起采集,洗去砂和土,悬挂并阴干,扫干净一块地,把枲耳烧成灰,加水淋上去,将浓汁连泥一起,用有两个灶位的连二灶来烧炼。烧到灰汁快干,即取旁边锅中已烧开的灰汁加入。经过一天一夜不停火,才渐渐得到霜,用干瓷瓶装好。每次服用,在早上及晚上临睡的时候,用酒调一小勺服下,能补气暖中去风寒,保持容颜,好处难以言尽。尤其可以治皮肤上的风疾,可令人皮肤光滑白净。每次洗面及沐浴,取少量当成澡豆来用,特别好。也没有什么要禁忌的。昌图的父亲从谏,是宜州的文学参军,家在邕州,服枲耳霜十多年,现在已经八十岁,皮肤红润身体轻健,都是靠此药的效力。

【按语】

枲耳即苍耳,已见前述。此文介绍了一种制造枲耳霜以久服养生的方法。苍耳有小毒,但经如此烧制,毒性亦已去尽。

徂徕煤

【原文】

徂徕珠子煤,自然有龙麝气,以水调匀,以刀圭服,能已鬲气,除痰饮。专用此一味,阿胶和之,捣数万杵,即为妙墨,不俟余法也。陈公弼在汶上,作此墨,谓之黑龙髓。后人盗用其名,非也。

　　徂徕山出产的珠子煤,天然有龙脑麝香的气味,用水调配均匀,服一小勺,能够治疗噎膈嗳气,消除痰饮。专用这一味药,用阿胶调和,用杵捣数万次,就成为上好的墨块,不用其他方法的墨了。陈公弼在汶上,制成这种墨,起名叫黑龙髓。后来有人盗用这名字,其实不同。

【按语】

　　苏轼此文记载的徂徕珠子煤,指用徂徕山松树烧烟结成的煤团。古人用来制墨,苏轼指出亦可用来治病。

流水

【原文】

　　孙思邈《千金方》人参汤,言须用流水,用止水即不验。人多疑流水、止水无别。予尝见丞相荆公,喜放生,每日就市买活鱼,纵之江中,莫不洋然。惟鳅鳝入江水辄死,乃知鳅鳝但可居止水。则流水与止水果不同,不可不信。又:鲫鱼生流水中,则背鳞白;生止水中,则背鳞黑而味恶,此亦一验也。

【白话解】

　　孙思邈《千金方》中的人参汤,说要用流动的活水来煎,用静止不动的水则没有效果。很多人怀疑流动的水和静止的水并无区别。我曾经见过王安石丞相（曾受封荆国公），他喜欢放生，每天上街市买活鱼，放入江中，一般的鱼儿都是自在地游去，只有泥鳅和黄鳝，放入江水中就死了，才知道泥鳅和黄鳝只能够生活在静止的水中。流动的水和静止的水果然不一样，不能不相信。此外，鲫鱼生活在流动的水中，则背上的鳞片为白色；生活在静止的水中，则背上的鳞片为黑色并且味道不好，这也是一个佐证。

【按语】

　　古代医书对煮药用水有不同要求，强调用流动水一般取其流通之功。苏轼以其水中不同生物的特性，来类推说明流水与止水的不同。

辨漆叶青黏散

【原文】

　　按《嘉祐补注本草》女萎条注引陈藏器云："女萎、萎蕤二物同传。陶云同是一物，但名异耳。下痢方多用女萎，而此都无止泄之说，疑必非也。"

　　按：女萎，苏又于中品之中出之，云主霍乱、泄痢、肠鸣，正与陶注上品女萎相会，如此即二萎功用同矣，更非二物。苏乃剩出一条。苏又云：女萎与萎蕤不同。其萎蕤一名玉竹，为葱似竹，一名地节，为有节。《魏志·樊阿传》："青黏，一名黄芝，一名地节。"此即萎蕤，极似

124

偏精。本功外，主聪明，调血气，令人强壮。和漆为散，主五脏，益精，去三虫，轻身不老，变白，润肌肤，暖腰脚。惟有热不可服。晋稽绍有胸中寒疾，每酒后苦唾，服之得愈。草似竹，取根花叶阴干。昔华佗入山，见仙人服之，以告樊阿，服之百岁。

上予少时，读《后汉书》《三国志》华佗传，皆云佗弟子樊阿，从佗求可服食益于人者，佗授以漆叶青黏散。漆叶屑一升，青黏屑十四两，以是为率。言久服去三虫，利五脏，轻体，使人头不白。阿从其言，寿百余岁。漆叶处所皆有，青黏生于丰沛、彭城及朝歌。《魏志》注引《佗别传》云："青黏一名地节，一名黄芝。主理五脏，益精气，本出于陕。入山者，见仙人服之，以告佗，佗以为佳，辄语阿，阿大秘之。近者人见阿之寿，而气力强盛，怪之，遂责阿所服，因醉乱误道之。法一施，人多服者，皆有大验。"而《后汉》注亦引《佗别传》，同此文，但黏字书黏字，相传音女廉反，然今人无识此者，甚可恨惜。吾详此文，恨惜不识之语，乃章怀太子贤所云也。吾性好服食，每以问好事君子，莫有知者。绍圣四年九月十三日，在昌化军借《嘉祐补注本草》，乃知是萎蕤，喜跃之甚，登即录之。但恨陶隐居与苏恭二论未决。恭，唐人，今《本草》云唐本者，皆恭注也。详其所论多立异，又殊喜与陶公相反，几至于骂者。然细考之，陶未必非，恭未必是。予以谓隐居精议，博物可信。当更以问能者。若青黏便是萎蕤，岂不一大庆乎！过当录此以寄子由，同讲求之。

【白话解】

《嘉祐补注本草》"女萎"条目下注解中引用陈藏器的说法称："女萎、萎蕤两种药物同列于一篇中。陶弘景说是同一种药物，只是名字不相同。治疗泄泻下痢的处方多数使用女萎，但这里都没有提到它可以止泻，应当肯定不是同一种。"

按：女萎，苏恭又在中品之中列出，并说主治霍乱、泄痢、肠鸣，正好和陶弘景《本草经集注》上品中的女葳相对应，像这样则女葳和葳蕤两者功用相同，不能说是两种药。苏恭只是多列出了一条。苏恭又说：女葳和葳蕤不相同。葳蕤有一别名为玉竹，属于葱类形态像竹，一个别名为地节，因为其外形有节。《魏志·樊阿传》载："青黏，一个别名为黄芝，一个别名为地节。"此即葳蕤，与偏叶的黄精极为相似。在其主要功效之外，还可以聪耳明目，调养血气，使人身体强健。加漆调和制成散，主补五脏，益精气，祛除体内三虫，使身体轻健不易衰老。美白肌肤，润泽肌理，使腰脚暖和。但是有热证则不能服用。晋朝时嵇绍有寒性疾病，每次喝完酒后咳唾痰液很多，服用这药散后得以痊愈。这种药物形似竹子，取它的根、花、叶晾干以应用。以前华佗在深山中，看见有仙人服用它，将此事告诉樊阿，樊阿服用它于是长命百岁。

关于以上内容，我年幼的时候阅读《后汉书》《三国志》的"华佗传"，都提到华佗的弟子樊阿，向华佗求问有益于身体的服食方法，华佗传授给他漆叶青黏散。用漆叶末一升，青黏末十四两，按这个比例配制。说长久服用，可以祛除体内三虫，利于五脏六腑，使身体轻快，头发不易变白。樊阿听从华佗的话，寿命长达百岁余。漆叶随处都有，青黏则生长在丰沛、彭城和朝歌。《魏志》注释引用《华佗别传》说："青黏一个别名为地节，一个别名为黄芝，功效可以调治五脏，补益精气，原本出产于陕西。有进入深山的人，看见仙人服用，将这情况告诉华佗，华佗认为方法很好，就告诉樊阿，樊阿将其秘藏起来。后来人们见樊阿的寿命那么长，并且气力强盛，对此感到奇怪，于是责问樊阿服用了什么，樊阿喝醉了随口说了出来。这个法子一传播开，很多人都来服用，效果都很好。"而《后汉书》注释也引用《华佗别传》，同于以上文字。只不过黏字写为䵑，相传读音为女廉二字的反切。可是现在没有人再提这条方了，十分惋惜遗憾。我详读此文，关于惋惜遗憾无人认识这种药的话，是章怀太子李贤说的。我生性喜好服食，每次碰到人问这件事，却没有知道的。绍圣四年（1097年）九月十三日，在昌化军借读《嘉祐补注本草》，才知道青黏是葳蕤，十分惊喜雀跃，马上记录下来。但遗憾陶隐居与苏恭二人的争论没有结论。苏恭是唐朝人，现今《本草》书中提到"唐本"，都是指苏恭的注解。详看他的立论，经常喜欢与陶弘景唱反调，有时甚至近于谩骂。但仔细推考，陶弘景说的未必是错的，苏恭说的未必是对的。我认为陶弘景精于评议，博晓物种，应该是可信的。这还要找机会再询问知道的人。如果青黏就是萎蕤，难道不是一件可庆幸的事吗？过儿你要抄录下这些话，寄给子由，大家共同研究。

【按语】

《后汉书·华佗传》的"漆叶青黏散"，历来有不同说法。苏轼认为女萎就是萎蕤，而青黏可能也是萎蕤，即玉竹。《东坡养生集》的编者在此篇后加按语认为：女萎和萎蕤全然不同。萎蕤，山中草药；女萎，藤蔓草药类。并且认为青黏是黄精，而黄精和萎蕤，性味功用大致相近，因此青黏一别名为黄芝，和黄精同名，两种草药也可以通用。

四神丹

【原文】

熟地黄、玄参、当归、羌活各等分。《列仙传》：有山图者，入山采药，折足，仙人教服此四物而愈，因久服，遂度世。余以问名医康师孟，大异之，云：医家用此多矣，然未有专用此四物，如此方者。师孟遂名之曰四神丹。洛下公卿士庶争饵之，百疾皆愈。药性中和，可常服。大略补虚益血，治风气，亦可名草还丹。己卯十一月八日东坡居士儋耳书。

熟地黄、玄参、当归、羌活，四味药用同等分量。《列仙传》记载：有叫山图的人，进入山中采药，摔断了腿，碰到仙人教他服用这四味药物得以痊愈。因此长久服用，于是成仙了。我拿这件事请教名医康师孟，他感到很惊讶，说：医家用这些药的情况很多，然而没有专门用这四味配合像这条药方的。于是康师孟给此方命名为四神丹。洛阳的达官贵人们都争相服用它，各种疾病都能治愈。它药性中正温和，可以经常服用。大致上可以补虚益血，治风邪气滞，也可以叫草还丹。己卯年十一月八日，东坡居士写于儋耳。

【按语】

苏轼发掘出《列仙传》中记载的神奇方剂，经医师命名为四神丹后，引起众人关注，争相服用。从药物组成来看确实偏于补养阴血，对身体有一定益处。当然"百疾皆愈"恐怕有所夸大。

天麻煎

【原文】

世传四味五两天麻煎，盖古方本以四时加减，世但传春利[1]耳。春肝王多风，故倍天麻；夏伏阴，故倍乌头；秋多利下，故倍地榆；冬伏阳，故倍玄参。当须去皮生用，治之万捣，乌头无复毒。依此常服，不独去病，乃保真延年，与仲景八味丸并驱矣。

[1] 春利: 参考《苏沈良方》,此二字应为"药料"。

【白话解】

世代流传的四味五两天麻煎,是以古方为基础按四时加减运用的,因此世上流传的有药味而没有分量。春季肝气旺多风邪,因此天麻用量加倍;夏季阴气潜伏,因此乌头用量加倍;秋季多泄泻,所以地榆用量加倍;冬季阳气潜伏,所以玄参用量加倍。乌头应当去掉表皮生用,经过上万次捣拌就不再有毒性。按照以上方法经常服用,不但可以祛除疾病,还能延年益寿,功效和张仲景的八味丸并驾齐驱。

【按语】

苏轼根据见闻补充了天麻煎在各个季节的不同用法。其中对有毒的乌头特别强调了炮制去毒的方法。

偏头疼方

【原文】

裕陵传王荆公偏头疼方,云是禁中秘方。用生萝葡汁一蚬壳许,注鼻中,左痛注左,右痛注右,或两鼻皆注亦可。虽数十年患,皆一注而愈。荆公与仆言之,已愈数人矣。

神宗皇帝（死后葬于永裕陵）传给王安石一条专治偏头疼的秘方，说是宫廷秘方。用生萝卜汁大约一蚬壳多，倒入鼻孔中，左边疼痛就注入左鼻孔，右边疼痛就注入右鼻孔，或者两个鼻孔都注入也可以。即使是几十年的老毛病，都是用一次就好了。王安石告诉我这个方法，我已经用来治愈好几个人了。

【按语】

此条记载治偏头疼的偏方，后来李时珍《本草纲目》也将其收录。现代也有人应用。偏头疼有不同类型，此方注入鼻孔，对鼻窦炎引起的头痛可能效果更好。但使用时一定要注意卫生及安全。

治内障眼

【原文】

《本草》云熟地黄、麦门冬、车前子相杂，治内障眼，有效。屡试，信然。其法：细捣罗，蜜为丸，如桐子大。三药皆难捣罗，和合异常甘香，真奇药也。露蜂房、蛇蜕皮、乱发，各烧灰存性，取一钱匕，酒服，治疮口久不合，亦大效。

【白话解】

《本草》记载，熟地黄、麦门冬、车前子等药物配合，治疗白内障有一定疗效。多次试验,确实如此。具体方法:以上药物捣研筛成细粉末,加蜂蜜制成药丸,像桐子那么大。三种药物都比较难捣碎筛净,但配合起来会异常香甜,真是奇药啊。露蜂房、蛇蜕皮以及剪落的头发,一起烧灰存性,取一小勺,用酒送服,治疗伤口长期不愈合,也非常有效。

【按语】

此处记载了治内障和疮口不敛的两条验方。

治暴下法

【原文】

　　欧阳文忠公常得暴下,国医不能愈。夫人云:市人有此药,三文一帖,甚效。公曰:吾辈脏腑,与市人不同,不可服。夫人使以国医药杂进之,一服而愈。公召卖药者,厚遗之,求其方,久之乃肯传。但用车前子一味,为末,米饮下二钱匕。云此药利水道而不动真气,水道利,则清浊分,谷脏自止矣。

【白话解】

　　欧阳修经常突然患严重泄泻,御医都治不好。他的夫人说:民间有一种药,三文钱一帖,非常有效。欧阳修说:我们这类人的体质与脏腑功能,与市上的人不同,不能服用。他夫人把这种药混在御医开的药物中给他吃，结果一服药就好了。欧阳修得知后把卖药人叫来，给予重赏，希望得到具体药方，多次请求对方才肯传给他。只用车前子一味，磨成粉末，用米汤送服喝下两小勺。他说这药可以利水但不伤真气，水道一通利，人体内营养与糟粕就能分别开，脾胃脏腑功能自然好转了。

【按语】

此条记载治疗泄泻的一味单方。

泄痢腹痛方（二则）

【原文】

宪宗赐马揔治泄痢腹痛方。以生姜和皮切碎，如粟米，用一大盏，并草茶相等，煎服之。元祐二年，文潞公得此疾，百药不效，而余传此方得愈。肉豆蔻，刳作瓮子，入通明乳香少许，复以末塞之，不尽，即用面少许，裹豆蔻煨，焦黄为度，三物皆碾末，仍以茶末对烹之，比前方益奇。

【白话解】

宪宗赐给马揔的治疗痢疾腹痛的处方如下：用生姜连皮切碎，像粟米大小，用量一大勺，加相等分量的茶叶，一起煎汤饮。元祐二年（1087年），潞国公文彦博得了这种病，用各种药都治不好，我把这条处方传给他后就好了。用肉豆蔻挖空作瓮，里面加入少许好的乳香，再加此粉末填塞,不全部放满,然后用少许面粉,包裹豆蔻然后用火煨,煨到焦黄就可以了。将三样东西都碾碎成粉末,同样用同等分量的茶叶末一起煮,比前面的药方效果更好。

【按语】

此条记载的两条治痢疾腹痛的验方,其中一条为苏轼所收集的,有切身应用经验。

枳椇汤

【原文】

眉山有杨颖臣者,长七尺,健饮啖,倜傥人也。忽得消渴疾,日饮水数斗,食常倍而数溺。消渴药服之逾年,疾日甚,自度必死,治棺衾,嘱其子于人。蜀有良医张玄隐之子,不记其名,为诊脉,笑曰:君几误死矣。取麝香当门子,以酒濡之,作十许丸,取枳椇子为汤,饮之遂愈。问其故,张生言:消渴消中,皆脾衰而肾败,土不能胜水,肾液不上沂,乃成此疾,今诊颖臣脾脉极巨,脉热而肾不衰,当由果实酒过度,虚热在脾,故饮食兼人而多饮水,饮水既多,不得不多溺也,非消渴也。麝香能败酒,瓜果近辄不实,而枳椇亦能胜酒。屋外有此木,屋中酿酒不熟,以其木为屋,其下亦不可酿酒,故以此二物为药,以去酒果之毒也。宋玉云:枳椇来巢。枳音俱理切,椇音矩,以其实如鸟乳,故能来巢。今俗讹谓之鸡枸子,亦谓之癞汉指头,盖取其似也。嚼之如牛乳,小儿喜食之。

眉山有个叫杨颖臣的人,身高七尺,能吃能喝,是个风流倜傥的人。忽然得了消渴症,一天喝水数十斗,食量增加几倍,而且频频小便。服用治疗消渴病的药一年多,病情却一天天地严重,自己估计必死无疑,连棺材葬服都准备好了,把儿子托付给他人照顾。四川有个名医张玄隐的儿子,不记得他的名字了,为他诊脉,笑着说:你误认为几乎要死了吧。就用麝香中的当门子,用酒浸泡,做成十多颗药丸,用枳椇子做汤送服,吃了就痊愈了。问他原理,张医生说:消渴和消中这两种病,都是因为脾胃衰弱而导致肾气衰败,土不能胜水,肾液不能向上升腾,才导致这种病。现在诊杨颖臣的脾脉非常大,脉象提示有热同时肾脉不弱,应该是饮果类酿的酒过度引起的,虚热积在脾脏,所以食量多于别人而且喝水很多,喝水多自然不得不多尿,这并不是消渴病。麝香能够让酒腐败,瓜果接近麝香就难以结果。而且枳椇也能解酒。如果屋外有这种树,屋内酿酒就不能成功,用这种木来建房子,房子里也不能酿酒,所以用这两样东西做药,可以解除酒和果类的毒。宋玉有诗说:枳椇招引鸟儿来巢。枳的读音是"俱理"二字反切,椇读"矩"音,它的果实像鸟乳,所以能招引鸟儿来筑巢。如今俗名叫鸡枸子,也叫癞汉指头,都是因为形状很像。吃起来味道像牛乳,小孩子很喜欢吃。

【按语】

枳椇子具有解酒功效,苏轼记载的逸事佐证了它的功效。同时其配方中还用了麝香(当门子指麝香中的颗粒状物),可供参考。

服姜

【原文】

予昔监郡钱塘,游净慈寺,众中有僧,号聪药王,年八十余,颜如渥丹,目光炯然。问其所能,盖诊脉知吉凶,如智缘者。自言服生姜四十年,故不老。云姜能健脾、温肾、活血、益气。其法取生姜之无筋滓者,然不用子姜,错之,并皮裂取汁,贮器中,久之,澄去其上黄而清者,取其下白而浓者,阴干,刮取如面,谓之姜乳。以蒸饼或饭搜和,丸如桐子,以酒或盐米汤,吞数十粒,或取末置酒食茶饮中食之,皆可。聪云:山僧孤贫,无力治此,正尔和皮嚼烂,以温水咽之耳。初固辣,稍久则否,今但觉甘美而已。

【白话解】

我以前在钱塘任官,曾到净慈寺游玩。寺庙里有个和尚名号聪药王,年纪有八十多岁,面色红润,目光有神。就问他有什么能耐,回答说可以通过脉象占卜吉凶,有点像以前的智缘和尚。他自称服用生姜有四十年,因此不老。他说生姜可以健脾,温肾,活血和益气。服用方法是取没有筋和渣的嫩生姜,但不用子姜,锉皮,连皮一起压取汁液,用容器装好。过一段时间,倒掉上面黄而清的液体,用下面白而且浓的汁,晾干后,刮起来像面粉一样,这叫姜乳。用来与蒸饼或者饭混合,制成像梧桐子一样大的药丸,用酒或者盐水米汤送服几十粒,或者取粉末放入饭菜或酒、茶等饮品中一起吃,都可以。聪药王说:山里面修行的僧人孤身且贫苦,没有办法做到这样,就是将生姜连皮一起嚼烂,用温水吞咽下去而已。开始固然觉得很辣,时间久一点就不会了,现在只觉得味道非常甘美。

　　生姜是养生常用食物。苏轼此条记载了制姜乳和成药丸的服用方法。

服黄连

【原文】

　　丙子寒食日，宝积长老昙颖，言惠州澄海十五指挥使姚欢，守把埠民监，熙宁中赵熙明知州，巡检姓申者，与知监俞懿有隙，吏士与监卒忿争，遂告监卒反。熙明为闭衙门，出甲付巡检往讨之。欢执棍立监门，白巡检以身任，监卒不反，乞不交锋。巡检无以夺，为敛兵而止。是日微欢，惠州几殆。欢今年八十余，以南安军功迁雄略指挥使，老于广州，须发不白。自言六十岁患癣疥，周匝顶踵，或教服黄连，遂愈。久服，故发不白。其法以黄连去头，酒浸一宿，焙干为末，蜜丸如桐子大。空心、日午、卧，酒吞二十丸。

【白话解】

　　丙子年寒食节的时候，宝积寺长老昙颖，说惠州澄海指挥使姚欢，把守埠民监，熙宁年间赵熙明来做知州，有个姓申的巡检，与监狱长官俞懿有仇，他手下士兵与狱卒发生争吵，于是就告发说狱卒谋反。赵熙明为此关闭衙门，派出士兵交巡检带领去讨伐。姚欢手持闩门的木条站在监门，

136

告诉巡检说他愿用身家担保狱卒没有造反，请求不要交锋。巡检无法冲破他，只能收兵而停止。当天如果没有姚欢，惠州几乎被毁。姚欢今年八十多岁，因为在南安有军功升任雄略指挥使，在广州养老，但是胡子和头发都不花白。他说自己六十岁患有癣疥，从头到脚都是，有人叫他服用黄连，于是就痊愈了。长期服用，头发胡子都不花白。具体方法是将黄连去头，用酒浸泡一夜，用火烘干研成粉末，加蜂蜜制成梧桐子大小的药丸。空腹时，中午时和躺卧时，用酒送服二十丸。

【按语】

　　苏轼此条记载罗浮山宝积寺长老昙颖所说的一则故事。进而谈到故事主人公姚欢的养生方法。黄连清热燥湿，可以用来治疗癣疥。但其性寒凉，故所说的久服应视人体质而用。

服威灵仙

【原文】

　　服威灵仙，有二法。其一净洗阴干，捣罗为末，酒浸牛膝末，或蜜丸，或为散，酒调。牛膝之多少，视脏腑之虚实而增减之。此眉山一亲知，患脚气至重，依此服半年，遂气除。其一法，取此药粗细得中者，寸截之，七寸予作一帖，每岁作三百六十帖，置床头。五更初，面东细嚼一帖，候津液满口，咽下。此牢山一僧，年百余岁，上下山如飞，云得此药方。二法皆以得真为要。真者有五验：一，味极苦；二，色深翠;三,折之脆而不韧;四,折之有微尘,如胡黄连状;五,断处有白晕,谓之鸰鹆眼。无此五验,则藁本根之细者耳。又须忌茶。以槐角皂角牙之嫩者,依造草茶法作,或只取《外台秘要》代茶饮子方,常合服乃可。

【白话解】

　　服用威灵仙,有两种方法。一种方法是洗干净,放在阴凉的地方晾干燥,然后捣碎筛成粉末,加酒浸牛膝粉,或制成蜜丸,或者制成散,用酒调制服用。牛膝放多少,主要看身体脏腑的虚实来加减。此种方法来自眉山的一个亲友,他患脚气病很严重,按照这种方法服用了半年,脚气就祛除了。还有一种方法,取粗细适中的威灵仙,按寸截断,每七寸作为一帖,每年做三百六十帖,放置在床头。早上刚到五更的时候,面朝东边仔细嚼食一帖,等满口汁液,然后咽下。牢山的一个僧人,年龄有一百多岁了,上山下山就像飞奔一样,说是得到此药方的缘故。两种方法都得是真品威灵仙为关键。真的威灵仙有五种验证方法:第一,味道很苦;第二,颜色深绿;第三,折断时很脆而不坚韧;第四,折断它的时候会有一点点的粉尘,像胡黄连的样子;第五,断口有白晕,叫作鸰鹆眼。没有这五种验证依据,就可能是藁本的根上最细的部分。另外服威灵仙不能喝茶。可以用槐角或者皂角牙上最嫩的部分,按照做草茶的方法制作,或者只取《外台秘要》代替茶饮的处方,经常一起服用就行了。

【按语】

　　威灵仙是治痹痛良药。苏轼记载两种服用方法,一种是与牛膝配合,一种是每日单用细嚼。此文内容又见于苏轼与王大父信,该信还提到,威灵仙与牛膝一般分量相等,也可以根据体质情况加减牛膝用量,"必效之药也",只要是真的威灵仙,"服之有奇验,肿痛拘挛皆可已,久乃有走及奔马之效",并说其效果是他多次亲眼看到的。

着饭吃衣

无糊绢，以桑灰水煮烂，更以清水煮脱灰气，细研如粉，酒煮，面糊丸如桐子大，空心酒下三五十丸，治风壮元，此所谓着饭吃衣者也。或问饭非可着，衣非可吃？答云：所以着饭，不过为穷；所以吃衣，不过为风。正与孙子荆枕流漱石作对。或人来喻曰：夜寒藁荐，岂非着饭也耶？

【白话解】

将没有加浆糊的绢，用桑灰水煮烂，再用清水清除灰气，细研成粉末，用酒煮，加面粉制成梧桐子大的药丸，空腹用酒送服三五十丸，可以治风湿壮元气，这就叫穿饭吃衣。有人问饭怎能穿，衣服怎能吃？我回答说：之所以说穿饭，不过是穷；之所以吃衣服，不过是因为风病。这正与孙子荆"枕流漱石"的典故对仗。有人进一步发挥说：寒夜用禾杆做垫子，这不也是穿饭吗？

【按语】

苏轼因为将可制衣服的绢加面糊制成药丸，故戏称平时穿衣服原来是"着饭"，现在吃绢制药丸等于是"吃衣"。

跋南塘《挑耳图》

【原文】

　　王晋卿尝暴得耳聋,意不能堪,求方于仆。仆答之云:君是将种,断头穴胸,当无所惜,两耳堪作底用,割舍不得? 限三日疾去,不去割取我耳。晋卿洒然而悟,三日病良已。以颂示仆云:老婆[1]心急频相劝,性难只得三日限。我耳已效君不割,且喜两家总平善。今见定国所藏挑耳图,云得之晋卿,聊识此。

【注释】
　　[1] 老婆:此处有的版本作"老波"或"老坡",从前后文意来看应该是指苏东坡。

【白话解】
　　王晋卿曾经突然发作耳聋,着急不能忍受,来找我开药方。我回答说:你是将军后人,断头挖胸,应当都不在乎,两个耳朵有什么作用? 这都舍不得? 限你三天病好,不好的话割我的耳朵给你。王晋卿一下就领悟了,三日之后病就好了。他作诗给我说:东坡替我心急而反复劝解,为难我只给三天期限。我的耳朵好了东坡也不用割耳了,好在两家都高兴平安。这天见王定国收藏的《挑耳图》,说是王晋卿送的。我特地记录此事在画上。

【按语】
　　此为苏轼题画的跋文。文中记载的王晋卿,名诜,是当时有名的画家,同时又是宋代开国功臣王全斌的后人,所以苏轼说他是"将种"。耳朵暴聋往往有心理因素,苏轼巧妙地用心理方法使王晋卿的耳聋病好转。

目忌点洗

前日与欧阳叔弼、晁无咎、张文潜,同在戒坛,余病目昏,数以热水洗之。文潜云:目忌点洗,齿便漱琢。目有病,当存之;齿有病,当劳之,不可同也。治目当如治民,治齿当如治军。治民当如曹参之治齐,治兵当如商鞅之治秦。此颇有理,退而记之。

【白话解】

前几天和欧阳叔弼、晁无咎、张文潜,一起在寺庙的戒坛里。我眼睛有昏花病,几次用热水来洗。张文潜说:眼睛忌经常点水清洗,牙齿要时常漱和叩。眼睛有病,应当少理它;牙齿有病,要时常运动,是不一样的。治理眼睛要像治理百姓,治疗牙齿要像治理军队。治理百姓像曹参治理齐国一样宽松,治理军队要像商鞅治理秦国一样严格。这种说法很有道理,我回来就记下来了。

【按语】

苏轼记载张文潜的说法,指出眼睛不要随便揉洗,牙齿则要勤加保养。这种区别对待的原则很有道理。

饮酒说

嗜饮酒人,一日无酒则病,一旦断酒,酒病皆作,谓酒不可断也,则死于酒而已。断酒而病,病有时已,常饮而不病,一病则死矣。吾平生常服热药,饮酒虽不多,然未尝一日不把盏。自去年来,不服热药,今年饮酒至少,日日病,虽不为大害,然不似饮酒服热药时无病也。今日眼痛,静思其理,岂或然耶!

【白话解】

喜欢喝酒的人,一天没有喝酒就会生病,一旦断了酒,酒病就会发作,就说酒是不能断的,直到死在喝酒这件事上。断了酒得病,病过一段时间会好;经常饮虽然不生病,但一病就死了。我平日里经常服用一些热性的药物,喝酒虽然不多,但也未尝不是每天端着杯子来一点。自从去年以来,不再服热性药了,今年喝酒喝得比较少,就天天生病,虽然没有什么大事,但却不像喝酒又服热药时那样不会生病。今天感觉眼睛疼痛,静下心来思考其中的道理,应该就是这个原因吧!

【按语】

苏轼反思饮酒的利害,指出戒酒即使有不适,还是可以康复的;而长期饮酒平时看似无事,一旦病起来就严重了。以此反驳嗜酒者拒绝戒酒的理由。

烧炼药

子瞻在黄州,术士多从之游。有僧相见数日,不交一言,将去,怀中取药两帖,如莲蕊而黑色,曰:此烧炼药也,有缓急服之。后谪海岛无恙,疑得此药之力。

【白话解】

苏轼在黄州的时候,有不少有特殊本领的人跟他来往。有一个僧人跟他见面数天,从来没有说过一句话。临到离开的时候,从怀中取出两帖药,像莲花的蕊一样,呈黑色。说:这是用火烧炼制成的丹药,遇到危急的时候可以服用它。后来苏轼被贬到海南,却没有患上疾病,恐怕是靠这种药的作用。

【按语】

此条非苏轼本人所记,出自孙世杰的《孙公谈圃》。其中所说的药物也不详,仅说明苏轼与僧道交往颇多。

施大风方

【原文】

王彦元龙言：钱子飞有治大风方，极验，常以施人。一日梦人自云：天使已以此病人，君违天怒，若施不已，君当得此病，药不能愈。子飞惧，遂不施。仆以为天之所病不可疗耶，则药不应服有效。药有效者，则是天不能病，当是病之祟畏是药，而假天以禁人耳。晋侯之病，为二竖子。李子豫赤丸[1]，亦先见于梦，盖有或使之者。子飞不察，为鬼所胁。若余则不然，苟病者得愈，愿代受其苦。家有一方，以傅[2]皮肤，能下腹中秽恶，在黄州试之，病良已。今当常以施人。

【注释】

[1] 李子豫赤丸：据《续搜神记》记载，豫州刺史许永的弟弟得病，心腹疼痛。有一晚听到屏风后有鬼在说话："为什么还不杀死这个人，明天李子豫就来用赤丸打你了，你会死的。"天亮许永派人找到李子豫，用八毒赤丸给病人服用，腹痛泄泻之后病就好了。

[2] 傅：通"敷"。

【白话解】

王彦（字元龙）说：钱子飞有治疗麻风的药方，极为灵验，常常施药救治别人。有一天梦中有人对他说：上天让人得这个病，你违背上天惹怒了他，如果一直施救下去，你自己也将会得这个病，吃药也不能治愈。钱子飞害怕了，不再施药。我则以为，如果是上天降下的病不能治疗，那么药不应该服了会有效；服了既然有效，说明上天并不能让人得病。那个梦应该是致病的鬼怪害怕这种药，冒充上天的意见来禁止人们用药的。晋侯的病，有两个小儿作怪。李子豫的赤丸能治病，也是病人在梦中听见的，可能有神灵暗中指使示意。子飞没有察觉这一点，被鬼所威胁而不敢施药。如果是我就不会这样。如果能让病人得以痊愈，我情愿代为承受痛苦。家里有一个药方，敷在皮肤上，就能泻下腹中的污秽，在黄州试验过，使用者病很快好了。我现在要常常拿它来施救于人。

【按语】

苏轼认为，如果有天意，那么药物能治好病也是天意。假如能解决病人痛苦，即使受鬼神怪罪也不怕。可以看出实际上他并不认同鬼神致病之说。

圣散子叙

【原文】

昔尝览《千金方》三建散，云：风冷痰饮，癥癖疥疟，无所不治。而孙思邈特为著论，以谓此方用药节度不近人情，至于救急，其验特异，乃知神物效灵，不拘常制，至理开惑，智不能知。今仆所蓄圣散子，殆此类耶。自古论病，惟伤寒最为危急，其表里虚实，日数证候，应汗、应下之类，差之毫厘，辄至不救。而用圣散子者，一切不问，凡阴阳二毒、男女相易、状至危急者,连饮数剂,即汗出气通,饮食稍进,神宇完复,更不用诸药,连服取差。其余轻者,心额微汗,正尔无恙。药性微热,而阳毒发狂之类,服之即觉清凉,此殆不可以常理诘也。若时疫流行,平旦于大釜中煮之,不问老少良贱,各服一大盏,即时气不入其门。平居无疾,能空腹一服,则饮食倍常,百疾不生,真济世之具卫家之宝也。其方不知所从出,得之于眉山人巢君谷。谷多学,好方秘,惜此方不传其子,余苦求得之。谪居黄州,比年时疫,合此药散之,所活不可胜数。巢初授予,约不传人,指江水为盟。余窃隘之,乃以传蕲水人庞君安时。安时以善医闻于世,又善著书,欲以传后,故以授之,亦使巢君之名,与此方同不朽也。

【白话解】

我曾经看过《千金方》中的三建散,书中说它对风邪痰饮、体内肿块、皮肤病和疟疾等,没有不能治的。而孙思邈专门对它进行讨论,说这个药方用药的分量不近人情。但它用在救急上,效果特别好。可见真正神奇灵验的药方,其用法是不拘泥于常理的,最高明的道理能够破除困惑,是寻常智慧不能理解的。现在我所收藏的圣散子药方,大概也是这类吧?自古以来说到疾病,只以伤寒最是危急,它的表里虚实变化,一日之内发展成几种不同证候,什么时候该用汗法或下法,都是差之毫厘,就可能导致无法救治。但是用圣散子这个药方时,什么都不用考虑。即使是阴毒阳毒,病情在男女之间转移,情况发展到危急的地步,接连饮几剂,立刻就发汗且气机通畅,开始可以进饮进食,精神逐渐康复,也不用去进一步服用其他药,连服圣散子方就可以痊愈。其他病情较轻一点的人,喝药后心口和额头会微微出些汗,这样病就好了。这药方的药性略微偏热,但阳毒发狂这类的病,服了后立即感觉清凉,这真是不能用常理来推断的。如果瘟疫流行,早上用大锅按这药方煮药,不管老少贵贱,每个人各服一大碗,然后瘟疫之气就不进入他的家门。平常起居没有病的时候,空腹喝上一碗圣散子方,则饭量翻倍,百病不生,这真是救治世人的好东西,防护家庭健康的宝物。这条药方不知从何而来,我是得自眉山人巢谷先生,巢谷学问广博,喜欢收集秘方,很珍惜这条药方,甚至没有传给他的儿子。我是苦苦恳求才得到这个药方。我被贬谪到黄州居住的时候,第二年暴发传染病,我将这个药方制成药散发给病人们,被救治的人不可胜数。巢谷传授药方给我的时候,约好不能传给其他人,还曾指着江水发誓。我私下认为这样过于狭隘,于是将药方传给蕲水人庞安时。庞安时以擅长医术而闻名于天下,又擅长写书,想把这个方子传给后人,所以我就把这个方子告诉了他,这也让巢谷先生的名声和这条良方一起流传而不朽。

【按语】

苏轼的圣散子方,已成为医史的一段公案。圣散子原方在庞安时《伤寒总病论》中有记载,组成如下:

肉豆蔻(十个) 木猪苓 石菖蒲 茯苓 高良姜 独活 柴胡 吴茱萸 附子(炮) 麻黄 厚朴(姜炙) 藁本 芍药 枳壳(麸炒) 白术 泽泻 藿香 吴术(蜀人谓苍术之白者为白术,盖茅术也,而谓今之白术为吴术) 防风 细辛 半夏(各半两,姜汁制) 甘草(一两)

苏轼介绍此方治疗瘟疫极佳。然而南宋叶梦得说:"宣和后,此药盛行于京师,太学诸生信之尤笃,杀人无数。"他认为苏轼盲目相信巢谷,后人盲目听信苏轼,以致如此。但是《四库全书总目提要》指出"梦得,蔡京客,其门户异也",认为叶梦得是蔡京门客,因此才批评苏轼和庞安时。因为蔡京当年在政治上曾多方打压苏轼等元祐党人。

在医学角度,南宋医家陈言《三因极一病证方论》有一段较公允的评介,指出原方药物偏温,可治寒疫,如果瘟疫性质不同则不效,苏轼说使用此方"一切不问"是不够客观的。

记与欧公语

【原文】

　　欧阳文忠公尝言，有患疾者，医问其得疾之由，曰乘船遇风，惊而得之。医取多年柂牙，为柂工手汗所渍处，刮末，杂丹砂、茯神之流，饮之而愈。今《本草注》引《药性论》云：止汗用麻黄根节及故竹扇为末服之。文忠因言，医以意用药多此比，初似儿戏，然或有验，殆未易致诘也。予因谓公，以笔墨烧灰饮学者，当治昏惰耶？推此而广之，则饮伯夷之盟水，可以疗贪食；比干之馂余，可以已佞；砥樊哙之盾，可以治怯；嗅西子之珥，可以疗恶疾矣。公遂大笑。元祐三年闰八月十七日，舟行入颖州界，坐念二十年前，见文忠公于此，偶记一时谈笑之语，聊复识之。

【白话解】
　　欧阳修曾经说，有一个病人，医生问他患病的原因，他说乘船时遇到风浪，突然受惊而患上此病。医生找来多年的船舵把手，在有舵公手上汗渍的地方，刮取粉末，掺合丹砂、茯神之类药物，给病人喝了就好了。如今《本草注》引《药性论》说：止汗，用麻黄根节加上用过的旧竹扇制成粉末冲服。欧阳修于是说：医者凭灵感用药，大多类似这种，乍看好像儿戏，然而也可能有疗效，这很难说清道理。我于是对他说：把毛笔和墨烧成灰和上水让学生喝下去，就能够治好糊涂和懒惰了吗？由此类推开来，那么喝伯夷的洗澡水，就能够治好贪婪；吃比干的剩菜剩饭，就能够治好奸伪；舔樊哙的盾牌，就能够治好胆怯；闻西施的耳环，就能够治好容貌丑恶。欧阳修听后就大笑。元祐三年（1088年）闰八月十七日，我乘船到了颍州地界,正好想起二十年前在此地见到欧阳修,偶尔想起一时谈笑的话语,姑且记录下来。

【按语】

苏轼此条对如何理解"医者意也"进行了讨论。"医者意也"的"意"并不是随意,而是指建立在医药知识基础上的灵活应用思维。苏轼从逻辑上类推归谬,也说明了这一点。

求医诊脉

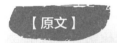

【原文】

脉之难明,古今所病也。至虚有实候,而太实有羸状。差之毫厘疑似之间,便有死生祸福,此古今所病也。病不可不谒医,而医之明脉者,天下盖一二数。骐骥不时有,天下未尝徒行;和扁不世出,病者终不徒死,亦因其长而护其短耳。士大夫多秘所患而求诊,以验医之能否,使索病于冥漠之中。辨虚实冷热于疑似之间,医不幸而失,终不肯自谓失也,则巧饰遂非以全其名。至于不救,则曰是固难治也。间有谨愿者,虽或因主人之言,亦复参以所见,两存而杂治,以故药不效。此世之通患而莫之悟也。吾平生求医,盖于平时默验其工拙。至于有疾而求疗,必先尽告以所患,而后求诊,使医者了然,知患之所在也,然后求之诊。虚实冷热,先定于中,则脉之疑似,不能惑也。故虽中医治吾疾常愈,吾求疾愈而已,岂以困医为事哉?

脉象很难弄明白，是从古到今都存在的问题。虚极的时候有实脉，严重的实证反而脉会呈现虚象。差错一点儿辨不准确，就可能影响病人的生死祸福，这是从古到今都在乎的问题。生病了不可以不看大夫，但是真正懂得诊脉的医生，天底下也只有那么一两个。不过千里马虽然不常有，人们也不会只能步行；医和、扁鹊那样的神医不是随时都有，病人也不会白白死去，这是因为可以用其他的长处掩盖这方面的短处罢了。有些当官的人喜欢保密自己的病情去寻求诊治，来验证大夫的能力如何，这就像让医生在大漠里搜索疾病。医生只能在微妙相似的问答中来辨别虚实冷热，如果不幸推测错了，他们也始终不肯自己承认失误，会巧妙修饰错误来保全名声。至于最终救治不了，就推说是本来就没法治的重病。个别谨慎小心的医生，虽然听病人的话，但也参考自己诊察的见闻，两种意见并存而治法杂乱，因此导致治疗无效。这是世人的通病但却不明白。我平生求医，只是在平时悄悄地检验他的水平高低。到得了疾病而去寻求诊治，必定会详尽说清我的病症，然后才请求诊治，让医生对情况了然于心，知道病在什么地方，然后让他诊治。医生对我身体的虚实冷热，先在心中明了，然后诊脉时遇到疑似之处，也不会迷惑了。所以虽然有时是中等的医生，治我的病也经常很快痊愈。我只是希望病快好罢了，哪里会以为难大夫为目的呢？

【按语】

苏轼此文，客观地探讨了中医脉诊的价值。指出脉诊不可能解决全部问题，病人不应存有考验医生的心理，要完整地说清病情。

达观 · 妙理卷

和形赠影

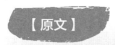

天地有常运,日月无闲时。孰居无事中,作止推行之？细察我与汝,相因以成兹。忽然乘物化,岂与生灭期。梦时我方寂,偃然无所思。胡为有哀乐,辄复随涟洏[1]？我舞汝凌乱,相应不少疑。还将醉时语,答我梦中辞。

【注释】

[1]涟洏:涕泪交流。

【白话解】

天和地无时不在运作着,日和月更是没有停下来的时候。是谁无所事事,来推动它们动转呢？仔细观察我和你,都是互为因果而存在。忽然随机地形成,哪里能限定生或死的时间呢。在做梦的时候我正处于安静时刻,安然的没有任何思想。怎么一有悲伤或快乐,一下就涕泪交流？我起舞的时候你也变得凌乱,与我相呼应没有一点不同。请你喝醉时说说,来回答我梦中的问话。

【按语】

本诗是唱和陶渊明《形赠影》之作。陶诗原文是:"天地长不没,山川无改时。草木得常理,霜露荣悴之。谓人最灵智,独复不如兹。适见在世中,奄去靡归期。奚觉无一人,亲识岂相思？但余平生物,举目情凄而。我无腾化术,必尔不复疑。愿君取吾言,得酒莫苟辞。"大意是说,形体对影子赠言说：天地、山川等形体可以永存，草木虽然会枯死但还能再生，而只有人的形体必然要死亡消失，所以应当及时饮酒行乐。苏轼本诗则是借形体与影子的对话，提出一些带有哲理的人生疑问。也顺着陶诗饮酒的说法，故有"醉时语"之说。

和影答形

【原文】

丹青写君容，常恐画师拙。我依月灯出，相肖两奇绝。妍媸本在君，我岂相媚悦。君如火上烟，火尽君乃别。我如镜中像，镜坏我不灭。虽云附阴晴，了不受寒热。无心但因物，万变岂有竭。醉醒皆梦尔，未用议优劣。

【白话解】

用图画来描绘你的容貌，常常担忧画师的笔法太拙劣。我这影子凭着月光或灯光出现，跟你完全一样十分奇妙。长相美或丑全在你自己，我哪能美化来取悦你呢。你就好像那火上的烟，火烧尽了你就会与我分别。我就好比那镜子里的影像，镜子会坏我却不会随之毁灭。虽然我的存在依赖于天气阴晴，但我却一点也不受冷热的影响。我没有自己的心思只是随事物形态而变，形状万般变化不会穷尽。醒着或醉着都不过是一场梦罢了，并不用分别谁好谁劣。

本诗是唱和陶渊明《影答形》之作。陶诗原文是："存生不可言，卫生每苦拙。诚愿游昆华，邈然兹道绝。与子相遇来，未尝异悲悦。憩荫苦暂乖，止日终不别。此同既难常，黯尔俱时灭。身没名亦尽，念之五情热。立善有遗爱，胡为不自竭？酒云能消忧，方此讵不劣！"大意是说，生命不可能永存，也无法成仙。不如尽力立下善德，这比饮酒行乐要高尚得多。苏轼此诗则说，影子是依附于人而存在的，没有自己的思想。

和神释

【原文】

二子本无我，其初因物著。岂惟老变衰，念念[1]不如故。知君非金石，安足长讬附。莫从老君言，亦莫用佛语。仙山与佛国，终恐无是处。甚欲随陶翁，移家酒中住。醉醒要有尽，未易逃诸数。平生逐儿戏，处处余作具。所至人聚观，指目生毁誉。如今一弄火，好恶都焚去。既无负载劳，又无寇攘惧。仲尼晚乃觉，天下何思虑[2]。

【注释】

[1] 念念：此处当为佛教用语，刹那之意。

[2] 天下何思虑：本句典出《周易·系辞下传》："子曰：'天下何思何

虑？天下同归而殊途。一致而百虑，天下何思何虑？'"孔子此话的意思是，天下人思虑何必过多？大道是殊途同归的，掌握了本原的"一"就能通晓各种思想。

【白话解】

你们两个本来都不存在，只是我依附于物质构成形体才存在。哪知形体你老来变得衰弱，一下子就不像从前了。我知道形体你不能像金石那样坚固，怎么能够长久依托在你身上？不要听道家言论说能长生不老，也不要听什么佛教话语说不会死。道教仙山和佛家国度，终究恐怕并不真实存在。我很想跟随陶渊明，安家在醉乡中。醉和醒却也有尽头，并不容易逃脱命数。我一生追逐诗文这些儿戏的事情，到处留下我不少作品。到哪里都有人围聚观看，各随其眼光或说好或说差。现在干脆一把火，好也罢坏也罢都烧了它们。既不用担负运载的劳累，也不用担心有盗贼来劫掠。孔子晚年注周易才明白殊途同归的道理，天下人不管怎么思虑最终都会一样。

【按语】

本诗是唱和陶渊明《神释》之作。陶诗原文是："大钧无私力，万理自森著。人为三才中，岂不以我故！与君虽异物，生而相依附。结托既喜同，安得不相语。三皇大圣人，今复在何处？彭祖爱永年，欲留不得住。老少同一死，贤愚无复数。日醉或能忘，将非促龄具。立善常所欣，谁当为汝誉？甚念伤吾生，正宜委运去。纵浪大化中，不喜亦不惧。应尽便须尽，无复独多虑。"大意是从"神"的角度回应"形""影"的不同说法，认为人生终将一死，饮酒也使人短寿，立善也没有什么可称誉的，与其过分担忧生死之事来损伤自己的生命，不如顺应自然，等闲视之。苏轼本诗也是以"神"的口吻来评论前面的"形"与"影"，同时表达了对自己以往过多从事诗文等"儿戏"之作的反省。

问渊明一首

　　子知神非形,何复异人天? 岂惟三才中,所在靡不然? 我引而高之,则为日星悬。我散而卑之,宁非山与川? 三皇虽云没,至今在我前。八百要有终,彭祖非永年。皇皇谋一醉,发此露槿妍。有酒醉不辞,无酒斯饮泉。立善求我誉,饥人食馋涎。委运忧伤生,运去生亦还。纵浪大化中,正为化所缠。应尽便须尽,宁复俟此言。

【白话解】

　　你知道神不同于形,那你知道人与天有什么区别吗? 哪里能说天、地、人之中,所有一切都一样呢? 我升得很高,就变成太阳和星星挂空中。我布散到低处,难道不是变成了高山和流水? 上古三皇虽然说已经逝世了,他们的面貌现在却仍存在于我的面前。就算活到八百岁也有尽头,彭祖也不是长生不老。你只图大醉一场,不过像蒙着朝露的木槿只有一个早上的美丽。有美酒我不辞一醉,没有酒我就饮那泉水也可以。好好做善事来追求我的荣誉,要像饥饿的人吞口水那么贪婪。你委身于命运以免担忧伤害生命,但运气一去生命终究还是归于天地。你说顺其自然随波逐浪,其实本来命运的安排就无法摆脱。命数该尽就会尽的,哪里还用你说这些话。

【按语】

　　苏轼这首诗是对陶渊明的诗的总回应。一方面说,不能认为万事均等同,事物高下荣辱还是有差别的。另一方面针对陶诗中"甚念伤吾生，正宜委运去。纵浪大化中，不喜亦不惧，应尽便须尽，无复独多虑"的话，苏轼则说，无论你想或不想，一切也逃不过命运。全诗立意均与陶渊明不同，认为人生虽然无法预期，但仍应积极进取，不应消极寻醉。

对于本诗，苏轼曾在元祐五年（1090 年）十月十四日自己作注释说："或曰：东坡此诗与渊明反，此非知言也。盖亦相引以造意言者，未始相非也。"他说人们都认为我这诗与陶渊明相反，但不全对。我是借陶诗来谈自己的想法，不是为了批评陶诗。

答王定国

【原文】

韩退之《孟郊墓铭》云：以昌其诗。举此问王定国，当昌其身耶？抑昌其诗也？来诗下语未契，作此答之。

昌身如饱腹，饱尽还复饥。昌诗如膏面，为人作容姿。不如昌其气，郁郁老不衰。虽云老不衰，劫坏安所之。不如昌其志，志壹气自随。养之塞天地，孟轲不吾欺。人言魏勃勇，股栗向小儿[1]。何如鲁连子[2]，谈笑却秦师。慎勿怨谤谗，乃我得道资。淤泥生连花，粪壤出菌芝。赖此善知识，使我枯生荑。吾言岂须多，冷暖子自知。

　　［1］小儿：西汉时魏勃教唆齐王擅自发兵，汉将灌婴责问魏勃为什么不向朝廷请示。魏勃吓得两腿发抖。诗中小儿指灌婴。

　　［2］鲁连子：指鲁仲连。战国时期，秦昭王派军队攻打赵国，齐国人鲁仲连以利害劝说赵魏两国大臣，说服他们不尊秦为帝。秦将为之震惊，后撤五十里。

【白话解】

　　韩愈《孟郊墓铭》说：使他的诗文得以昌盛流传。我拿这问王定国，应当以身体为重，还是以昌盛诗文为重？寄来的诗与我的意见不一样，我作此诗回答。

　　注重身体就像吃饭，饱过了终究会饿。昌盛诗文就像用油脂涂面，只是使人外表漂亮。不如注重养气，气盛则到老身体也不衰弱。但虽然说身体不衰弱，一旦寿数已尽也没地方可逃。所以不如发展自己的意志，意志专一则真气自然聚焦，养护它就能充沛于天地之间，孟子的话确实没有欺骗我。人们说魏勃很勇猛，然而在灌婴面前却两腿发抖。哪里像鲁仲连先生，言谈之间使秦军退走。不要随便埋怨、责怪和听信逸言，这样我就能领悟道理。就像淤泥里长出莲花，粪堆里长出灵芝，全赖您这位智者，使我领悟了事理就像枯木发芽。我的话不必多说了，其中情谊您一定明白的。

【按语】

　　苏轼在与王定国讨论诗文时引申到对生活态度的认知，他提出意志专一比起养生或养身来说都更重要。

和子由渑池怀旧

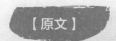【原文】

人生到处知何似,应似飞鸿踏雪泥。泥上偶然留指爪,鸿飞那复计东西。老僧已死成新塔,坏壁无由见旧题。往日崎岖还记否,路长人困蹇驴嘶。

【白话解】

人生在世四处奔忙,这可以比喻为什么呢? 应该是像飞鸟在雪中泥地上的停留。泥上偶然地留下了一些痕迹,飞鸟转眼飞走不知去了哪儿。渑池那边老和尚奉闲已经去世尸骨埋入灵塔,当年住过的房子已经破败没法再看到当年的题字。你还记得往渑池的崎岖旅程吗? 那时路又远,人又疲劳,驴子都累得直叫呢。

【按语】

苏轼借此诗感怀生命中曾经留下痕迹的地方,留下了千古名句。

戏书

　　五言七言正儿戏,三行两行亦偶尔。我性不饮只解醉,正如春风弄群卉。四十年来同幻事,老去何须别愚智。古人不住亦不灭,我今不作亦不止。寄语悠悠世上人,浪生浪死一埃尘。洗墨无池笔无冢,聊尔作戏悦吾神。

【白话解】

　　写五言诗或七言诗都很随意,偶尔提笔写两行或三行字。我本性不善饮酒,总是喝醉,就像春风抚弄众多花朵那样洒脱。回忆四十年的人生都是虚幻,老去了何须计较聪明还是愚笨? 古人说时光不会停留也不会消逝,我现在不在意写作但也不刻意停笔。我要劝告世人们,人生风浪中生生死死都像尘土那般渺小。我不像王羲之那样辛苦写字以致洗墨水积成池,也不像怀素那样写到秃笔堆成山,只是偶尔无聊的时候随意写一下来愉悦自己的精神。

【按语】

　　苏轼的书法在当时很有名气,但他自称只是随意写来抒发自己的情怀,并不刻意去创作什么作品。

二虫

【原文】

君不见水马儿[1],步步逆流水。大江东流日千里,此虫趯趯长在此。君不见鹢滥堆[2],决起随冲风。随风一去宿何许,逆风还落蓬蒿中。二虫愚智俱莫测,江边一笑无人识。

【注释】

[1] 水马儿: 即水黾,生活在水中的昆虫,脚很长,可以在水上行走。

[2] 鹢滥堆: 又作阿滥堆,骊山上的鸟群。

【白话解】

你看那些水马儿,在流动的江面逆着水行走,长江东流一日千里,这种虫子却始终在那里跳跃。你看那骊山上成群的飞鸟,乘着大风高飞而起,顺风时借风势不知飞到了哪里,逆风时还是降落在蓬蒿中。这两种昆虫谁聪明谁愚笨真难说,人们在江边只是一笑置之,无人领悟其中的道理。

【按语】

苏轼说,在逆流中坚持自己方向的小虫,看上去原地停留但得以长久;凭借风势冲天而起的鸟儿,一旦逆风就遇到挫折。这对人们思考人生中的选择很有启发。

满庭芳（警悟）

　　蜗角虚名，蝇头微利，算来着甚干忙？事皆前定。谁弱又谁强？且趁闲身未老，尽放我、些子疏狂。百年里，浑教是醉，三万六千场。思量能几许，忧愁风雨，一半相妨。又何须抵死，说短论长。幸对清风皓月，苔茵展，云幕高张。江南好，千钟美酒，一曲《满庭芳》。

【白话解】

　　在蜗牛角那么小的地方争虚名，获得苍蝇头那么大的一点点的利益，算起来值得这么白白忙碌吗？什么都是天数定下的，哪有谁更弱或更强？还是趁现在身体还未老去，完全抛开束缚来放纵自我吧。人生一百年时光，通通喝醉，足有三万六千场。细想一生中，到底能快意几次，各种忧愁各种风雨，已经占去了一半时光。我们还何苦一天到晚去说长道短浪费时光。让我们来面对这清风朗月，铺开草席，高挂云纹幕帐，欣赏那江南美景，饮一杯美酒，唱一曲《满庭芳》。

【按语】

　　此诗为苏轼在黄州时所作。所谓警悟，指人生中真正能够享受生活的时光很短，应当珍惜。

虚飘飘（三首）

【原文】

虚飘飘，画檐蛛结网，银汉鹊成桥。尘渍雨桐叶，霜飞风柳条。露凝残点见红日，星曳余光横碧霄。虚飘飘，比浮名利犹坚牢。

虚飘飘，花飞不到地，虹起谩成桥。入梦云千叠，游空丝万条。蜃楼百尺横苍海，雁字一行书绛霄。虚飘飘，比人身世犹坚牢。

虚飘飘，风寒吹絮浪，春水暖冰桥。势缓霎垂线，声干叶下条。雨中沤点随流水，风里彩云横碧霄。虚飘飘，比时富贵犹坚牢。

【白话解】

轻飘飘，是那画廊屋檐下蜘蛛结下的网，是银河间喜鹊筑成的桥。是雨过梧桐叶上沾的尘埃，是霜中柳条飞舞的白絮。又像残留的露水遇到红日，微弱的星光横在青天。它们都那么虚无缥缈，但比起浮名利益来还更坚牢些。

轻飘飘，像花儿随风飘起还未落地，像彩虹出现形成的桥。像梦中的云彩千层重叠，像空中细丝千条万缕。像海市蜃楼高达百尺横跨在苍茫的海水之上，像大雁一行在空中书写的字形。它们都那么虚无缥缈，但比起人的身世还更坚牢些。

轻飘飘，就像寒风吹散柳絮如浪花洒落，就像和暖春水融化了冰凝的桥。像雨势和缓落成一线，雨声滴落叶下枝条。雨水洒在水面的水花随水流走，风中的彩云在天空中渐渐散开。它们都那么虚无缥缈，但比起荣华富贵却还更坚牢些。

三首中第一首是苏轼所作,后面两首分别是黄庭坚、秦少游的唱和之作。分别点醒世人,指出虚名、人生和富贵都应看轻。

薄薄酒二首（并序）

【原文】

胶西先生赵明叔,家贫,好饮,不择酒而醉。常云:薄薄酒,胜茶汤,丑丑妇,胜空房。其言虽俚,而近乎达,故推而广之,以补东州之乐府。既又以为未也。复自和一篇,聊以发览者之一噱云耳。

薄薄酒,胜茶汤;粗粗布,胜无裳;丑妻恶妾胜空房。五更待漏靴满霜,不如三伏日高睡足北窗凉。珠襦玉柙,万人相送归北邙,不如悬鹑百结独坐负朝阳。生前富贵,死后文章,百年瞬息万世忙,夷齐盗跖俱亡羊。不如眼前一醉,是非忧乐都两忘。

薄薄酒,饮两钟;粗粗布,著两重;美恶虽异醉暖同,丑妻恶妾寿乃公。隐居求志义之从,本不计较东华尘土北窗风。百年虽长要有终,富死未必输生穷。但恐珠玉留君容,千载不朽遭樊崇。文章自足欺盲聋,谁使一朝富贵面发红。达人自达酒何功,世间是非忧乐本来空。

【白话解】

　　胶西（指密州）的赵明叔先生，家境贫寒，喜爱饮酒，不管什么酒都喝到醉。他常常说：即使淡薄的酒，也好过茶水；即使相貌丑陋的老婆，总比独守空房要好。他的话虽然粗俗，但确实通达事理。所以我写词来发扬他的思想，并充实我们东州（也指密州）的乐府诗集。不久，又觉得还没有表达好，于是又自己唱和了一首，姑且供读者们一笑。

　　淡薄的酒，胜过茶水；粗布麻衣，胜过没有衣服；丑陋的妻子、蛮恶的妾侍也胜过自己独守空房。五更未到就要上朝，以致靴子都落满霜，这种生活不如三伏天在清凉的北窗下高枕睡觉。与其死时穿着珍珠短衫和王侯玉衣，有上万个人送葬到北邙山，还不如我穿着破烂不堪的衣服活着，坐在太阳下晒背脊。活着时候想要富贵，死后想要文章传世，人生不过百年一瞬间却为万世而奔忙，伯夷、叔齐与盗跖都是一样的迷失。还不如趁眼前光阴饮酒一醉，把是是非非、欢乐忧愁都忘记掉。

　　淡薄之酒，就多喝两杯；粗布麻衣，就多穿两层；好坏虽然不一样但其醉和暖的功用是一样的，相貌丑陋的妻子和蛮恶的妾侍反倒能让老公长寿。隐居山野本是依从内心的志向，并不必计较朝廷东华门的尘土好还是乡间北窗的凉风好。一百年虽然很长但是总有终结的时候，富贵的死也不一定不如贫穷的活着，只怕有钱的人用珠玉裹尸以求得千年不朽，却遭到樊崇之类强人挖掘他们的墓。文章什么的只是欺骗糊涂人的鬼话，能使谁一下子富贵而满面春风？旷达之人本来就很豁达，并不靠酒的功劳，世间的是是非非、烦恼欢乐本来就是虚无的。

【按语】

　　苏轼前后两首歌，前一首是说甘于平淡，不必为名利而着意。后一首则可以说是否定之否定，说富贵也好、平淡也好都是一样的，不应当通过比较优劣来选择，而应当是内心真正的追求。

桃符艾人语

桃符仰骂艾人曰：尔何草芥而辄据吾上？艾人俯谓桃符曰：尔已半截入土，安敢更与吾较高下乎？门神傍笑而解之，曰：尔辈方且傍人门户，更可争闲气耶！

【白话解】

桃符仰面骂挂在上面的艾人说：你不过是些草叶，为何高踞在我头上？艾人低头对桃符说：你已经半截埋在土里了，怎么还敢跟我比高低呢？门神在旁边笑着劝解说：你们现在都依附在别人门户，又有什么可以争闲置气呢！

【按语】

这也是一则寓言故事。桃符和艾人都是人们过节时挂在门外的避邪物品，没有什么分别，它们彼此的争执在旁人看来毫无意义。

螺蚌相语

【原文】

中渚有螺蚌,相遇岛间。蚌谓螺曰:汝之形,如鸾之秀,如云之孤,纵使卑朴,亦足仰德。螺曰:然。云何珠玑之宝,天不授我,反授汝耶?蚌曰:天授于内,不授于外,启予口,见予心。汝虽外美,其如内何?摩顶放踵,委曲而已!螺乃大惭,掩面而入水。

【白话解】

水中有一只螺和一只蚌,在岛上相遇。蚌对螺说:你的外形好像鸾凤那么清秀,好像云朵那么高洁,虽然身处低下之地,也令人景仰你的美丽。螺说:那当然了。可是为什么那宝贵的珍珠,上天不让我来生成,反而交给你呢?蚌说:上天的授予是看内在,不是看外表。张开我的口,就能一眼看清我的内心。你的外表虽然很美,但是你的里面怎样呢?从头顶到脚跟,弯弯曲曲的。螺听了非常惭愧,捂起脸躲进水里去了。

【按语】

苏轼借这个寓言,说明人的内心要以简单、直接为高尚,不应有过多曲曲折折的心思。

明正（送千偶失官东归）

世俗之患，患在悲乐不以其正。非不以其正，其所取以为正者非也。请借子以明其正。子之失官，有为子悲如子之自悲者乎？有如子之父兄妻子之为子悲者乎？子之所以悲者，惑于得也。父兄妻子之所以悲者，惑于爱也。惟不与于己者，则不惑亦不悲。夫惑则悲，不惑则不悲，人宜以惑者为正欤，抑将以不惑者为正欤？以不惑者为正，则不悲者正也。然子亦有所乐者，曰：吾之所以为吾者，岂以是哉。虽失是，其所以为吾者犹存，则吾犹可乐焉。己而不乐，又从而悲之，则亦不忍夫天下之凡爱我者之悲，而不释乎天下之凡恶我者之喜也。夫爱我而悲，恶我而喜，是知我之粗也。乐其所以为吾者存，是自知之深也。人不以自知之深为正，而以知我之粗者为正，是得为正也欤？故吾愿为子言其正，子将终身乐而不怒。《诗》云：优哉游哉，聊以卒岁。

【白话解】

世人的毛病，在于悲伤快乐都不符合正道。不是他们不想符合正道，而是他们以为是正道的恰恰是错误的。让我用你的事来说明什么是正道吧。你被免职，有人会为你悲伤得像你自己那样悲伤吗？会像你父兄妻子那样为你悲伤吗？你之所以陷入悲伤，是迷惑于你过去的所得。你的父兄妻子之所以陷入悲伤，是因为对你的爱。如果是与己无关的事，那么就不会迷惑也不会悲伤。迷惑就悲伤，不迷惑就不会悲伤，人们应该认为迷惑的是正确的，还是认为不被迷惑是正确的？如果认为不被迷惑是正确的,那么不悲伤就是对的。然而你也有值得快乐的事,应该说:我之所以成为我,难道是因为官位吗?虽然失去了它,但我之所以作为我还是存在的,那么我仍然值得快乐。你自己却不快乐,还因为那些而悲伤,那么你不是忍心让天下凡是爱你的人都悲伤,却放任天下所有讨厌你的人高兴了吗!人们因爱我而为我悲伤,因讨厌我而高兴,他们对我了解其实很粗浅。为我的本性得到保存而高兴,这样的自我认知才是最深入的。人们不以对自己的深入认知为正道,却把粗浅地了解我的人的态度当成正确的,这能是正确的吗?所以,我想为你说清楚什么是正确的态度。你听了就会终身快乐而不生气。像《诗经》说的:从容自得地过日子。

【按语】

苏轼劝告子侄不要因为被免职而悲伤,不要迷惑于得失,能够保存真我才是最值得快乐的事,而且悲伤只会令亲者痛仇者快。

跋欧阳文忠公书

【原文】

贺下不贺上,此天下通语。士人历官一任,得外无官谤,中无所愧于心,释肩而去,如大热远行,虽未到家,得清凉馆舍,一解衣漱濯,已足乐矣。况于致仕而归,脱冠佩,访林泉,顾平生一无可恨者,其乐岂可胜言哉!余出入文忠门最久,故见其欲释位归田,可谓切矣。他人或苟以藉口，公发于至情，如饥者之念食也。顾势有未可者耳。观与仲仪书，论可法之节三，至欲以得罪、病而去。君子之欲退，其难如此，可以为欲进者之戒。

【白话解】

祝贺退休而不祝贺升职，这是天下通行的话。读书人为官一任，能做到不为外人指责，内心无所愧疚，卸任离开时，就像大热天里远行，虽然还没有回到家，到了一处清凉的宾馆，一下子解开衣衫漱洗，已经足够快乐了。何况在退休回去后，脱去官帽和佩带，自在游历民间，回顾平生没有什么可以遗憾的事，这种快乐哪里说得尽呢！我出入欧阳文忠先生门下时间最久了，因此看到他想放弃职位回家的想法，可以说非常真切。其他人或许只是口里随便说说，而先生则是发自内心，就像饥饿的人渴望吃食一样。只是现在情形还不允许先生您退职啊。读您写给仲仪的信，谈到可以采取的办法有三种，甚至想因为犯过错、得病而去职。君子要想退职，也是很难的啊。这足可为那些一心升职的人作为告诫。

【按语】

欧阳修在写给王仲仪的信中说自己虽疲劳多病，但如非犯错受罚、被流放或被免职，很难有空理会身体。苏轼跟从欧阳修时间很长，深知他的情况，赞颂他一生无愧于心，也感慨有能力的人想退下来也不容易。

答李昭玘

【原文】

轼启。向得王子中兄弟书，具道足下每相见，语辄见及，意相予甚厚。即欲作书以道区区，又念方以罪垢废放，平生不相识，而相向如此，此人必有以不肖欺左右者。轼所以得罪，正坐名过实耳。年大以来，平日所好恶忧畏皆衰矣，独畏过实之名，如畏虎也。以此未敢相闻。今复来书累幅，首尾句句，皆所畏者，谨再拜辞避不敢当。然少年好文字，虽自不能工，喜诵他人之工者。今虽老，余习尚在。得所示书，反复不知厌，所称道虽不然，然观其笔势俯仰，亦足以粗得足下为人之一二也。幸甚！幸甚！比日履兹春和，起居何似？轼蒙庇粗遣，每念处世穷困，所向辄值墙谷[1]，无一遂者，独于文人胜士，多获所欲，如黄庭坚鲁直、晁补之无咎、秦观太虚、张耒文潜之流，皆世未之知，而轼独先知之。今足下又不见鄙，欲相从游。岂造物者，专欲以此乐见厚也耶？然此数子者，挟其有余之资，而骛于无涯之知，必极其所如，往而后已，则亦将安所归宿哉。惟明者念有以反之。鲁直既丧妻，绝嗜好，蔬食饮水，此最勇决。舍弟子由，亦云学道三十余年，今始粗闻道。考其言行，则信与昔者有间矣。独轼伥伥[2]焉未有所得也。徐守莘老[3]每有书来，亦以此见教。想时相从，有以发明。王子中兄弟得相依，甚幸。子敏虽失解，乃得久处左右，想遂磨琢成其妙质也。徐州城外，有王陵母[4]、刘子政[5]二坟，向欲为作祠堂，竟不暇，此为遗恨。近以告莘老，不知有意作否？若果作，当有记文。莘老若不自作者，足下当为作也。无由面言，临书惘惘。惟顺时自爱。谨奉手启为谢，不宣。轼再拜。

【注释】

[1] 墙谷：比喻障碍。

[2] 伥伥：无所适从。

[3] 莘老：指孙觉，字莘老，任徐州知州。

[4] 王陵母：王陵是秦末时人，项羽想从汉军中招罗他，抓了他母亲作为人质。王陵母亲为了让他忠于刘邦，自杀而死。

[5] 刘子政：即汉代文人刘向，字子政。

【白话解】

苏轼致。刚才得到王子中兄弟的信，详细说到您每见他们，总会问起我，对我非常关心。我早就想写信向您致意，又想到我正因为犯过错被流放，与您又素不相识，您却对我这样，这一定是有人拿我这个不成才的人蒙骗您了。我之所以犯过错，正因为名声过大超过实际。年纪大了，以前的各种喜好担忧都不放在心上了，唯独害怕担有虚名，像害怕老虎一样。因此不敢联系您。现在又收到您寄来的文字，从头到尾的赞誉，都是我最害怕的，在此拜谢您，实在是不敢接受。但是我从小喜欢写文章，虽然自己写不好，但是很喜欢诵读其他人的佳作。现在虽然老了，但这种喜好还保留着。收到您的作品，反复欣赏都不厌倦，虽然内容对我的称赞不合适，但看那文笔高低起落，也完全可以粗粗了解您为人之一二了。幸运啊！幸运啊！近日春天和暖，您的生活起居怎么样呢？我承皇帝开恩苟且生存，每每想到自己处世艰难，到处碰壁，事情没有一样顺利的，唯独对于文人名士，常常能结交到投缘的，像黄庭坚字鲁直、晁补之字无咎、秦观字太虚、张耒字文潜等人，都是在世人还不了解他们的时候，我就已经认识了。现在您又不嫌弃我，愿意跟我交往。难道造物主，一心想把这种幸运厚赠给我吗？不过这几个人，凭着他们充足的资质，而去探求无限的学识，一定是极力向前，努力不止，那他们将到什么地步才停下来呢？只有明智的人才会想着回归天然本性。黄庭坚在妻子去世后，断绝各种喜好，吃素食饮净水，他最勇敢决绝。我弟弟子由，也说是学道三十余年，现在才大致明白道是什么。考察他们的言行，确实与从前有不同了。只有我还迷惘没有什么收获。徐州知州孙莘老先生每次有信来，也会就此指教我。想来您与他经常来往，会有更多道理启发。王子中兄弟能够跟从您，非常荣幸。王子敏虽然落第，却因此能长久留在您身边，想必经您教育将会雕琢成出色人才的。徐州城外，有王陵母亲和刘子政的两座坟墓，以前想为他们建造祠堂，最后没有时间，这是我的遗憾。最近告诉孙莘老先生，不知道他有没有意向去建呢？如果建，应当有碑文。孙莘老先生如果自己不写，您应该去写。没能见面，只能借信交流。希望您顺应时令爱护身体。寄一些礼物去感谢您，不一一细说。再次感谢。

【按语】

苏轼这封信，谈到他对黄庭坚、秦观、晁补之和张耒的赏识与交往，后人因此将他们称为"苏门四学士"。

与李公择

【原文】

示及新诗，皆有远别惘然之意，虽兄之爱我厚，然仆本以铁心石肠待公，何乃尔耶？吾侪虽老且穷，而道理贯心肝，忠义填骨髓，直须谈笑于死生之际，若见仆困穷便相怜，则与不学道者，大不相远矣。兄造道深，中必不尔，出于相爱好之笃而已。然朋友之义，专务规谏，辄以狂言广兄之意尔。兄虽怀坎壈[1]于时，遇事有可尊主泽民者，便忘躯为之，祸福得丧，付与造物。非兄，仆岂发此！看讫，便火之，不知者以为诟病也。

【注释】

　　[1] 坎壈(lǎn)：不平，不得志。

【白话解】

　　您给我看了最新写的诗，诗中对我即将远离的事充满惆怅茫然。虽然明白兄长您非常关爱我，然而我本来一直是以铁石心肠对待您的，为什么要这样呢？我辈虽然又老又穷，但是以道理贯彻心肝，用忠义填满骨髓，在死生之际都可以谈笑风生。如果您见到我穷困便可怜我，那么与那些不学道义的人，区别也不大啊。兄长对道学造诣很深，内心一定不是这样的，只是出于对我的深深关爱罢了。然而朋友间的道义，就是要专门约束劝谏对方，所以我才说这些狂妄的语言来让兄长胸怀更广阔。兄长虽然对时势怀有不平之意，但是遇到能够效力皇帝福泽百姓的事，就要忘我地去做，至于福祸得失，就都让上天来决定吧。不是对兄长您，我怎么会说这些呢！看完，就烧了这封信，不了解的人以为我在抱怨呢。

【按语】

　　这是苏轼被贬黄州时写给朋友的信。对于自己被贬，他不让朋友为其担忧和不平，反而劝告朋友要积极处事。这既可看出苏轼秉有的儒家知识分子情怀，也是其本身天性豁达的体现。

答范景山

自离东武，不复拜书，疏怠之罪，宜获谴于左右矣。两辱手教，存抚愈厚，感愧不可言。即日起居佳胜？知局事劳冗殊甚。景山虽去轩冕，避津要，所欲闲耳，而不可得。乃知吾道艰难之际，仁人君子舍众人所弃，犹不可得。然忧喜劳逸，无非命者，出办此身，与之浮沉，则亦安往而不适也？轼始到彭城，幸甚无事，而河水一至，遂有为鱼之忧。近日虽已减耗，而来岁之患，方未可知。法令周密，公私匮乏，举动尤难，直俟逐去耳。久不闻余论，顽鄙无所镌发，恐遂汩没于流俗矣。子由在南都，亦多苦事。近诗一轴拜呈，冗迫无佳意思，但堪供笑耳。近斋居，内观于养生术，似有所得。子由尤为造人。景山有异书秘诀，倘可见教乎？余非面莫尽，惟乞万万自重。

【白话解】

自从离开密州，没有再次去信问候，疏忽怠慢之罪，真该到您跟前挨骂。已经两次收到您的书信，对我关心爱护如此深厚，感动愧疚之意无法言表。近日生活还安好吧？我知道您公务非常繁杂。您虽然离开京城，避开关键部门职位，不过是想清闲一些罢了，但是却办不到。由此可知我辈信仰的道义处于艰难的时候，仁人君子想放下众人，遗弃责任，更加难以做到。然而忧愁喜悦、劳累安逸，都是上天安排的，出来当官，随之浮沉，去到哪里不能安然处之呢？我刚到彭城，幸好没有发生什么事，不过河水一涨，几乎葬身鱼腹了。这几天虽然水已经退了，然而明年会不会成灾，还很难说。上头的法令很严苛，衙门与百姓都很贫困，想做什么事非常困难,只有等着再被罢免了。好久没有听到您的言论,愚钝的我没有得到您的启发,恐怕将要埋没等同于世俗了。子由他在南方,也有很多烦恼的事。将我近来的诗一卷呈送给您,杂务缠身写不出什么好境界,只足以让您笑话了。最近吃斋独居,练习静坐内视的养生术,略为有所感悟。子由他学习尤其深入。景山您有什么奇特书籍和养生秘诀,能够送来指导我吗? 其他的话只有见面才说得完,只是请您千万保重。

【按语】

苏轼此信写于出任徐州知州的时候。这时期他开始练习养生功法。

答参寥

【原文】

专人来,辱手书,并示近诗,如获一笑之乐,数日喜慰忘味也。某到贬所半年,凡百粗遣,更不能细说。大略只似灵隐、天竺和尚退院后,却住一个小村院子,折足铛中,罨糙米饭吃,便过一生也得。其余瘴疠病人,北方何尝不病? 是病皆死得人,何必瘴气。但苦无医药。京师国医手里死汉尤多。参寥闻此一笑,当不复忧我也。故人相知者,即以此语之,余人不足与道也。

承您专门派人过来送信，并出示最近写的诗，如同碰上开心事那么快乐，接连几天都高兴得无心饮食。我到贬谪的地方已有半年，各种粗略安排，更难以细细叙说，大概就像灵隐寺、天竺寺的大主持退位后，返去住在一个小村落的院子中，用一个断腿的锅，焖些糙米饭来吃，就这样过一生也可以。其余的事，说到这里瘴疠会令人得病，在北方又何尝不会生病呢？是病就会死人，也不是只有瘴气会死人。只是这里苦于无医无药。不过就算在京城的太医手里，死的病人也不少。参寥您听了这话应该笑笑，应当不要再担忧我了。因我们是老朋友非常熟悉，所以才给您说这样的话，别的人我是不会这样说的。

【按语】

苏轼到了岭南之后，原来在杭州的朋友僧人参寥写信问候他，并担心岭南瘴气的危害。苏轼虽然为岭南缺医少药所烦恼，仍然以达观的心态宽慰朋友，免使担心。

答蔡景繁

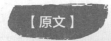

辱书，伏承尊体佳胜。惊闻爱女遗弃左右，窃惟悲悼之切，痛割难堪，奈何！奈何！情爱着人，如黐胶油腻，急手解雪，尚为沾染，若又反覆寻绎，便缠绕人矣。区区，愿公深照，一付维摩[1]、庄周令处置为佳也。劣弟久病，终未甚清快。或传已物故，故人皆有书惊问，真尔犹不恤，况谬传耶？无由面谈，为耿耿耳。何时当复迎谒？未间，惟万万为国自重。

【注释】

[1] 维摩：即维摩诘，佛经中的大德居士，传说他得病，佛派文殊菩萨去探病，维摩诘说"从痴有爱则我病生"。另外，庄子在妻子去世时，鼓盆而歌，认为生死只是自然的变化，为此而悲伤是"不通乎命"。

【白话解】

承您来信，得知您身体安好。惊讶地听说您的爱女去世，我想您悲伤哀悼十分深切，伤痛得难以忍受。唉！唉！情爱困扰人，就像藕胶和油腻沾到身上，急忙用手去擦洗，仍然会留下痕迹，如果还反复寻思，就更缠绕着人不放了。我这区区心意，希望您深深体会，还是交付给维摩诘、庄周他们去处理为好。我弟弟病了很久，始终还不能好彻底。有人传说他已经去世，老朋友都来信惊讶询问。真的话您也不必过多伤心，何况这是误传呢？没法当面交谈，令我耿耿于怀。什么时候能再次接待您呢？还没有机会见面，请千万为国家而保重自己。

【按语】

苏轼开解痛失爱女的朋友，以典故劝说对方不要过于伤心。生死永诀，固然令人伤心，但不宜过分沉浸在悲痛之中。

与蔡景繁

【原文】

近来颇佳健。一病半年，无所不有，今又一时失去，无分毫在者。足明忧喜浮幻，举非真实。因此颇知卫生之经，平日妄念杂好，扫地尽矣。公比来诸况何如？划刷之来，不少劳乎？思渴之至，非笔墨所能尽也。

【白话解】

近来身体很健康。我一病半年，什么情况都出现了，现在又一下子都消失了，没有一点儿痕迹。这更说明欢喜和忧愁都如同漂浮的幻觉，全部不是真实的。因此现在很注意养生方法，平时各种杂念和乱七八糟的喜好，通通祛除了。您近来情况如何？应付上级搜括，没少劳累吧？对您十分思念，难以用笔墨形容。

【按语】

苏轼在生病康复后，开始注意养生，改变生活习惯。

与王敏仲

某垂老投荒,无复生还之望,昨与长子迈诀,已处置后事矣。今到海南,首当作棺,次便作墓,乃留手疏与诸子,死即葬于海外,庶几延陵季子赢博[1]之义。父既可施之子,子独不可施之父乎?生不挈家死不扶柩,此亦东坡之家风也。此外燕坐寂照而已。所云途中邂逅,意谓不如其已。所欲言者,岂有过此者乎?故觊缕[2]此纸,以代面别尔。

【注释】

[1]赢博:《礼记》记载,延陵季子去齐国,回来时长子去世,于是埋葬在赢县与博县之间。由此赢博成为葬于异乡的代名词。

[2]觊(luó)缕:详细而有条理地叙述。

【白话解】

我年将至老的时候还被发配到荒远的地方,没有活着回去的机会了。昨天跟大儿子苏迈诀别,已经在准备我的丧事了。现在已到了海南,第一件事就是打造棺材,然后就将要修建墓室,于是留下遗书给几个儿子,死了就葬到海南,这大概就像延陵季子将儿子葬在赢博之间的事情一样。他作为父亲既然可以实施在儿子身上,儿子难道不能实施在父亲身上吗?活着的时候不携带家眷,死了不必护送灵柩回乡,这便是我苏东坡的家风呀。除安排此事之外,我只闲坐入静,不做别的事了。您说争取路上见一面,我的意思是不如算了。想说的话,还有比这些更要紧的吗?所以在纸中细述,用来代替我们见面告别吧。

苏轼被贬惠州之后，又进一步被贬去更远的海南。一开始对他打击很大，所以在这封信里宣称要与大家诀别了。

与子明兄

【原文】

老矣，当以时自娱。世事万端，皆不足介意。所谓自娱者，亦非世俗之乐，但胸中廓然无一物，即天壤之内，山川草木虫鱼之类，皆是供吾家乐事也。如何！如何！记得应举时，见兄能讴歌，甚妙。弟虽不会，然常令人唱，为作词。近作得《归去来引》一首，寄呈，请歌之。送长安君一盏。呵呵。醉中，不罪。

【白话解】

人老了，应当及时自寻乐趣。世上的事繁杂纷乱，都不必放在心上。所谓自寻乐趣，也并非指世间俗人的喜好，只要心中广阔没有杂念，即使天地之间，各种自然山川、草木虫鱼，都是能让我快乐的事。怎么样？怎么样？记起参加科举考试时，看见兄长会唱歌，非常好。小弟我虽然不会，但也常常让别人歌唱，并为其作词。近来作了一首《归去来引》，寄送呈上，请您试唱。并敬长安君一杯酒。呵呵，醉了，请勿怪罪。

这封信是苏轼在黄州时写给他堂兄苏不疑（字子明）的。感慨世事，向自然寻求乐趣。

与蹇授之

【原文】

某启。前日已奉书。昨日食后，垂欲上马赴约，忽儿妇眩倒，不省人者久之，救疗至今，虽稍愈，尚昏昏也。小儿辈未更事，义难舍之远去，遂成失言。想仁心必恕其不得已也，然愧负深矣。乍暖，起居何如？闲废之人，径往一见，谓必得之，乃尔龃龉，人事真不可必也。后会何可复期，惟万万为国自重。奉手启不宣。

【白话解】

苏轼致。前天已经收到信。昨天饭后，正要上马前去赴约，突然间儿媳妇晕倒，失去知觉很久了，抢救治疗到现在，虽然稍微有点好转，但还是昏昏沉沉。小辈们还少不更事，我在情在理都不能离开她出远门，于是失信于您了。想必您宽容厚道一定能原谅我的不得已，然而还是非常愧疚。天气变暖了，您的生活怎样？我是一个被放逐休闲的人，想径直去见您一面，一定没问题的，居然会有这种波折，人间事真是难说得很。以后不知道什么时候可以再约，希望您千万为国家保重自己。奉上手札不一一细说了。

这是苏轼在黄州时的书信。对方蹇序辰（字授之）经过附近，本来约好苏轼见一面，不料苏轼家中出了意外而未能赴约，所以他特地致信道歉。

与陈辅之

【原文】

某启。昨日承访及，病重不及起见，愧仰深矣。热甚，起居何如？万里海表不死，归宿田里，得疾遂有不起之忧，岂非命耶？若得少驻，复与故人一笑，此又出望外也。力疾，书此数字。

【白话解】

苏轼致。昨天承您前来拜访，由于病重不能起来见您，感到深深的愧疚和遗憾。最近天气炎热，您过得还好吗？我在万里的海边都没有死，现在归来隐居乡间，却得了重病说不定不能康复，这难道不是天命吗？如果还能有些日子，再与朋友们一起说笑，那也是喜出望外了。力气不够了，简单写这几个字。

【按语】

苏轼从海南归来，不久就患病很重，这是他病中给友人的书信。

苦乐

乐事可慕，苦事可畏，此是未至时心耳。及苦乐既至，以身履之，求畏慕者初不可得。况既过之后，复有何物？比之寻声、捕影、系风、趁梦，此等犹有仿佛也。如此推究，不免是病，且以此病对治彼病，彼此相磨，安得乐处？当以至理语君，今则不可。元祐三年八月五日书。

【白话解】

渴望令人快乐的事，惧怕苦恼的事，这些都是没发生时的想法而已。等到苦恼或快乐的事到来了，亲自置身于其中，那种渴求或惧怕的心念就找不到了。况且过去之后，还有什么痕迹吗？相比之下，追求声音，捕捉影子，用绳拴风，去找梦境，这类事都还有一点儿影子。这样推论考究，可以说那两种情绪是心病，而且用这种心病去对抗治疗那种心病，彼此互相克制，哪里能得到快乐？我应跟你说说这个道理，但现在没办法谈了。元祐三年（1088年）八月五日写。

【按语】

苏轼此文，主要是说追求快乐与惧怕苦恼，两种都是虚妄的心理，用一种来克制另一种，并没有什么意义。言下之意，应当看破苦恼和快乐，才能彻底悟道。

儋耳试笔

东坡在儋耳,因试笔,自书云:吾始至南海,环视天水无际,凄然伤之,曰:何时得出此岛耶?已而思之,天地在积水中,九州在大瀛海中,中国在少海中,有生孰不在岛者。覆盆水于地,芥浮于水,蚁附于芥,茫然不知所济,少焉,水涸,蚁即径去。见其类,出涕曰:几不复与子相见。岂知俯仰之间,有方轨八达之路乎?念此可以一笑。戊寅九月十二日,与客饮薄酒小醉,信笔书此纸。

【白话解】

苏东坡在海南岛,由于试用新笔,自己写道:我刚开始到海南岛时,环顾四面大海无边无际,凄然感伤,说:"什么时候才能够离开这个岛呢?"过一会儿又想,天地都在积水中,九州在大海中,中国在少海中,所有生命谁不是在岛上呢?把一盆水倒在地上,小草叶被水浮起,蚂蚁趴在草叶上,迷茫地不知道会漂到哪里去。一会儿水干了,蚂蚁就径直从草叶上走了下来,见到同类,哭着说:"我差点再也见不到你了。哪里知道只不过一小会儿,就有了四通八达的大道呢?"想到这个就值得一笑。戊寅九月十二日,和客人喝了点酒有些醉了,随手拿笔写了这幅字。

【按语】

苏轼这篇文章非常有名。他能迅速从被远贬到海南的悲伤中摆脱,就是因为有这种灵活换角度的思维,才能总是宽容平静地面对所处的环境。

寿禅师放生

【原文】

钱塘寿禅师，本北郭税务专知官，每见鱼虾，辄买放生，以是破家。后遂盗官钱为放生之用，事发坐死，领赴市矣。吴越钱王，使人视之，若悲惧如常人，即杀之；否，则舍之。禅师淡然无异色，乃舍之。遂出家，得法眼净。禅师应以市曹得度，故菩萨乃现市曹以度之。学出生死法，得向死地上走之一遭，抵三十年修行。吾窜逐海上，去此地稍近，当此证阿罗汉果。

【白话解】

杭州寿禅师，原来是专门管理城北郊区税务的官员，每次看到鱼和虾，就把他们买来放生，以致家里钱都用光了，后来就盗用官银去做放生的事。事情被揭发后被判了死罪，已经押去刑场了。吴越王钱镠派人去看他的反应，说如果和平常人一样悲愤恐惧，就立刻处死。如果不是，就放了他。禅师表情淡然没有什么不同的神色，于是就被释放。后来他便出家了，并修得了法眼净的神通。寿禅师注定是要在街市中刑场上得到超度的，所以菩萨现身在市集中超度他。学习了那脱生死的佛法，能够在死亡关头走一圈，抵得上三十年的修行。我现在被贬到海岛上，离死也很接近了，我也要借此而悟道。

【按语】

本文中，苏轼又借另一种方式来排解被贬海南的忧愁和恐惧。即在思想上把自己置于死地，可能反而会获得新的收获。

众妙堂记

眉山道士张易简，教小学常百人，予幼时亦与焉。居天庆观北极院，予盖从之三年。谪居海南，一日梦至其处，见张道士如平昔，泛治庭宇，若有所待者，曰：老先生且至。其徒有诵《老子》者曰：玄之又玄，众妙之门。予曰：妙一而已，容有众乎？道士笑曰：一已陋矣，何妙之有。若审妙也，虽众可也。因指洒水剃草者曰：是各一妙也。予复视之，则二人者，手若风雨，而步中规矩，盖焕然雾除，霍然云消。予惊叹曰：妙盖至此乎！庖丁之理解，郢人之鼻斫，信矣。二人者释用而上，曰：子未睹真妙，庖、郢非其人也。是技与道相半，习与空相会，非无挟而径造者也。子亦见夫蝎与鸡乎？夫蝎登木而号，不知止也。夫鸡俯首而啄，不知仰也。其固也如此。然至蜕与伏也，则无视无听，无饥无渴，默化于荒忽之中，候伺于毫发之间，虽圣知不及也。是岂技与习之助乎？二人者出。道士曰：子少安，须老先生至而问焉。二人者顾曰：老先生未必知也。子往见蝎与鸡而问之，可以养生，可以长年。

广州道士崇道大师何德顺，作堂榜曰众妙，以书来海南，求文以记之。予不暇作也，独书梦中语以示之。绍圣六年三月十五日，蜀人苏某书。

（本不欲作，适有此梦。梦中语，皆有妙理，皆实云尔。仆不更一字也，不欲隐没之。又皆养生事，无可酝酿者，故出之。先生《尺牍》。）

【白话解】

眉山道士张易简，教私塾常有上百个学生，我小时候也曾参加。住在天庆观北极院，我在那里跟他学习了三年。我被贬到海南，一天梦里回到那里，见到张道士和以前一样，正在收拾庭院，好像要等什么人，并说：老先生将要到了。他的学生在旁诵读《老子》说：玄而又玄，众妙之门。我说：真正的玄妙是独一无二的，哪里会有众多个呢？张道士笑着说：一个如果是不好的，就谈不上妙。而如果确实妙，即使多也可以。于是指着一旁洒水和剃草的人说：他们就各有各的妙处。我认真地看，那两个人手中动作像风雨一样迅疾，但每一动作都有规矩次序，杂草像雾一样散去，又像乱云一样消失，我惊叹说：真有这么精妙的啊！传说中的庖丁解牛，郢人斫鼻，看来是真有其事。那两个人放下手中工具走过来说：你没有看到其中的奥妙，庖丁、郢人还不是最精妙的人。他们是技术与悟道各半，熟练和淡然相互渗透，并不是完全没有用心地做到的。你见过蝉和鸡吗？蝉爬上了树，叫起来不知道停止。鸡低头啄食，从不知道抬头。它本来就是这样。到了蝉蜕皮和鸡孵蛋的时候，则什么也不听不看，不饥不渴，默然地好像处身于荒野，一点点地变化只在毫发之间，即使是圣人的智慧也做不到。这难道是靠技术和学习的帮助吗？两个人出去了。道士说：你稍候，等老先生来到，再问问他。两个人回头说：老先生也不一定知道的。你去找蝉和鸡去问吧，学习它们就可以养生，也可以延年益寿。

广州道士崇道大师何德顺，新建了道堂，题名为"众妙"，写信来海南，求我写篇堂记。我没有时间写，只是将梦中听到的话写给他看。绍圣六年（1099 年）三月十五日，四川人苏某书。

（本来不想写。正好有这个梦。梦中的话，都有妙理，都是据实记录的。我没有更改一个字，因为不想隐没这么精妙的道理。这些也都是关于养生的事，没有什么可以被人构陷的，所以写出来。——据《东坡尺牍》）。

【按语】

苏轼此文阐发了一与多的道理。道本来是一，而任何普通的事如果做到非常专一，都能达到与道相通的境界。所以在任何事物中都可以学到道。

思堂记

【原文】

建安章质夫，筑室于公堂之西，名之曰思。曰：吾将朝夕于是，凡吾之所为，必思而后行，子为我记之。嗟夫，余天下之无思虑者也。遇事则发，不暇思也。未发而思之，则未至。已发而思之，则无及。以此终身不知所思。言发于心而冲于口，吐之则逆人，茹之则逆余。以为宁逆人也，故卒吐之。君子之于善也，如好好色；其于不善也，如恶恶臭。岂复临事而后思，计议其美恶而避就之哉！是故临义而思利，则义必不果；临战而思生，则战必不力。若夫穷达得丧，死生祸福，则吾有命矣。少时遇隐者曰：孺子近道，少思寡欲。曰：思与欲，若是均乎？曰：甚于欲。庭有二盎以畜水，隐者指之曰：是有蚁漏，是日取一升而弃之，孰先竭？曰：必蚁漏者。思虑之贼人也，微而无间。隐者之言，有会于余心，余行之。且夫不思之乐，不可名也。虚而明，一而通，安而不懈，不处而静，不饮酒而醉，不闭目而睡。将以是记思堂，不亦缪乎！虽然，言各有当也。万物并育而不相害，道并行而不相悖。以质夫之贤，其所谓思者，岂世俗之营营于思虑者乎？《易》曰：无思也，无为也。我愿学焉。《诗》曰：思无邪。质夫以之。元丰元年正月二十四日记。

【白话解】

建安人章质夫，在公堂的西边新建一间静室，名字叫作思堂。他说：我将每天从早到晚在这里，所做的事，一定会先思考然后再做，你帮我写篇堂记吧。哎呀，我是天底下最不动脑的人，遇到事情就做，没有时间思考。事情没发生时就思考，那么考虑不到位；事情已经发生了再思考，又来不及了。这就是我老是不思虑的原因。言语发自内心然后冲到口边，说出来可能得罪人，不说则委屈自己。觉得宁可得罪别人，所以最终还是说出来。君子对于有益的事，就好像喜好美丽的颜色一样；对于不好的，就像厌恶臭秽事物一样。怎么可以在事情到来的时候，先思考、盘算喜欢还是厌恶然后再决定做与不做呢？所以说，遇到道义之事却思考利害，那么其道义就不彻底。战争来临之时却盘算求生，那么你打仗一定不会尽力。无论贫或富，得与失，生与死，福与祸，都自有命中注定。我年轻时遇到一个隐者，他说：你要接近真理，就要减少思虑与减少欲望。我问：思虑也与欲望一样吗？他说：比欲望更紧要。我的庭院里有两个蓄水罐子，隐者指着它说：这个有一个蚂蚁大的洞在漏水，这个则每天取一升倒掉，哪个水先枯竭？我说：肯定是漏水那个。思虑对人的影响，就是这样微细却不间断。隐者的话，让我心中有了体会，因此我按他的建议做。另外，不思虑有其乐趣，难以形容。心思虽放空但思维明白，思想专一并且通达，安逸却不松懈，不须独处而能安静，没有饮酒却如半醉，没有闭眼却似安眠。我写这些来作为思堂的堂记，不是太荒谬了吗？虽然意思相反，但各有各的道理。万物一起孕育而不须相互伤害，道理一起流传不一定相互对立。以质夫的贤明，他所说的"思"，怎么可能是世俗人斤斤计较的那种思虑呢？《易经》说：不过多思虑，不乱作为。我更愿意仿效这种态度。《诗经》说：思想不要有邪念。质夫秉承这个原则。元丰元年（1078年）正月二十四日记。

【按语】

苏轼此文，自称自己向来做事不过多思考，纯粹依照天性去做。不过他主要针对那种过多思前想后的人，文后也指出凡事三思是好的。两种方式他认为都有其优点。

睡乡记

【原文】

睡乡之境,盖与齐州接,而齐州之民无知者。其政甚淳,其俗甚均,其土平夷广大,无东西南北。其人安恬舒适,无疾痛札疠。昏然不生七情,茫然不交万事,荡然不知天地日月。不丝不谷,佚卧而自足。不舟不车,极意而远游。冬而绨,夏而纩,不知其有寒暑。得而悲,失而喜,不知其有利害。以谓凡其所目见者皆妄也。昔黄帝闻而乐之,闲居斋心、服形,三月弗获其治。疲而睡,盖至其乡。既寝[1],厌其国之多事也,召二臣而告之。凡二十有八年,而天下大治,似睡乡焉。降及尧舜无为,世以为睡乡之俗也。禹、汤股无胈,胫无毛,剪爪为牲,以救天灾,不暇与睡乡往来。武王克商还周,日夜不寝,曰吾未定大业。周公夜以继日,坐以待旦,为王作礼乐,伐鼓扣钟,鸡人[2]号于右,则睡乡之边徼屡警矣。其孙穆王,慕黄帝之事,因西方化人而神游焉。腾虚空,乘云雾,卒莫睹所谓睡乡也。至孔子时,有宰予者,亦弃其学而游焉,不得其涂,大迷谬而返。战国秦汉之君,悲愁伤生,内穷于长夜之饮,外累于攻战之具,于是睡乡始丘墟矣。而蒙漆园吏庄周者,知过之化为蝴蝶,翩翩其间,蒙人弗觉也。其后山人处士之慕道者,犹往往而至,至则嚣然乐而忘归,从以为之徒云。嗟夫,予也幼而勤行,长而竞时,卒不能至,岂不迂哉?因夫斯人之问津也,故记。

【注释】

[1] 寝:诸本同。《列子》作"寤",即睡醒。当从。

[2] 鸡人:古代宫中于天将亮时,有头戴红巾的卫士,于朱雀门外高

声喊叫,好像鸡鸣,以警百官,故名鸡人。

【白话解】

　　睡乡这个地方,与齐州接壤,但齐州人完全不知道。睡乡的政治很淳朴,风俗很公平,它的土地平坦广阔,没有东西南北的区分。那里的人民安逸舒适,没有疾病、疼痛、死亡和瘟疫。他们精神平静没有七情六欲,思想淡然不与任何外事交接,生活坦荡不问天地日月。不养蚕不耕种,躺在床上而安然满足。不乘船不坐车,只让思想四处远游。冬季穿夏天的衣服,夏季穿冬天的衣服,不在意天气的寒冷和炎热。得到了反而难过,失去了却会高兴,并不知道对自己有什么利弊。他们认为凡是所见到的都不真实。从前黄帝听说后很高兴,他休闲时不理政事,让心里清静,服气吐纳,但三个月也没获得安定国家的办法。疲倦了睡觉,就是到睡乡去了。醒来之后,觉得国家的事务太多,叫来二位大臣,告诉他们所见。此后二十八年,天下都太平,跟睡乡一样。到尧、舜时期,政治上少有纷扰,人们也认为是受睡乡的风俗影响。禹、汤则非常勤劳,他们辛苦到大腿肌肉消瘦,小腿磨掉了毛,剪下自己指甲作为祭品来祈求上天救助天灾,根本没有时间去睡乡。周武王灭商后回到周地,日夜顾不上睡觉,说重要事业还没有完成。周公昼夜不停,从晚上工作到天亮,为武王制作礼乐,击鼓敲钟,派人清晨时在旁边学鸡叫,这样令睡乡的边界多次受到侵扰。他的孙子穆王,仰慕黄帝的故事,通过西方来的有幻术的人而得以精神遨游。如同飞腾在天空中,乘云驾雾飞行,但到底也没有看到所谓的睡乡。到孔子时,有个弟子宰予,放弃了学习去游玩,找不到去睡乡的方向,迷路了只好回来了。战国秦汉时期的帝王,过多悲哀忧愁令生命受到伤害,在内为熬夜饮酒所伤,在外受到战争的困扰,这样睡乡也就变成废墟了。只有蒙县看守漆园的小官员庄周,知道去那儿,并且变成蝴蝶,在那儿翩翩起舞,但蒙县人完全不知道。现在山野间的平民仰慕道家的人,还来来往往地去那儿,去了就快乐得忘了回来,跟随他成为门徒。唉,我小时候勤奋努力,长大后在世间上进,这样最终去不了睡乡,难道不是糊涂吗?由于有这些人来探问,所以作这一篇文章。

【按语】

　　苏轼这篇文字,采用寓言写法,把梦中所到之地称为"睡乡",说那是一个人们不知道的地方,借睡乡而论管理。他说管理者即使主观意愿很好,但是如果频密地出台措施,有时并不能起到良好效果。这种说法显然受到道家无为思想的影响,不一定正确。但是从养生的角度而言,有值得参考的地方。"睡乡"可以说是一种安然无梦没有任何思虑的最好睡眠状态,但不能过于迫切地去追求。人有时越想睡好却容易失眠,只有心中安宁了,才更容易平静入睡。

赤壁赋

【原文】

　　壬戌之秋,七月既望,苏子与客,泛舟游于赤壁之下。清风徐来,水波不兴。举酒属客,诵明月之诗,歌窈窕之章。少焉,月出于东山之上,徘徊于斗牛之间。白露横江,水光接天。纵一苇之所如,凌万顷之茫然。浩浩乎如冯虚御风,而不知其所止;飘飘乎如遗世独立,羽化而登仙。于是饮酒乐甚,扣舷而歌之。歌曰:桂棹兮兰桨,击空明兮溯流光。渺渺兮予怀,望美人兮天一方。客有吹洞箫者,倚歌而和之。其声呜呜然,如怨如慕,如泣如诉,余音袅袅,不绝如缕。舞幽壑之潜蛟,泣孤舟之嫠妇。苏子愀然,正襟危坐,而问客曰:何为其然也? 客曰:月明星稀,乌鹊南飞,此非曹孟德之诗乎? 西望夏口,东望武昌。山川相缪,郁乎苍苍,此非孟德之困于周郎者乎? 方其破荆州,下江陵,顺流而东也,舳舻千里,旌旗蔽空,酾酒临江,横槊赋诗,固一世之雄也,而今安在哉? 况吾与子,渔樵于江渚之上,侣鱼虾而友麋鹿。驾一叶之扁舟,举匏樽以相属。寄蜉蝣于天地,渺沧海之一粟。哀吾生之须臾，羡长江之无穷。挟飞仙以遨游，抱明月而长终。知不可乎骤得，托遗响于悲风。苏子曰：客亦知夫水与月乎？逝者如斯，而未尝往也。盈虚者如彼，而卒莫消长也。盖将自其变者而观之，则天地曾不能以一瞬；自其不变者而观之，则物与我皆无尽也，而又何羡乎！且夫天地之间，物各有主。苟非吾之所有，虽一毫而莫取。惟江上之清风，与山间之明月，耳得之而为声，目遇之而成色，取之无禁，用之不竭，是造物者之无尽藏也，而吾与子之所共适。客喜而笑，洗盏更酌。肴核既尽，杯盘狼藉。相与枕藉乎舟中，不知东方之既白。

【白话解】

壬戌年秋天，七月十六日，苏东坡和友人乘船在赤壁下面游玩。清风缓缓吹来，江面水波平静。他举杯邀客人同饮，吟诵起明月的诗篇，歌唱着《诗经》"窈窕"的乐章。过了一会儿，月亮从东山上升起，缓慢地移动于斗宿和牛宿之间的星空。白色的雾气横贯江面，江面反射的月光连接天际。我们任凭小船如同苇叶一样随意飘荡，仿佛飘在茫茫万顷的虚空中。浩荡渺远的江面，令人好像在乘风遨游，不知将会去到何处；飘飘然地遗忘了人世好像只有我一个人，飞上天空变成神仙。这时候喝酒喝得高兴，苏东坡敲着船舷唱起歌来。歌词说："用玉桂树做的棹，木兰做的桨，划破江面，水波荡漾。我的思绪缥缈，遥望思慕的人儿在远方。"有一个会吹洞箫的客人，按着歌声吹箫应和。箫声呜呜呜，像是怨恨，又像是思慕，像是哭泣，又像是倾诉，声音悠长，像细丝连绵不绝。深渊中的蛟龙听了也会起舞，孤舟中的寡妇听了都会落泪。苏东坡情绪低落，整理了衣裳端正地坐起来，问友人说："怎么吹这样的曲调？"客人说："'月明星稀，乌鹊南飞'，这不是曹操当年的诗吗？向西望是夏口，向东望是武昌，山水环绕，苍翠林密，这不是曹操被周瑜围困的地方吗？当他夺取荆州，攻下江陵，顺着长江东下的时候，战船连接千里，旌旗遮蔽天空，在江面斟酒豪饮，手执长矛创作诗篇，真是时代的英雄啊，可如今又在哪里呢？何况我同你，只是在江中和沙洲上捕鱼砍柴，以鱼虾为伴，与麋鹿为友，今天坐这只小船，拿酒壶酒杯互相劝酒。只是像蜉蝣一样寄生在天地之间，渺小得像大海中的沙粒。不能不哀叹生命的短暂，而羡慕长江的流水无穷无尽。真想能够同仙人一起遨游，与明月一起长存。但我知道这是不可能轻易做到的，只有任箫声的余音散在悲凉的秋风中。"苏轼说："你们真的明白江水和月亮吗？江水总是不停地流逝，但是江面总在这里；月亮经常有圆有缺，但它实际上并没有增大或减小。从变动的角度来看，天地的存在也不过是一眨眼的事情；而从不变的角度来看，万物与我们一样都永远存在，有什么好羡慕的呢？再说，天地之间，万物各有主宰。如果不该属于我的东西，一丝一毫也拿不走。只有这江上的清风和山间的明月，耳朵听到了就成为美妙乐声，眼睛看到了就成为美丽景色，随便取用无人限制，享用它们永远不会耗竭。这是大自然无穷无尽的宝藏，是我和你都能一起拥有的。"友人听了之后，高兴地笑了。洗净杯子，重新斟酒。吃完菜肴果品，杯盘杂乱地放着。大家互相枕着靠着睡在船中，不知不觉东方天空已经亮了。

【按语】

本文作为文学名篇，如果说对养生有什么启发的话，主要是可以参考苏轼对生命的态度。与其哀叹生命的短暂，不如珍惜眼前风光，自在地生活。

飓风赋（并叙）

【原文】

《南越志》：熙安间多飓风。飓者，具四方之风也，常以五六月发。未至时，鸡犬为之不鸣。又《岭表录》云：夏秋间有晕如虹者，

谓之飓母,必有飘风。

　　仲秋之夕,客有叩门指云物而告予曰:海氛甚恶,非禔非祥。斫霓饮海而北指,赤云夹日而南翔。此飓之渐也,子盍备之?语未卒,庭户肃然,槁叶薪薪。惊鸟疾呼,怖兽辟易。忽野马之决骤,矫退飞之六鹢。袭土囊而暴怒,掠众窍之叱吸。予乃入室而坐,敛衽变色。客曰:未也。此飓之先驱尔。少焉,排户破牖,殒瓦擗屋。礧击巨石,揉拔乔木。势翻渤澥,响振坤轴。疑屏翳之赫怒,执阳侯而将戮。鼓千尺之清澜,翻百仞之陵谷。吞泥沙于一卷,落崩崖于再触,列万马而并鹜,溃千军而争逐。虎豹詟骇,鲸鲵奔蹙。类巨鹿之战,殷声呼之动地;似昆阳之役,举百万于一覆。予亦为之股慄毛耸,索气侧足。夜拊榻而九徙,昼命龟而三卜;盖三日而后息也。父老来唁,酒浆罗列,劳来僮仆,惧定而说。理草木之既偃,辑轩槛之已折,补茅屋之罅漏,塞墙垣之隤缺。已而山林寂然,海波不兴,动者自止,鸣者自停。湛天宇之苍苍,流孤月之荧荧。忽悟且叹,莫知所营。呜呼,大小出于相形,忧喜因于相遇。昔之飘然者,若为巨耶?吹万不同,果足怖耶?蚁之缘也,吹则坠;蚋之集也,呵则举。夫嘘呵曾不能以振物,而施之二虫则甚惧。鹏水击而三千,搏扶摇而九万。彼视吾之惴慄,亦尔汝之相莞。均大块之噫气,奚巨细之足辨?陋耳目之不广,为外物之所变。且夫万象起灭,众怪耀眩,求仿佛于过耳,视空中之飞电。则向之所谓可惧者,实耶?虚耶?惜吾知之晚也。

【白话解】

　　《南越志》书中说道:熙安这里经常有台风。台风,从四面席卷而来的风,常常在五六月份吹来。台风未来之前,鸡狗都不敢鸣吠。另外《岭表录异》书中说,夏秋之间天空常常会出现像彩虹一样的光晕,这叫飓母,这时候一定有台风。

　　一个秋天的傍晚,有邻居来叩门,指着天上的云告诉我说:"海面气候很不好,这不是凶兆也不是吉兆。像彩虹断裂入海指向北方,红色云彩遮蔽太阳向南方飘散。这是台风来临的征兆，你没有作防备吗？"话还没说完，庭院里沙沙作响，枯叶满天飞舞，天上受惊的鸟儿惊叫疾飞，恐慌的野兽躲藏了起来。像野马奔跑那样气流疾涌，能令矫健的水鸟倒飞，像吹袭洞穴一样暴响，像掠过众多小洞一样呼啸。我赶紧跑进屋里坐着，整理衣襟面容失色。邻居说："这还不是台风，只是台风的前奏。"过了一会儿，风更猛烈地摧打着房屋和窗户，揭飞屋瓦震撼房屋，声音像巨石撞击，像树木倾倒，气势好像连渤海都倾翻，地心都震动。似乎是风神屏翳在发怒，抓住海神阳侯要剿杀他。于是鼓起千尺巨浪，形成百丈深的深谷。像卷席一样吞走泥沙，崖壁受到多次撞击发生崩裂的声音。声响像万马一起奔腾，又像大部队溃散逃走。令虎豹为之惊骇，吓得鲸鲵为之奔逃。仿佛当年巨鹿大战，呼声惊天动地，又似昆阳之役，上百万的军队毁于一旦。我吓得两腿颤抖，毛发竖起，大口吸气，站立不稳。夜晚多次搬床铺避雨，白天多次用龟甲占卜问情况。直到三天后台风才平息。周围父老乡亲来慰问我，酒菜罗列，忙坏了童仆，不再恐惧也安心了。大家清理被毁的草木，修理破损的房屋，补好茅屋的漏洞，塞好墙壁的破口。而此时山林一片寂静，海上波澜不惊，劳动的人渐渐停息，鸣叫的家畜悄然安静。天上夜空深湛，月色孤单荧荧。我突然间有所体会，感叹起来，不知人生何求。世间的大与小，取决于相比较；忧与喜，取决于不同的境遇。昔日台风飘荡，真的很厉害吗？风吹万物不同，真的很恐怖吗？蚂蚁爬在树上，吹一下它就掉下去了。蚊蚋聚集在一起，呵一口气就吹起它了。人们的呼气喘息吹不动什么事物，但吹在蚂蚁和蚊蚋这两种小虫身上它们就很恐惧。传说中的大鹏鸟一次击水能飞三千里，扶摇能直上九万里。它看见我对台风的恐惧，只不过像我们对虫子那样好笑。我们不过都是天地之间的气息，有什么必要区分巨细呢？如果我们见识不广，就会为外界事物所影响。其实各种事物的变幻，各种奇怪现象的唬人，应当隐约地过耳即忘，像天上雷电闪过即散。如果这样，当时的恐惧，是真实的还是虚幻的呢？可惜这个道理自己知道得迟了。

【按语】

本篇苏轼对台风的形容非常生动。而台风来时与过后的对比，让他进一步思考：多大的灾祸，终有过去的时候，过后仿佛不曾有过一样，所以不必处于恐惧之中。

夕庵铭

【原文】

与昼皆作,雾散毛脉。夜气既归,肝胆是宅。我名夕庵,惟以照寂。八万四千,忽然而一。

【白话解】

随白天而起来练功,气息如雾充满散布于细小经脉中。夜来收束真气,回归到肝胆中静养。我将这里取名为夕庵,只是用来静观练习。人世间八万四千种那么多的景象,在用功时忽然就凝聚成一念了。

【按语】

这篇铭文历来较难解读。现尝试从练功修习的角度来译释,似较为通顺。

谷庵铭

【原文】

孔公之堂名虚白,苏子堂后作圆屋。堂虽白矣庵自黑,知白守黑名曰谷。谷庵之中空无物,非独无应亦无答,洞然神光照毫发。

【白话解】

　　孔公的大堂名称是虚白,我在堂后建了个圆形的小庵。堂是白色的,小庵是黑色的,按照老子"知白守黑"的说法取名叫谷。谷庵里空空无物,静坐其中没人呼应也没有人作答,暗室却感觉面前一片光明似乎能照亮每一根毫毛。

【按语】

　　这是苏轼在徐州任职时所作,孔公名孔道辅,是前任官员,曾盖有虚白堂。《老子》说"知其白,守其黑",又说"知其荣,守其辱,为天下谷",意思是将自己处于低下谦卑的位置。苏轼借用此语将新建的小屋命名为谷庵。虚白,《庄子》曾说"虚室生白",前人解释说虚室指内心,白指道。通常也指在气功入静时的状态。综合后文,也是指苏轼在谷庵中静坐的感觉。

寒热偈

【原文】

　　今岁大热,八十余日,物我同病,是热非虚。方其热时,谓不复凉。及其既凉,热复安在。凡此寒热,更相显见。热既无有,凉从何立。令我又复,认此为凉。后日更凉,此还是热。毕竟寒热,为无为有。如此分别,皆是众生,客尘浮想。以此为达,无有是处。使谓为迷,则又不可。如火烧木,从木成炭,从炭成灰,为灰不已,了无一物。当以此偈,更问子由。

（仆在黄州戏书,为江夏李乐道持去。后七年,复相见京师,出此书,茫然如梦中语也。元祐戊辰六年三月三日。先生自跋）

【白话解】

今年非常热,连续八十多天,各种生物和我一起都受影响生病了,这是真实的炎热并不虚妄。在正热的时候,觉得好像不会凉快了。到后来变凉了,那时的热又去哪里了呢？所有这些寒热,是相互比较而言的。如果没有热,又怎么会有凉,能让我感觉到这是"凉"？过些日子更凉快了,又会认为这时是"热"。那么到底什么是寒,什么是热？硬是区分它们,都是众生的虚幻观念。认为这是通达事理,并不正确。但如果说是错的,那也不合适。就像火可以焚烧木头,让木头变成炭,从炭变成灰,成灰之后,变得什么也不是了。要拿这篇偈语,去请教子由。

［这是我在黄州的游戏之作,被江夏人李乐道拿走。七年后,在京城再见到他,他拿出这封信,我感觉当时茫然如在梦中之语。元祐六年（1091年）三月三日。苏东坡自跋］

【按语】

苏轼对佛教道理虽然有深刻的了解,但始终保持平常人的视角。例如本篇用生活中的感悟指出,虽然说"热"不过是一种人为的概念,但人受到热的影响而生病却是真实的。要是说众生硬去区分寒热是虚妄,可木头受热焚烧之后再也不能恢复了,这又是真实的。类推到养生上,虽然心理的调节能够一定程度上减轻寒热的感受,但绝不能不注意防暑及避寒的措施。

玉石偈

【原文】

嘻嘻呀呀三伏中,草木生烟地生火。遗君玉石百有八,愿君置之白石盆。注以碧芦井中泉,遣君肝肺凉如水。热恼既除心自定,当观热相无去来。寒至折胶热流金,是我法身一呼吸。寒人者冰热者火,冰火初不自寒热。一切世间我四大,毕竟谁受寒热者。愿以法水浸摩尼,当观此石如瓦砾。

【白话解】

三伏天热得人直喘气,草木像要冒烟,大地像着了火。我送给你一百零八颗玉石,愿你放在白石盆里,加入碧芦井内的泉水,就能给你的五脏送来如水的清凉。炎热的烦恼解除后内心就会安定,应当明白"热"是一种来无影去无踪的假象。寒冷到胶结断裂,炎热到金属熔化,都不过是人身呼吸之间的感受。冰是冷的火是热的,可是冰和火本身没有什么冷和热。我和世间一切都是地火水风四大物质化合而成的,到底是谁在感受寒热呢?愿你以佛法来浸润这些摩尼宝珠,只当这些玉石是瓦砾就好了。

【按语】

此文也是写寒热,主要就是强调寒热只是一种感觉,并不是真实存在的物质。

问养生

【原文】

余问养生于吴子,得二言焉。曰和。曰安。何谓和?曰:子不见天地之为寒暑乎?寒暑之极,至于折胶流金,而物不以为病,其变者微也。寒暑之变,昼与日俱逝,夜与月并驰,俯仰之间,屡变而人不知者,微之至,和之极也。使此二极者,相寻而狎至,则人之死久矣。何谓安?曰:吾尝自牢山浮海,达于淮,遇大风焉,舟中之人,如附于桔槔,而与之上下,如蹈车轮而行,反逆眩乱不可止。而吾饮食起居如他日。吾非有异术也,惟莫与之争,而听其所为。故凡病我者,举非物也。食中有蛆,人之见者必呕也。其不见而食者,未尝呕也。请察其所从生。论八珍者必咽,言粪秽者必唾。二者未尝与我接也,唾与咽何从生哉。果生于物乎?果生于我乎?知其生于我也,则虽与之接而不变,安之至也。安则物之感我者轻,和则我之应物者顺。外轻内顺,而生理备矣。吴子,古之静者也。其观于物也,审矣。是以私识其言,而时省观焉。

【白话解】

我向吴远游先生请教养生,得到两个字,一是和,一是安。什么叫"和"?他说:你没有看到天地之间有严寒和酷暑吗?冷到了极限,可以令软胶凝固折断,热到了极限,可以使金属熔化,但自然界中的事物并不因此而受损,这是因为受影响而产生的变化是非常微小的。寒来暑往,白天随太阳下山而过去,夜晚随月亮隐没而告终,一抬头一低头,就在人们不知不觉间逐渐变化了。微小改变到不可觉察,这就是最高明的"和"。假如寒热两端,像游戏一样突然变换,那么人类早就灭亡了。那什么是

"安"呢？他说：我曾经从崂山出海，到达淮河入海口，中途遇到大风大浪，船上的人像装在吊桶一样上上下下，如同踩在轮子上向前滚动，以致眩晕呕吐不止。而我却和平时一样，饮食起居没有受到丝毫的影响。这并不是我有什么奇异的法术，只是没有特意地与风浪抗争，而顺其自然随其所为。由此看来，令我们不适的，并不一定都是外界的事物。饭菜中有蛆虫，人看到了就会作呕，若没有看到就吃下去，则不作呕。人们一说起山珍海味就会馋得咽口水，一说起粪便污秽往往就吐口水以示厌恶，根本没有接触到，为什么会咽口水或吐口水呢？真的是因为那些东西吗？还是因为自己心理在作怪呢？明白是因为自己的原因，那么即使真的接触到，也不变色，这就是最高明的"安"了。内心安定坦然，外界的影响就对我很小，精神从容和缓，我感受事物的反应就顺畅。内心安定，反应顺畅，养生的要领就基本掌握了。吴先生，是有着古人那种沉静气质的人，他观察事物真是细致啊。于是我记下他的话，时时反省对照。

【按语】

　　本篇中，苏轼记载潮州隐士吴远游（字子野）对他讲述的和、安二字的养生道理。所谓和即潜移默化，安即顺应环境。

修养帖

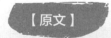
【原文】

　　任性逍遥，随缘放旷，但尽凡心，别无胜解。以我观之，凡心尽处，胜解卓然。但此胜解不属有无，不通言语，故祖师教人到此便住。

如眼翳尽，眼自有明，医师只有除翳药，何曾有求明药？明若可求，即还是翳。固不可于翳中求明，即不可言翳外无明。而世之昧者，便将颓然无知，认作佛地。若如此是佛，猫儿狗儿，得饱熟睡，腹摇鼻息，与土木同，当恁么时，可谓无一毫想念，岂可谓猫儿狗子已入佛地？故凡学者，但当观妄除爱，自粗及细，念念不忘，会作一日，得无所住。弟所教我者，是如此否？因见二偈警策，孔君不觉耸然，更以闻之。书至此，墙外有悍妇，与夫相殴詈，声飞灰火，如猪嘶狗嗥。因念他一点圆明，正在猪嘶狗嗥里面，譬如江河鉴物之性，长在飞砂走石之中。寻常静中推求，常患不见，今日闹里忽捉得些子。如何？如何？元丰六年三月二十五日。夜已封书讫，复以此寄子由。

【白话解】

赵州禅师说："任由个性自在奔放，适应各种情形心情放松旷达。只能尽自己见识努力去做，其他再没有什么高明的方法。"在我看来，将自己平凡见识发挥到极处，就是高明的方法。但这种高明办法不能说行或不行，也不能用言语来表达，因此佛祖让人到这里便停住不要再去追求。就像人的眼睛翳膜消退，自然能见光明，医生只有消除翳膜的药，哪有什么增长视力的药？视力即使可以增长，却还是会被翳膜遮挡。固然不能在翳膜阻挡时看到光明，但也不能说翳膜之后就没有视力。世间不明此理的人，常将蒙昧无知看作是佛法所说的觉悟。如果这是佛法，那么小猫小狗，吃饱熟睡，腹部摇晃打着呼噜，跟土木一样不动，在那时，它们可以说一点思维都没有，难道可以说这些小猫小狗就悟到了佛法？所以，凡是修行的人，只应当省察妄念，消除爱欲，自粗疏到精细，坚持不断，直到一天，完全无所挂念。弟弟你跟我谈的道理，是这样的吗？由于看到你两首偈子得到警醒，孔君也觉得豁然明白，写信告诉你。写到这里，墙外有个泼妇，正在与丈夫又打又骂，声音大得足以扬起灯灰，听来如猪叫狗吠。于是想到他们的那个真我，正是藏在这猪叫狗吠声中。就像江河平静时可以照人的特性，掩藏在平时冲击沙石的急流之中。平时静心来想这些道理，总是想不明白，今天吵闹中忽然捕捉到一点儿。怎么样？怎么样？元丰六年（1083年）三月二十五日。夜晚本来信已封口了，又写了这些寄给子由。

【按语】

苏轼谈修养，指出每个人不管资质如何，都应根据自己的条件努力而为，这是最好的修养。虽然佛法上说，小猫小狗都有佛性，但小猫小狗没有去修行，总不能说它们就成佛了。而有心修行的话，哪怕是周边的吵闹喧哗，都能令人有所感悟。

录赵贫子语

【原文】

赵贫子谓人曰：子神不全。其人不服，曰：吾僚友万乘，蝼蚁三军，糠粃富贵而昼夜生死，何谓神不全乎？贫子笑曰：是血气所扶，名义所激，非神之功也。明日问其人曰：子父母在乎？曰：亡久矣。尝梦见乎？曰：多矣。梦中知其亡乎？抑以为存也？曰：皆有之。贫子笑曰：父母之存亡，不待计议而知者也。昼日问子，则不思而对；夜梦见之，则以亡为存。死生之于梦觉有间矣，物之眩子而难知者，甚于父母之存亡。子自以神全而不学，可忧也哉！予尝与闻其语，故录之。

赵贫子对人说：你精神并不圆满。那人不服气，说：我对君王也只视如朋友而不畏惧，将千军万马不过看作是成群蚂蚁，视富贵如尘土，看生死只如昼夜交替，这样为什么说还不圆满？赵贫子笑着说：这是你在血气扶持下，对事物名义的反应，并不是精神的作用。第二天，问那人说：你的父亲母亲在吗？说：死去很久了。问：曾经在梦里见到过吗？说：很多次。问：梦中知道他们已去世了吗，还是以为是活着？说：两种情况都有。赵贫子笑着说：父母的存亡，不待考虑就知道的。白天问你，不用思索就能回答；到夜里梦见时，就将死去的父母当成还在世。死生与做梦、醒着相比还是不同的，其他能迷惑你让你无法觉察的事物，还有比父母是否在世更复杂的。你自以为精神已经圆满，不去进一步学习，令人担忧啊！我曾经听到了他们的谈话，所以记录下来。

【按语】

"神全"也就是精神达到圆满而不受外物影响的境界。这是一个不断完善的过程。苏轼借赵贫子之口说出他对"神全"的理解。

书六一居士[1]传后

【原文】

苏子曰：居士可谓有道者也。或曰：居士非有道者也。有道者，无所挟而安，居士之于五物，捐世俗之所争，而拾其所弃者也。乌得为有道乎？苏子曰：不然。挟五物而后安者，惑也。释五物而后安者，又惑也。且物未始能累人也，轩裳圭组，且不能为累，而况此五物乎？物之所以能累人者，以吾有之也。吾与物俱不得已而受形于天地之间，其孰能有之？而或者以为己有，得之则喜，丧之则悲。今居士自谓六一，是其身均与五物为一也。不知其有物耶，物有之也？居士与物均为不能有，其孰能置得丧于其间？故曰：居士可谓有道者也。虽然，自一观五，居士犹可见也。与五为六，居士不可见也。居士殆将隐矣。

【注释】

[1] 六一居士：欧阳修自号六一居士，他说“集古录一千卷，藏书一万卷，有琴一张，棋一局，酒一壶，一翁老于其间”，故称“六一”。

【白话解】

苏东坡说：六一居士可以称得上是得道之人。有人说：居士算不上有道之人。有道之人，无所拥有而安宁。而六一居士对于五样东西过于沉迷，是抛弃了世俗所争抢的名利，却又捡起人们所嫌弃的事物，这样怎么能算是有道呢？苏东坡说：不是这样的。拥有那五样东西才能心安的，固然是一种痴迷。然而非得丢弃那五种东西才能安然的话，也是一种执着。况且，事物本身是不会影响人的，车马服饰、印信绶带那些都影响不了他，何况这五种东西呢？事物之所以能影响人，是因为我拥有它。我与事物都是被动地成形于天地之间，谁能拥有谁？然而有的人认为自己可以拥有，得到了就高兴，失去了就悲伤。现在居士他自号为“六一”，这是把他自己与五样东西同等看待。不知是他拥有五样东西呢，还是五样东西拥有他呢？居士与事物都不能拥有，谁又能把得失放在心中呢？所以说：居士可以称得上得道之人。虽然这样，然而把“一”和“五”分开来，你还能看得到居士，如果将他这个“一”与五样东西合起来成为“六”，居士本身就看不到了，居士他大概隐藏于其中了。

苏轼就欧阳修的"六一居士"之号发挥,指出欧阳修虽然自称喜爱五样事物,但并不是执着。他连官位都不放在眼里,又怎会受这些所左右呢。这里也包含着很辩证的认识。即认为并非讲"道"就要抛弃所有爱好,而是在于心会不会受外物影响。如一定认为不能做什么,同样也是一种执着。

书《品茶要录》后

【原文】

物有畛而理无方,穷天下之辩,不足以尽一物之理。达者寓物以发其辩,则一物之变,可以尽南山之竹。学者观物之极,而游于物之表,则何求而不得。故轮扁行年七十而老于斫轮,庖丁自技而进乎道,由此其选也。黄君道辅讳儒,建安人。博学能文,淡然精深,有道之士也。作《品茶要录》十篇,委曲微妙,皆陆鸿渐以来论茶者所未及。非至静无求,虚中不留,乌能察物之情如此其详哉?昔张机有精理,而韵不能高,故卒为名医,今道辅无所发其辩,而寓之于茶,为世外淡泊之好,此以高韵辅精理者。予悲其不幸早亡,独此书传于世,故发其篇末云。

【白话解】

事物有边界,而道理无界限。即使穷尽天下人的辩论,都不足以说尽一个事物蕴含的道理。所以明智的人借用事物来说道理，那么一个事物的变化，写出来足可用尽南山的竹子。学者们明察了事物的极致，再来看事物的外表，哪还有把握不了的呢。所以轮扁年近七十岁而精于制车轮，庖丁能从技术中悟到道的境界，这是从他们选择从事的工作中达到的。黄道辅先生，名儒，建安人，博学多才，善于写文章，思想淡泊认识精湛，是一个有道之士。他写了《品茶要录》十篇，内容全面细致，自从陆羽以来谈论茶叶的人都不及他。如果不是性格宁静无欲无求，精神空灵不存成见，哪里能察看事物的状况到这样详细的地步？以前张机有精深的认识，但从事的工作不高雅，所以最终只成为名医。现在黄道辅先生将无法言说的精妙论辩，寄托在茶艺上，这是远离尘世的淡泊爱好，可谓用高雅之事来辅以体现精妙道理。我痛惜他的不幸过早去世，只有这本书传于世，所以在书末阐发其主旨。

【按语】

　　这是苏轼为黄儒所著《品茶要录》所作的跋。除了赞扬作者外，还认为茶中有着高妙的品行与道理。

与庞安常

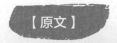

【原文】

　　端居静念，思五脏皆止一，而肾独有二。盖万物之所终始，生之所出，死之所入故也。《太玄》：罔、直、蒙、酋、冥。罔为冬，直为春，蒙为夏,酉为秋,冥复为冬,则此理也。人之四肢九窍,凡两者,皆水属也。两肾、两足、两外肾、两手、两目、两鼻,皆水之升降出入也。手、足、两肾,旧说固与肾相表里,而鼻与目,皆古未之言也,岂亦有之,而仆观书少不见耶?以理推之,此两者其液皆咸,非水而何?仆以为不得此理,则内丹不成,此又未易以笔墨究也。古人作明目方,皆先养肾水,而以心火暖之,以脾土固之。脾气盛,则水不下泄,心气下则水上行,水不下泄而上行,目安得不明哉。孙思邈用磁石为主,而以朱砂、神曲佐之,岂此理也。夫安常博极群书,而善穷物理,当为仆思之。是否?一报。某书。

【白话解】

在家中闲居静心,思考五脏中其他都只有一个,而唯独肾有两个的道理。因为它是万事万物的始终,是生命的发源地,也是死亡的归宿。《太玄经》分事物为罔、直、蒙、酉、冥五个阶段,其中罔为冬季,直为春季,蒙为夏季,酉为秋季,而冥又属于冬季,就是这个道理。人的四肢九窍,凡有两个的,都是属于水的。像两个肾、两条腿、两只外肾、双只手、两只眼睛、两个鼻孔,都是水的升降出入的地方。手、足、两肾,传统已经说与肾表里相联系,而鼻子和眼睛,则是古代没有说的。或许也有说过,是由于我读书没见到吧?但据道理来推论,这两种器官分泌的液体味道都是咸的,这不是属于水吗?我认为不明白这个道理,内丹就难以修炼成功,这个道理又不易用笔墨写清楚。古人订立明目的方剂,都是先补养肾水,然后用心火来温暖,用脾土来固护。脾气强壮,水就不往下泄,心气下降那么水气就往上行,这样眼睛怎么会不明亮呢?孙思邈用磁石为主药,用朱砂、神曲来佐助,难道不是这个道理吗?庞安常先生博览群书,又善于推究事物道理,请帮我考虑一下,看说得对不对?苏东坡书。

庞安常即庞安时,字安常,是当时著名的医生。苏轼此信与他探讨医学道理。中医一般认为肺开窍于鼻,肝开窍于目。而苏东坡认为鼻与眼的分泌液都是咸的,应当与肾有关。

大还丹诀

【原文】

凡物皆有英华。轶于形器之外,为人所喜者,皆其华也。形自若也,而不见可喜,其华亡也。故凡作而为声,发而为光,流而为味,蓄而为力,浮而为膏者,皆其华也。吾有了然常知者,存乎其内,而不物于物,则此六华者,苟与吾接,必为吾所取。非取之也,此了然常知者与是六华者盖常合而生我矣。我生之初,其所安在?此了然常知者苟存乎中,则必与是六华者皆处于此矣。其凡与吾接者,又安得不赴其类,而归其根乎?吾方养之以至静,守之以至虚,则火自炼之,水自伏之,升降开阖,彼自有数,日月既至,自变自成,吾不预知可也。《易》曰:精气为物,游魂为变。《传》曰:用物精多则魂魄强。《礼》曰:体魄则降,志气在上。人不为是道,则了然常知者,生为志气,死为魂神,而升于天。此六华者,生为体为精,死为魄为鬼而降于地。其知是道者,魂魄合,形气一。其至者,至骑箕尾而为列星。敬之信之,密之行之,守之终之。元祐三年九月二十八日书。

所有物体都有精华神采。表现在形体的外面，为人们所喜爱的，就是其华彩。形体虽然一样，可是表现不出令人喜爱的光彩，说明它的精华已消亡了。所以，凡是事物发出的声音，发出的光亮，流出的气味，积蓄成的力量，浮出的膏泽，都是内在精华的体现。我有一份能够明察和感知事物的灵性，存在于内部，不依附于任何外物。那么这六种外在的华彩如果与我接触，就一定会被我汲取。不是我刻意汲取它们，而是我的灵性本来就是要与六种华彩一起结合起来才生成我的。我出生的时候，它们又在哪里呢？我那能够明察和感知事物的灵性既然在体内，那么一定是与六种华彩在一起的。外界事物与我接触时，又怎会不各按类别，与我内在的华彩相通而被汲入呢？我将用宁静来培养它，用清虚来守护它，那么体内真火自动来烧炼，真水自动来降伏它们，升降开合，都自然而有其规律，时间一到，就自然发生变化生成丹药，我也不能预先知晓它的成功。《易·系辞传》说：精气聚合而生成物质形体，游魂依存而出现变化。《左传》说：物质精气充足，那么魂魄也强。《礼记》说：肉体埋于大地，而精神漂荡在上。人如果不修炼这种道术，那么体内的灵性，生存时体现为精神思维，死后则变为轻清的灵魂飞升上天；而这六种华彩，生存时作为肉体精气的一部分，死后则变为沉浊的魄精而降沉于地上。知道这种道理的人，能够让魂和魄结合，形和气融为一体。达到最高境界时，能够全身都飞升到天上与星宿并列。请敬重和坚信这道理，密藏并且去实践它，坚持直到最终成功。作于元祐三年（1088年）九月二十八日。

【按语】

大还丹指内丹，苏轼此诀并没有讲具体的练习方法，但阐述了以人自身为材料而修炼的主旨。

动静

　　王介甫一夕以动静二字，问诸门生，诸生作答，皆数百言，公不然之。时东坡维舟秦淮，公曰：俟苏轼明日来问之。既至，果诘前语。东坡应声曰：精出为动，神守为静，动静即精神也。公击节称叹。

【白话解】

　　王安石有一天晚上询问门生们如何理解动静二字。门生们的回答，都说上好几百字，王安石均不满意。此时，苏东坡坐的船正好在秦淮河边停泊，王安石便说："等苏轼来了以后问他。"第二天苏轼来了以后，果然问他同样的问题。苏轼随口答道："精气外出为动，神识内守为静，所以动静就是精神。"王安石为之击节赞赏。

【按语】

　　苏轼巧答王安石的问题。王安石曾著《字说》一书，常以字音、字形解释字义，颇有牵强之处。在这里，精、静音近，神与"申"相近，而"申"有动的意思。而苏轼的回答与以上正好相反，其实是说明不能随便根据音、形来解字。王安石听了也不能不赞许。

书苏子美金鱼诗

【原文】

旧读苏子美《六和寺》诗云：松桥待金鱼，竟日独迟留。初不喻此语。及倅钱塘，乃知寺后池中，有此鱼如金色也。昨日复游池上，投饼饵，久之，乃略出，不食，复入，不可复见。自子美作诗至今，四十余年。子美已有迟留之语，苟非难进易退而不妄食，安能如此寿耶！

【白话解】

我以前读苏舜钦《六和寺》诗中说："在松桥上等金鱼，为了它整天独自逗留。"起初不明白这句话。等到在杭州任职，才知道六和寺后面池塘中，有条鱼是金色的。昨天我又去池边，扔面饼喂食，过了很久，这条鱼才略微出来看看，没有吃，又回去了，再也不见它出来。从苏舜钦写诗到现在，过去四十多年了。他已经有逗留等候很久的话，这条鱼如果不是很谨慎现身又很快缩回去，而且不随便吃东西的话，怎么能如此长寿呢？

【按语】

本篇虽然主要是谈对前人诗歌的理解，不过从金鱼的长寿也引申出"难进易退"和"不妄食"的养生感悟。

题万松岭惠明院壁

予去此十七年，复与彭城张圣途、丹阳陈辅之同来。院僧梵英，葺治堂宇，比旧加严絜。著饮芳烈，问：此新茶耶？英曰：茶性，新旧交则香味复。予尝见知琴者，言琴不百年，则桐之生意不尽，缓急清浊，常与雨旸寒暑相应。此理与茶相近，故并记之。

【白话解】

我离开这里十七年了，再次和彭城张圣途、丹阳陈辅之一同前来。寺院僧人梵英，修葺治理好庙宇，比原来的更加庄严。他端上的茶闻起来十分芳香，我问：这是新茶吗？梵英说：茶的特点是，如果新旧两种茶混在一起泡就会香味复合浓郁。我曾经见过懂琴的人，他说琴没有百年历史，梧桐的生机尚未除尽的话，其声音的缓急清浊，经常会与气候的雨晴寒暑相呼应。这个道理和茶相似，所以一起记录下来。

【按语】

苏轼记载了古人的一种喝茶法。即用新旧茶混杂，其香气更有层次。

黍麦

晋醉客云：麦熟头昂，黍熟头低，黍麦皆熟，是以低昂。此虽戏语，然古人造酒，理盖如此。黍稻之出穗也，必直而仰，其熟也，必曲而俯，麦则反是。此阴阳之物也。北方之稻不足于阴，南方之麦不足于阳，故南方无嘉酒者，以曲麦杂阴气也，又况如南海无麦而用米作曲耶？吾尝在京师，载麦百斛至钱塘以踏曲，是岁官酒比京酝。而北方造酒，皆用南米，故当有善酒。吾昔在高密，用土米作酒，皆无味。今在海南，取舶上面作曲，则酒亦绝佳。以此知其验也。

【白话解】

晋朝经常喝醉的王元景曾说：麦子熟的时候头是昂起来的，黍成熟的时候头是低着的，我喝的是成熟的黍麦混杂酿的酒，所以醉时头时低时高。这虽然是玩笑话，不过古人酿酒，确实有这个道理。黍稻刚刚长出稻穗时，一定是笔直仰头的，等到它熟了，就弯曲下垂了。麦子就相反。这是阴阳属性不同的事物。北方的稻子阴气不足，南方的麦子阳气不足，所以南方没有好酒的原因，就是麦造的酒曲杂有阴气。何况像南海没有麦子而用米来造酒曲呢？我曾经从京师，带着数百斛麦子到杭州制酒曲，那岁制的官家酒足以与京师的相比。而北方酿酒都用南方的大米，所以才会有好酒。我曾经在高密，用当地的米来酿酒，都没有什么味道。而今在海南，用海外进口的面制酒曲，酿成的酒也非常好。这验证了前面所说的道理。

古人有从麦和黍的生长特性推论其阴阳性质的说法。这种取类比象思维是认识食物和药物性能的基础。

海南菊

【原文】

菊黄,中之色,香味和正,花叶根实,皆长生药也。北方随秋之早晚大略至,菊有黄花乃开。岭南不然,至冬乃盛发。岭南地暖,百卉造化无时,而菊独后开。考其理,菊性介烈,不与百卉并盛衰,须霜降乃发,而岭南常以冬至微霜故也。其天姿高洁如此,宜其通仙灵也。吾在南海,艺菊九畹,以十一月望,与客泛菊作重九。书此为记。

【白话解】

菊花颜色黄,是中正的颜色,香味清淡纯正,它的花、叶、根茎、果实,古人说是长生药物。在北方一般随着秋天或早或晚的来临,菊花中黄色的品种才盛开。岭南就不这样,到了冬天才盛开。岭南地区气候温暖,百花盛开没有固定时候,然而唯独菊花很晚才开放。探究其中道理,是因为菊花性情刚烈,不和百花一起盛开或衰败,必须等到霜降才盛开,而岭南常常要到冬至才略有降霜。菊花天性如此高洁,难怪能够通于神灵。我在南海,种了很多菊花,在十一月十五日这天,跟朋友赏菊当作过重阳节。特此记录。

北方菊花秋季开放,岭南气候温暖,菊花则迟至冬季才盛开。古人认为它始终保持有别于其他花类的特质。所以道教认为菊花是长生药物之一。

醉中书

【原文】

处贫贱易,耐富贵难。安劳苦易,安闲散难。忍痛易,忍痒难。人能安闲散、耐富贵、忍痒,真有道之士也。

【白话解】

过贫贱的生活容易,在富贵的日子忍耐却难。安于辛劳困苦处境容易,安于无所事事则难。忍受疼痛容易,忍受瘙痒很难。如果有人能够安于无所事事,耐得住富贵,忍得了搔痒,那真是有道之士了。

【按语】

从篇名可知这是苏轼酒后随手写下的感悟。认为安闲散、耐富贵、忍痒三种不易做到的事,可以看出一个人的修为。把精神、思想层面的事与肉体层面的放在一起,也是苏轼正谐相兼的特色。

送蹇道士归庐山

物之有知盖恃息,孰居无事使出入[1]。心无天游室不空,六凿相攘妇争席。法师逃人入庐山,山中无人自往还。往者一空还者失,此身正在无还间。绵绵不绝微风里,内外丹成一弹指。人间俯仰三千秋,骑鹤归来与子游。

【注释】

[1] 物之有知盖恃息,孰居无事使出入:这两句均源自《庄子》。《庄子·外物篇》:"物之有知者恃息,其不殷,非天之罪。"《庄子·天运篇》:"孰居无事推而行是?"

【白话解】

身体之所以有知觉有生命主要依赖于气息,是谁闲居无事让气息出出入入的呢?心神没有到天际遨游,心田并未空灵,双眼、双耳、口、鼻这六个器官的感知互相干扰,好像妇女在吵闹争抢座位。法师你逃避人群去到庐山里,山中没有别人只有自己与自己打交道。心神遨游内心就空灵了,感官也失去了从外界来的杂念,于是身体进入了似有似无的入静状态。在绵绵不断的微风里,修炼内丹也好外丹也好,获得成功不过是转眼间的事。我要在人间浮沉上三千年,才能骑着仙鹤来跟从你游历。

【按语】

蹇道士名拱辰。此诗描写道家修家的境界以及对修炼内外丹药的想象。

藤州江下夜起对月赠邵道士

【原文】

　　江月照我心，江水洗我肝。端如径寸珠，堕此白玉盘。我心本如此，月满江不湍。起舞者谁与，莫作三人看[1]。峤南瘴毒地，有此江月寒。乃知天壤间，何人不清安。床头有白酒，盎若白露溥。独醉还独醒，夜气清漫漫。仍呼邵道士，取琴月下弹。相将乘一叶，夜下苍梧滩。

【注释】

　　[1] 莫作三人看：李白有诗说："举杯邀明月，对影成三人。月既不解饮，影徒随我身。暂伴月将影，行乐须及春。我歌月徘徊，我舞影零乱。"

【白话解】

　　江上明月照耀着我的丹心，江水无声洗涤着我的脏腑。月亮真像一个直径寸许的明珠，落在白玉盘般的江面上。我的心境就像这样，如月亮圆满，如江水平静。除了月亮还有谁陪我起舞？可不要像李白那样把它看成第三个人。岭南是气候炎热瘴气为害的地方，却也有如此清寒的江水与月色，可知此刻天地之间，谁会不清静安宁？我的床头上放有白酒，满满的仿如白露一样充盈。我独自饮醉，又独自醒来，夜晚的空气清冷弥漫。依旧呼唤邵道士过来，拿出琴在月下弹奏起来。我们一起乘着一叶小舟，趁着夜色顺流经过苍梧滩头。

这是苏轼经过藤州（在今广西壮族自治区）时，在西江边所作。其地现尚有访苏亭。邵道士名彦肃，都峤道士。

答毕仲举书

【原文】

轼启。奉别忽十余年，愚暗顿仆，不复自比于朋友，不谓故人尚尔记录，远枉手教，存问甚厚，且审比来起居佳胜，感慰不可言。罗山素号善地，不应有瘴疠，岂岁时适尔。既无所失亡，而有得于齐宠辱、忘得丧者，是天相子也。仆既以任意直前，不用长者所教，以触罪罟，然祸福要不可推避，初不论巧拙也。黄州滨江带山，既适耳目之好，而生事百须，亦不难致，早寝晚起，又不知所谓祸福果安在哉？偶读《战国策》，见处士颜蠋之语，晚食以当肉，欣然而笑。若蠋者，可谓巧于居贫者也。菜羹菽黍，差饥而食，其味与八珍等；而既饱之余，刍豢满前，惟恐其不持去也。美恶在我，何与于物？所云读佛书及合药救人二事，以为闲居之赐甚厚。佛书旧亦尝看，但暗塞不能通其妙，独时取其粗浅假说，以自洗濯，若农夫之去草，旋去旋生，虽若无益，然终愈于不去也。若世之君子，所谓超然玄悟者，仆不识也。往时陈述古好论禅，自以为至矣，而鄙仆所言为浅陋。仆尝语述古，公之所谈，譬之饮食龙肉也，而仆之所学，猪肉也。猪之与龙，则有间矣。然公终日说龙肉,不如仆之食猪肉,实美而真饱也。不知君所得于佛书者,果何耶?为出生死,超三乘,遂作佛乎?抑尚与仆辈俯仰也?学佛老者,本期于静而达,静似懒,达似放,学者或未至其所期,而先得其所似,不为无害。仆常以此自疑,故亦以为献。来书云处世得安稳无病,粗衣饱食,不造冤业,乃为至足。三复斯言,感叹无穷。世人所作,举足动念,无非是业,不必刑杀无罪,取非其有,然后为冤业也。无缘面论,以当一笑而已。

【白话解】

　　苏轼致意。分别转眼十多年了,我行事愚钝像盲人一样以致遭遇坎坷,没想到老朋友您还记挂着我,录在朋友之列。承您从远方来信,深情厚意问候我,并且详细得知您近来日常起居安好,感慨且欣慰得无以言表。罗山向来被称为好地方,不会有瘴疠毒气,也许是气候舒适吧。既然没有什么失意事,而且又感悟到不在乎荣辱得失的道理,这是上天在帮助您啊。我因为过于任意鲁莽行事,没有听从长者的教导,以致犯法受罪。然而福祸是无可避免的,并不在于我做得好还是坏。黄州临江靠山,既有美景可欣赏,并且生活所需各种物品也不难得到。我那时每天早睡晚起,又不知所谓祸福何在呢?偶然读到《战国策》,看到处士颜斶的话,说晚点吃饭,便变得像肉食一样美味。我会心而笑。像颜斶这样的人,可以说是善于在贫困中生活的人。粗茶淡饭,在饥饿的时候食用,味道跟山珍海味一样可口;而已经吃饱了之后,哪怕各种美味肉食堆满面前,也唯恐别人不端走它们。所以好坏在于自我的心态,跟外物有什么关系呢!您所说的研习佛经与调配药物救人这两件事,认为是对闲居的丰厚赏赐。对于佛经,我过去也经常阅读,然而头脑愚笨不开窍,不能够领悟其中的精妙之处。唯独有时拿一些浅易的说法,来洗涤心灵的尘垢。就像农夫锄草,锄完又会长出来,虽然好像是没有什么益处,然而毕竟比没有锄好。至于世上有那种超凡脱俗能领悟妙理的人,我并不认识。过去陈述古喜好谈论禅道,自己认为已经达到很高境界,经常鄙视我说的话太浅陋。我曾对陈述古说：您所说的，好像是吃龙肉，而我所学习的，不过好比是猪肉。猪肉与龙肉差得远，然而您整天空谈龙肉，却不如我吃猪肉真实地味美饱腹。不知道您从佛经中，究竟得到了些什么？是为了超脱生死，脱离三界，然后成佛吗？还是依然跟我们这些俗人一样在世间沉浮？研习佛道的人，期望达到宁静又旷达的境界。而宁静近似于懒惰，旷达近似于随便。求学的人有的并没有达到理想的地步，却先学来了相似的表面功夫，这并非没有害处。我常常怀疑自己就是这样，所以写出来呈您指正。您的来信说人生在世，但求平安无病，衣食温饱，不做坏事，就很足够了。我反复品味这些话，有无穷的感慨。世人所做的事，一言一行，都是一种业，不一定杀害无辜、偷窃财物才是罪业。没有机缘当面交流，写来让您笑话了。

【按语】

　　这是苏轼在黄州时写给友人的信。毕仲举，为宋初宰相毕士安后人，与兄弟毕仲游当时同在河南罗山，毕仲游时任罗山县令。信中谈到对佛教、道教理论的思考，认为如果只是学到表面功夫，有害无益。

调摄卷

上皇帝书

【原文】

　　臣轼谨昧死再拜皇帝陛下。臣伏以今月初五日南至,文武百僚入贺,所以贺一阳来复也。谨按《易·复卦》:雷在地中复,先王以至日闭关,商旅不行,后不省方。说《易》者曰:乾,六阳之气也。为十一月,为十二月,为正月,为二月,为三月,为四月,而乾之阳极矣。阳极则阴生,阴生则夏至矣。坤,六阴之气也。为五月,为六月,为七月,为八月,为九月,为十月,而坤之阴极矣。阴极则阳生,阳生则冬至矣。自太极分为二仪,二仪分为四象,四象分为十二月,十二月分为三百六十五日。五日为一候,分为七十二候。三候为一气,分为二十四气。上为日月星辰,下为山川草木、鸟兽虫鱼,不出此阴阳之气升降而已。惟人也,全天地十干之气,十月而成形,故能天能地能人,一消一息,一呼一吸,昼夜与天地相通,差舛毫忽,则邪沴之气干之矣。故于冬至一阳之生也,五阴在上,五阳在伏,而一阳初生于伏之下,其气至微,其兆绸缊,可以静而不动,可以啬养而不可以发宣。故乾之初九爻曰:潜龙勿用。孔子曰:阳在下也。言阳气方潜于下,未可以用也。先王于是日闭关,商旅不行,后不省方。关者,门户所由以开辟也。商旅者,动以利心也。后者,凡居人上者,谓之群后,所以治事者也。方者,事也。门户不开,则微阳闭而不出也。利心不动,则外物感而不应也。方事不省,则视听收而不发也。先王奉若天道,如此之密,用之于国,则安静而不劳;用之于身,则冲和而不竭。昔者伏羲、神农、黄帝、尧、舜皆得此道。臣敢因至日以献。伏乞圣慈,留神省览,实社稷无疆之福。

臣苏轼冒着死罪,向皇帝陛下叩拜进言。我看今月初五是冬至日,文武百官都入朝祝贺,这是祝贺阳气开始复苏。按照《易·复卦》记载:雷在地下开始复苏。古代帝王在冬至日这一天闭关,停止经商和出行,担任"后"职者停止处理事务。注解《易》的人说:乾卦的六个阳爻象征六个月的阳气,即十一月、十二月、正月、二月、三月和四月,然后乾卦象征的阳气到达顶点。阳气到达极处则阴气开始生长,阴气生长的日子就是夏至日。坤卦六个阴爻象征六个月的阴气,即五月、六月、七月、八月、九月和十月,然后坤卦代表的阴气到达顶点。阴气到达极处则阳气开始生长,阳气开始生长的日子就是冬至。阴阳从一体的太极分为两仪,两仪又分为四象,四象再分为十二个月,十二个月分为三百六十五日。又以五日为一候,全年共分为七十二候。每三候是一个节气,共有二十四个节气。天上的日月星辰,地下的山川草木和鸟兽虫鱼,都不过是阴阳二气的升降运动罢了。而人,完整地接受了天地十天干之气,怀胎十个月后发育成形,因此能够包含天、地、人的变化。一动一静,一呼一吸,日夜都与天地气机相通。稍有疏忽,天地邪气就乘机来侵犯。所以在冬至阳气开始生长这天,正是卦象中五个阴爻居于上部,五个阳爻隐伏不见,只有一阳从潜伏之处开始上升,它的功能很微弱,表现的征兆如同烟雾初升,只可以静候而不要扰动,只可以爱惜养护而不要发散消耗。所以乾卦的初九爻辞说:龙在潜藏时不要轻易动用。孔子注解说:阳气还在下部。意思是说阳气潜藏在下部的时候,不可以动用。所以古代帝王在这一天闭关,停止经商和行旅,担任"后"职者不处理事务。这里说的"关",是指门户的开关。经商和出行如果继续运行,就会产生利益的心计。"后",指地位在上的人,就是人群的首领,就是管理事务的人。"方"就是指事务。门户不打开,微小的阳气就闭藏于内而不会散溢于外;利益的心计不动念,则对外在的引诱不会有反应。停止处理事务,那么耳目虽然在听和看但不费心神。古代帝王依照天地的规律,安排如此周密,用在治理国家上,人民可安居而不会劳苦;用在调养身体上,元气可以充盈而不会耗竭。昔日的伏羲、神农、黄帝、尧、舜等圣人都遵循这种做法,我斗胆在冬至日这一天向陛下献言。祈求神圣的陛下,稍为留神阅览参考,那就是江山社稷的极大福祉。

【按语】

　　这是治平元年（1064 年）苏轼在陕西凤翔时给皇帝的上书。其中谈到的易经道理，对养生也颇具参考价值。冬至是一阳生的节气，所以要小心养护阳气，避免伤损。

谢除两职守礼部尚书表

【原文】

　　备员西学，已愧空疏；易职东班，尤惊忝冒。遂领宗卿之事，并为儒者之荣。臣轼中谢。始臣之学也，以适用为本，而耻空言；故其仕也，以及民为心，而惭尸禄。乃者屡请治郡，兼乞守边。欲及残年，少施实效，而有志莫遂，负愧何言。今乃以文字为官常，语言为职业。下无所见其能否，上无所考其幽明。循省初心，有靦面目。故于拜恩之日，少陈有益之言。孔子曰：一言可以兴邦。而孟子亦曰：一正君而天下定。昔汉文帝悦张释之长者之言，则以德化民，辅成刑措之功；而孝景帝入晁错数术之语，则以智驭物，驯致七国之祸。乃知为国安危之本，只在听言得失之间。恭惟皇帝陛下，即位以来，学如不及。问道八年，寒暑不辍。讲读之官，谈王而不谈霸，言义而不言利。八年之间，指陈文理，何啻千万。虽所论不同，然其要不出六事。一曰慈，二曰俭，三曰勤，四曰慎，五曰诚，六曰明。慈者，谓好生恶杀，不喜兵刑。俭者，谓约己省费，不伤民财。勤者，谓躬亲庶政，不迩声色。慎者，谓畏天法祖，不轻人言。诚者，谓推心待下，不用智数。明者，谓专信君子，不杂小人。此六者，皆先王之陈迹，老生之常谈。言无新奇，人所忽易。譬之饮膳，则为谷、米、羊、豕，虽非异味，而有益于人。譬之药石，则为芪、术、参、苓，虽无近效，而有益于命。若陛下信受此言，如御饮膳，如服药石，则天人自应，福禄难量，而臣等所学先王之道，亦不为无补于世。若陛下听而不受，受而不信，信而不行，如闻春禽之声，秋虫之鸣，过耳而已，则臣等虽三尺之喙，日诵五车之书，反不如医卜执技之流，簿书奔走之吏，其为尸素，死有余诛。伏望陛下一览臣言，少留圣意，天下幸甚。

【白话解】

我原来位列西班任职学官，已经觉得学问粗疏有愧于心。现在改任为位列东班的礼部尚书，更加惶恐力不胜任。担任管理礼仪的职务，是儒生的荣耀，我苏轼衷心感谢圣恩。我从治学开始就注重实际应用，耻于空谈，因此在为官后，把百姓利益的事放在心上，而耻于不作为。以前多次请求去州郡任职，并且请求去守护边疆，是希望在年老之前，能够稍微做一些有实际意义的事。然而这个志向一直没能实现，内心惭愧无法言表。现在的职务平常主要是处理文书，以发表见解为本职。下属无从看出我能力高下，上级也没法考核我是昏庸抑或贤明。自省当初的用心，实在无颜以对。所以在向皇帝拜谢圣恩的日子，稍稍进献几句有益的建议。孔子说：一句话可能使国邦兴盛。而孟子也说：能够以正道辅助君主，天下就安定了。当年汉文帝欣赏张释之的进言，于是用德行教化百姓，就辅助缔造了不须动用刑法的安定局面；而汉孝景帝听了晁错的算计，企图用智谋来驾驭局面，导致七国之乱的灾祸。由此可知治理国家令其安定或危亡的根本，有时只在于所听取言论的正确与否。皇帝陛下自从即位以来,勤奋学习唯恐时间不够用。探求道理八年,无论寒暑。为陛下讲学的官员,讲述王道不讲霸业,谈论道义而不讲利益。八年里讲述的文章何止于千万言。虽然所讲的内容不一,然而其主旨离不开六个方面。一是仁慈,二是节俭,三是勤恳,四是谨慎,五是诚心,六是明智。仁慈,就是重视生命厌恶杀戮,不喜欢战争和刑事。节俭,就是约束自己节省费用,不过多损耗从百姓处收取的钱财。勤恳,就是亲自处理朝政事物,不近声色。谨慎,就是敬畏天道,效法祖先,不轻易听信他人。诚心,就是推心置腹对待部下,不用心机计谋待人。明智,就是只信任君子的话,不让小人掺杂其中。这六个方面,都是历来帝王的惯例,也是经常论说的话题。说起来没有什么新奇,就是容易被人忽视。以饮食来比喻,就好像谷、米、羊、猪,虽然不是特别的味道,然而对人体有好处。用药物来比喻,如同是黄芪、白术、人参、茯苓,虽然没有立竿见影的效果,然而对生命是有益的。如果陛下听信和接受这些话,如同进食那些膳食,又如同服用那些药物,那么天意与人事自然能相呼应,产生的利益不可估量。这样我们臣下所学的历代帝王的道理,也不是在今世没有用处的了。如果陛下虽听到却不接受,或者虽接受但不相信,或者虽相信但不采用,只是像春天时听鸟鸣,秋天时听虫叫,过耳即忘。那么就算是我有三寸不烂之舌,每天诵读五大车书籍,其价值反倒比不上医生和占卜者等手艺人,以及记账簿、写文书四下奔走的小官员了,那就是占据官位却无实际用途,虽死也不能原谅。恳请陛下细览我的言语,稍稍记在心上,那么就是天下百姓的极大幸运了。

【按语】

　　元祐七年(1092年)苏轼出任礼部尚书、端明殿学士兼翰林侍读学士,上书谢恩。其中借用医药养生原理论政务,指出调补中气补养身体的方法,其作用虽然缓慢,但有益无害。

答秦太虚书

轼启。五月末，舍弟来，得手书，劳问甚厚，日欲裁谢，因循至今，递中复辱教，感愧益甚。比日履兹初寒，起居何如？轼寓居粗遣，但舍弟初到筠州，即丧一女，而轼亦丧一老乳母，悼念未衰，又得乡信，堂兄中舍，九月中逝去。异乡衰病，触目凄感，念人命脆弱如此。又承见喻，中间得疾不轻，且喜复健。吾侪渐衰，不可复作少年，调度当速用道书方士之言，厚自养炼。谪居无事，颇窥其一二。已借得本州天庆观道堂三间，冬至后，当入此室，四十九日乃出，自非废放，安得就此。太虚他日一为仕宦所縻，欲求四十九日闲，岂可复得耶？当及今为之。但择平时所谓简要易行者，日夜为之，寝食之外，不治他事，但满此期，根本立矣。此后纵复出从人事，事已则心返，自不能废矣。此书到日，恐已不及，然亦不须用冬至也。寄示诗文，皆超然胜绝，亹亹焉来逼人矣。如我辈，亦不劳逼也。

太虚未免求禄仕，方应举求之，应举不可必。窃为君谋，宜多著书，如所示论兵及盗贼等数篇，但似此得数十首，当卓然有可用之实者，不须及时事也。但旋作此书，亦不可废应举，此书若成，聊复相示，当有知君者，想喻此意也。公择近过此，相聚数日，说太虚不离口。莘老未尝得书，知未暇通问。程公辟须其子履中哀词，轼本自求作，今岂可食言。但得罪以来，不复作文字，自持颇严，若复一作，则决坏藩墙，今后仍复衮衮多言矣。

初到黄，廪入既绝，人口不少，私甚忧之。但痛自节俭，日用不得过百五十，每月朔，便取四千五百钱，断为二三十块，挂屋梁上，平旦用画叉挑取一块，即藏去叉，仍以大竹筒，别贮用不尽者，以待宾客，此贾耘老法也。度囊中尚可支一岁有余，至时别作经画，水到渠成，不须预虑。以此，胸中都无一事。所居对岸，武昌山水佳绝，有蜀人王生在邑中，往往为风涛所隔，不能即归，则王生能为杀鸡炊黍，至数日不厌。又有潘生者，作酒店樊口，棹小舟径至店下，村酒亦自醇酽。柑橘椑柿极多，大芋长尺余，不减蜀中。外县米斗二十，有水路可致。羊肉如北方，猪、牛、獐、鹿如土，鱼、蟹不论钱。岐亭监酒胡定之，载书万卷随行，喜借人看。黄州曹官数人，皆家善庖馔，喜作会。太虚视此数事，吾事岂不既济矣乎！

欲与太虚言者无穷，但纸尽耳。展读至此，想见掀髯一笑也。子骏固吾所畏，其子亦可喜，曾与相见否？此中有黄冈少府张舜臣者，其兄尧臣，皆云与太虚相熟。儿子每蒙批问，适会葬老乳母，今勾当作坟，未暇拜书。岁晚苦寒，惟万万自重。李端叔一书，托为达之。夜中微被酒，书不成字，不罪！不罪！不宣。轼再拜。

【白话解】

苏轼致。五月末，我弟弟来这里，带来你的信，承你厚意慰问，每天都想着回信致谢，却拖拖拉拉到了今天。驿递又传来你新的信件，让我更加感觉惭愧。近来天气开始变冷，你生活得怎么样？我寄居在这里大致尚可，但是弟弟刚到筠州，就死去了一个女儿，而我的一个老乳母也去世了，还在痛惜悼念之中，又收到家乡来信，我的堂兄中舍在九月中去世。身处异乡，衰老多病，满目凄凉，觉得人的生命竟是如此脆弱。又承蒙告知，前段期间你得病不轻，幸喜已恢复健康。我们这些人渐渐老了，不能够再像年轻人那样了，应当赶快采用道家方士所说的办法来调护，好好地养生锻炼了。我被贬到这里没有杂事，很是探究了一些心得。现已借到本州天庆观三间房子，冬至后就住到里面去，过四十九天才出来。假如不是被贬官有了时间，我哪能做这些事呢？太虚你将来一旦被官务束缚，想找四十九天的空闲,那还能够吗? 应该趁现在有空闲就去做。可以选择平时可行的简便容易的方法,日夜加紧修炼,除吃饭睡觉以外,什么事也不做,只要满了这个期限,身体的根基就建好了。以后即使再来管理世间事务,事情办完了思想又要回到闲静状态,这样功夫就不会荒废了。这封信寄到你那儿,恐怕已经来不及了,然而也不一定要在冬至日才去做。你寄给我看的诗和文章,都十分高超绝妙,娓娓说来有一种逼人的力量。不过像我如今这样的人,就用不着如此逼急进取了。

太虚你免不了要去求官,将要参加科举去求取,但科举不一定成功。我替你考虑,应该多写文章,像你传来的谈论军事和盗贼等数篇就像那样的写出数十篇,应当有卓越见解并且实际用得上,并不需要论及时事。不过你写这类文章的时候,也不要停止准备科举。这些文章如果写好了,有空转给我,一定会有赏识你的人,想来你明白我这个意思吧。李公择最近来我这里,相聚了几天,一直谈论你不停口。孙觉(字莘老)没有信来,知道他没有时间写信。程公辟要我为他儿子履中写哀悼词,这是我主动要写的,现在怎能食言。但自从被降罪以来,再也不写文章了,一直自我严格控制,担心一旦动笔,坚守的堤防就被破坏了,以后又会胡乱多说话了。

我初到黄州,薪俸已经断绝,人口却没有减少,我为这事十分发愁,只好决心尽量节俭,每天费用不能超过一百五十钱。每月初一就取出四千五百钱,分成三十份,挂在屋梁上,每天天亮就用挂画叉子挑取一份,然后立即把叉子藏起来。另外找个大竹筒,贮存没用完的钱,拿来招待客人,这是跟贾耘学来的办法。估计余钱还可用一年多,到时候再想办法了,水到渠成,不用预先考虑。如此,我胸中不记挂任何事。我住处的对岸,武昌的山水美妙至极。有个四川人王生住在城里,往往我过江后被风浪阻隔,不能马上回家时,就到王生那里,为我杀鸡煮饭,住上几天也不厌烦。又有一位潘生,在樊口开有酒店,可以划小船直接到他店边,店里乡村酿的酒味道也是很醇厚。这里柑、橘、椑、柿非常多,大芋头有一尺长,不比四川的差。外县的米一斗卖二十钱,从水路去可以买来。羊肉价格和北方一样,猪、牛、獐、鹿便宜得像不要钱一样,鱼、蟹随便吃不用论价钱。岐亭监酒官胡定之,随行带有上万卷书,喜欢借给人看。黄州官署的一些官员,家家都会做好吃的,喜欢举行宴会。太虚你看这些情况,我的生活还算过得去吧?

　　想和你说的话说不完,但是纸已经写完了。你读到这里,想必笑得须髯都抖起来了。子骏是让我所担心的,他的孩子也令人喜爱,你见到他们了吗?这里有个黄冈少府张舜臣,他的兄长尧臣,都说与你熟悉。我儿子每次都承蒙你问候,恰巧赶上埋葬乳母,现在忙着操办坟地的事,没有空写信。年底天气十分寒冷,希望你自己多多保重。附有给李端叔的一封信,拜托你代交给他。夜里酒喝得多了点,字写得不像样子,不要怪罪,不要怪罪!不一一说了。苏轼再拜。

【按语】

　　这是元丰三年(1080年)苏轼写给秦观的信,当时他初到黄州。信中即叙述了他在黄州生活的状况,也提到准备借此机会好好修习养生。

与王定国(一)

【原文】

　　递中领手教,知已到官无恙,自处泰然,顿解忧悬。又知摄二千石,风采振于殊俗,一段奇事也。某羁遇粗遣,近颇知养生,亦自觉薄有所得,见者皆言道貌与往日殊别,更相阔数年,索我阆风之上矣。兼画得寒林墨竹,已入神品,行草尤工,只是诗笔殊退也。不知何故?张公比得书无恙,但以厚之去妇,家事无人干,颇牢落。子由在筹，甚苦局事烦碎，深羡老兄之安逸也。非久冬至，已借得天庆观道堂三间，燕坐其中，谢客四十九日，虽不能如张公之不语，然亦常阖户反视，当有深益处。定国所寄临江军书，久已收得。二书反覆议论及处忧患者甚详，既以解忧，又以洗我昏蒙，所得不少也。然所谓非苟知之亦允蹈之者，愿公常诵此语也。杜子美在困穷之中，一饮一食，未尝忘君，诗人以来一人而已。今见定国每有书，皆有感恩念咎之语，甚得诗人之本意。仆虽不肖，亦尝庶几仿佛于此也。文字与诗，皆不复作。近为葬老乳母，作一志文，公又求某书，辄书此奉启。今日马铺李孝基送君谟石刻一卷来，其后有定国题字，又动我相思之怀，作恶久之。

数日前，发勾沈达过此，亦云与定国熟，船中会话半夜，强半是说定国。近有人惠丹砂少许，光彩甚奇，固不敢服，然其人教以养火，观其变化，聊以怡神遣日。宾去桂不甚远，朱砂若易致，或为致数两，因寄示，稍难即罢，非急用也。穷荒之中，恐亦有一二奇士，但以冷眼阴求之。大抵道士非金丹不能解化，而丹材多出南荒，故葛稚川乞岣嵝[1]令，竟化于廉州，不可不留意也。陈璞一月前，直往筠州看子由，亦粗传要妙，云非久当来。此人不惟有道术，其与人有情义，久要不忘，如此亦自可重。道术多方，难得其要，然以某观之，惟能静心闭目，以渐习之。但闭得百十息，为益甚大，寻常静夜，以脉候得百二三十至，乃是百二三十息尔。数为之，似觉有功。幸信此语，使真气云行体中，瘴冷安能近人也。

知有煞卖鹅鸭甚便，此间无有，但买斫鲙鱼及猪羊獐雁，亦足矣，廪人虽不继，痛自节俭，然犹每日一肉，盖此间物贱故也。囊中所有，可支一年以上，至时别作相度，日下未须虑也。儿子正如所料，不肯出官，非复小补也。信笔乱书，无复伦次，不觉累幅。书到此，恰二鼓，室前霜月满空，想识我此怀也。言不可尽，惟万万保啬而已。

【注释】

[1] 岣嵝：应为"勾漏"，属今广西壮族自治区。据载葛洪曾请求出任勾漏县令。

【白话解】

在驿递中领到您的信，知道您已经平安到职，自然会生活得安定，顿时解除了我的担忧牵挂。又知道您代理领受二千石俸禄的地方官职务，施政风采令当地折服，真是一段佳话。我遭遇坎坷聊以排遣，近来颇为留意养生，也自觉有所收获，见到我的人都说我面貌神采与以往很不一样了，再阔别数年之后，您得到天上仙界找我啦！而且我画的寒林墨竹，已经到了神妙的境界，行草书法更是精良，只有写诗的功底退步较多。不知道是什么原因？张方平最近来信道平安，但因为他儿子张厚之失去了妻子，家务没有人照顾，很多牢骚。子由在筠州，常苦于工作琐碎，非常羡慕您的安逸呢。不久就要冬至了，我已经借了天庆观道堂三间屋子，在里面居住，四十九天不会见客人，虽然不能像老张那样一句话也不说，但也经常闭关门窗静坐练功，应当会很有好处。您从临江军寄来的信，收到很久。两封信多次议论到身处困境的情况，很详尽，既能开解忧患，又足以启发我的糊涂，我收获很大。然而常言说不能光是懂道理，还要去亲身实践，希望您也常常记住这句话。杜甫在困穷的时候，平时饮食之时，都不忘记君王的恩情，在历来诗人中是唯一的一位。现在看到您每次来信，都有感谢君主恩典、自省罪咎的话，体现了诗人的本意。我虽然不才，也曾经做类似的事。现在文字和诗，我都没有再作。近日为了埋葬老乳母，写了一篇墓志，您又要我回信，所以现在写信给您。今天马铺的李孝基送来一卷蔡襄（字君谟）石刻字帖，后面有您的题字，又令我动了想念之情，不舒服了好一会儿。

几天前，发运司管勾官员沈达来拜访，也说是与您很熟，我和他在船中谈了半夜的话，一大半都是在谈您。近日有人寄来一些丹砂，光彩非常奇异，我固然不敢乱加服用，然而那人教我用火烧炼，并观察它的变化，我也借此排解情怀消遣时日。宾州离桂州不太远，如果那儿容易找得到朱砂，有空帮我搜求几两，并烦寄给我看看，如果比较麻烦就算了，我也不是急着用。在这种边远的地方，恐怕也会有一两个奇人异士，只是要用冷静心态来暗中寻求。一般道士如果没有金丹就不能成仙，然而炼丹的原料多出自南方边远地区，所以葛洪当年乞求来当勾漏县令，竟然在廉州去世，不能不留意。陈璞一个月以前，直接到筠州去看望子由，也粗粗地传授了一些关键妙诀，说不久会来我这里。这个人不光是有道术，他与人来往很有情义，很久以前的相约都不会忘记，这样的人也自然值得尊重。道术有很多门类，很难把握其中的精要，然而据我看，唯有能够内心平静闭目不理外物，慢慢地练习才能成功。只要闭气能达到一百几十"息"，效果就很明显。在平时安静夜里，摸脉搏跳动一百二三十次，就是一百二三十"息"了。这样练习多次，似乎感觉到有效果。如果您能信奉这种方法，让真气能够布满流行于身体，冷湿瘴气还怎么能够侵袭人体呢。

得知您那里有宰卖鹅鸭的地方，很方便，这里没有，但是买切成一块一块的鱼肉和猪、羊、獐子和大雁肉来吃，也足够了。我现在的收入不足，下决心尽量节俭，然而还是每天吃一次肉，因为这里的东西比较便宜，我的积蓄，还可以支撑一年以上，到时候再作别的打算，目前还不需要考虑。我儿子正如所料，不愿意出去做官，不再有什么家用补充。我随便写来，没有什么次序，不知不觉写满整幅纸了。写到这里，恰好是二鼓时刻，房前月色如霜从空中泻下，想必是识得我此刻的心境。想说的话难以一一尽述，唯愿您好好保重身体。

【按语】
苏轼这封信，较具体地谈到他在黄州开始注重养生。由于对方王定国在广州任官，他谈到葛洪去岭南觅丹砂之事，认为外丹应用慎用。同时也谈到练习内丹静坐的感受。其中提到曾教授他练习方法的陈璞，是牢山道士，与苏辙交往颇多。

与吴秀才

【原文】

　　轼启。远辱专人惠教，具审比来起居佳胜，感慰之至。与子野先生游，几二十年矣。始以李六丈待制师中之言，知其为人。李公人豪也，于世少所屈伏，独与子野书云：白云在天，引领何及。而子野一见仆，便谕出世间法，以长生不死为余事，而以练气服药为土苴也。仆虽未能行，然喜诵其言，尝作《论养生》一篇，为子野出也。近者南迁，过真扬间，见子野，无一语及得丧休戚事，独谓仆曰：邯郸之梦，犹足以破妄而归真，子今目见而身履之，亦可以少悟矣。夫南方虽号为瘴疠地，然死生有命，初不由南北也，且许过我而归。自到此，日夜望之。忽得来教，乃知子野尚在北，不远当来赴约也。长书称道过实，读之赧然，所论孟、杨、申、韩诸子，皆有理，词气傲然，又以喜子野之有佳子弟也。然昆仲以子野之故，虽未识面，悬相喜者，则附递一书足矣，何至使人茧足远来，又致酒、面、海物、荔子等，仆岂以口腹之故，千里劳人哉！感愧厚意，无以云喻。过广州，买得檀香数斤，定居之后，杜门烧香，闭目清坐，深念五十九年之非耳。今分一半，非以为往复之礼，但欲昆仲知仆汛扫身心，澡瀹神气，兀然灰槁之大略也。有书与子野，更督其南归，相过少留，为仆印可其已得，而诃策其所未至也。此外，万万自重。

【白话解】

　　苏轼敬启。劳您托专人从远道送信来，细看得知您近来生活方面面都很好,感到非常宽慰。我与子野先生来往,差不多二十年了。一开始是因为李师中侍制的介绍,知道了他的为人。李公是人中豪杰,对于当世人们很少有服气的,唯独写信给吴子野说:天上的白云,也不及您的风采。而子野一认识我,就教导我超脱世俗的法门,相比之下追求长生不死成为等闲之事,练气功、服药物等也不值一提。我虽然没有能够遵行,然而很喜欢诵读他的话,曾经写了一篇《论养生》,是为吴子野而写的。近来去南方,路过真定、扬州之间,见到子野,他没有谈什么得失悲喜之类的话,只是对我说:"邯郸一梦,都足以让人打破妄想而回归真相,您今日亲眼所见而且亲身遭遇到,也可以稍稍有所感悟了。南方虽然号称瘴疠之地,然而生死之事乃命中注定,从来与在南方或在北方无关。"而且答应将会来拜访我,然后就离开了。自从来到这里,我日夜都在盼望。忽然得到来信,才知道子野他还在北方,不久就会来赶赴我们的约定。您在长信中对我的称许言过其实了,读起来感到脸红,所谈到孟子、杨朱、申不害、韩非子等诸子的思想,都很有道理,文字气势自在超脱,我为子野有这样的优秀子侄而感到欣喜。然而您们兄弟因为子野的关系,虽然没有见过面,凭空就欣赏我,那么附送一封信就行了,何必专门让人跋涉而来? 还带来酒、面、海产、荔枝等,我怎么能为了点食物,烦劳您们千里远道而来呢! 感谢您们的深厚情谊,无法用言语表达。我路过广州时,买了几斤檀香,在居处住下之后,闭门烧香,闭目清心静坐,深深自省过去五十九年的不足。现在分一半檀香带去,不是为了礼尚往来,只是想让您们兄弟几个知道我借其洗涤身心,清净精神,如死灰枯木般淡然的大致样子。如果您们有机会写信给子野,请代帮督促他回南方,路过我这里时稍作停留,为我印证我已有的体会,批评指点我还未领悟到的地方。此外不多说了,请好好保重身体。

【按语】

　　苏轼信中特别赞颂了潮州隐士吴复古(字子野),收信人吴秀才名芘仲,是吴子野的儿子。吴子野在养生思想等方面对苏轼影响很大。

与刘宜翁书

轼顿首宜翁使君先生阁下。秋暑,窃惟尊体起居万福。轼久别,因循不通问左右,死罪!死罪!愚暗刚褊,仕不知止,白首投荒,深愧友朋。然定命要不可逃,置之勿复道也。惟有一事,欲谒之先生,出于迫切,深可悯笑。古之学者,不惮断臂刳眼以求道,今若但畏一笑而止,则过矣。

某龆龀好道,本不欲婚宦,为父兄所强,一落世网,不能自逭。然未尝一念忘此心也。今远窜荒服,负罪至重,无复归望。杜门屏居,寝饭之外,更无一事,胸中廓然,实无荆棘。窃谓可以受先生之道。故托里人任德公亲致死恳。古之至人,本不吝惜道术,但以人无受道之质,故不敢轻付之。某虽不肖,窃自谓有受道之质三,谨令德公口陈其详。伏料先生知之有素,今尤哀之,想见闻此,欣然拊掌,尽发其秘也。幸不惜辞费,详作一书付德公,以授程德孺表弟,令专遣人至惠州。路远,难于往返咨问,幸与轼尽载首尾,勿留后段,以俟愤悱也。或有外丹已成,可助成梨枣者,亦望不惜分惠。迫切之诚,真可悯笑矣。夫心之精微,口不能尽,而况书乎?然先生笔端有口,足以形容难言之妙,而轼亦眼中无障,必能洞视不传之意也。但恨身在谪籍,不能千里踵门,北面抠衣耳。昔葛稚川以丹砂之故求勾嵝[1]令,先生倘有意乎?峤南山水奇绝,多异人神药,先生不畏岚瘴,可复谈笑一游,则小人当奉杖屦以从矣。昨夜梦人为作易卦,得《大有》上九,及觉而占之,乃郭景纯为许迈筮,有元吉自天佑之之语。遂作此书,庶几似之。

【注释】

[1] 勾嵝：应为"勾漏"。

【白话解】

苏轼谨致宜翁先生阁下。时值秋天，暑气未散，希望您身体安好，生活幸福。我离开您很久了，一直拖延没有及时问候您，实在是罪过，罪过！我思想愚笨，过于刚直狭隘，做官不知道禁忌，以至晚年还被流放边远之地，深深地愧对朋友们。然而这是命中注定逃脱不了的事，放在一边不提了。只是有一件事，想要恳求先生，过于迫切，自己深觉可笑。不过古时候那些求学的人，不惜断臂挖眼也要探求真理，现在我如果只是害怕被取笑就不去做，那就不对了。

我自小喜好道术，本来不打算成家和做官，但被父亲兄长所迫，完全落入了世俗，不能避免。但是未曾有一刻忘记最初的意向。现在被发配到边远的地方，背负深重罪责，没有回去的希望了。关门独处，吃饭睡觉之外，再也没有什么事了。胸怀虚静，没有什么挂怀。私下认为可以接受先生的道术了。所以托家乡人任德公亲自来转达我诚恳的请求。古时候的大师，本来并不吝啬自己的道术，只是因为世人没有接受道术的资质，所以不敢轻易传授。我虽然不才，私下自认为有接受道术的三项资质，谨托德公详细地告诉您。我料想先生平素深知我为人，现在又诚恳地哀求您，想必见到此信，会高兴地鼓掌，和盘交托您的道术秘诀吧。请您不惜费神多言，详细地写一封信给德公，将它转给程德孺的表弟，派专人送到惠州来。路途遥远，很难来回咨询，请您跟我尽量说清来龙去脉，不要有所保留，等我来苦思感悟。或许您有已经炼好的外丹，像交梨火枣那样有助于得道的，也希望您别吝惜而分一些给我。我迫切的诚意，真是可怜可笑啊。思想的种种精微之处，口说尚且不能完全表达，更何况于用文字呢？然而先生的笔端就像长着嘴巴一样，足以形容那些难以言说的妙义，而我眼中也没有障碍，必定能够看清先生未写出的意思。只恨自己身在被贬的境地，不能远行千里去您府上请教，唯有向着北方提衣致敬。昔日葛洪以求取丹砂的缘由请求出任勾漏县令而南来，先生是否也有此意呢？岭南山水奇异绝世，有很多奇异的人和神奇的药物，先生您又不害怕瘴气,也可以像葛洪一样轻松地来游历一下,那我一定替您执杖提鞋来陪同。昨晚梦见有人算了一卦,得到"大有"上九,醒来之后去查占卜书,这是郭景纯为许迈写的解卦辞,里面有吉利并有上天保佑之类的话。于是我写这一封信,情况大概也是一样的。

【按语】

　　这是苏轼在惠州时写给刘宜翁的信。刘宜翁名刘谊,曾因反对王安石变法被罢免官职,于是在三茅山隐居修道。所以苏轼信中谈到炼丹的事。

与王敏仲

【原文】

　　浮玉[1]闻遂化去,殊不知异事,可闻其略乎? 其母今安在? 谤者之言,何足信也。丹元[2]事,亦告尽录示,决不示人也。起居之语未晓,亦告指示。

　　近颇觉养生事,绝不用求新奇,惟老生常谈,便是妙诀,咽津纳息,真是丹头,仍须用寻常所闻搬运沂沭法,令积久透彻乃效也。孟子曰:事在易而求诸难,道在迩而求诸远。董生云:尊其所闻则高明矣,行其所知则光大。不刊之语也。

【注释】

[1] 浮玉：即佛印。有传言佛印与当时名妓蔡奴是同母异父的兄妹，即下文所说的"谤者之言"。

[2] 丹元：姓姚，初为道士，后以医术得任医官。

【白话解】

听说佛印（又名浮玉）仙化，我完全不知道这件异常的事，可以告诉我大概情况吗？他的母亲现在在哪里？诽谤的话，哪里值得相信。姚丹元的事，也请详尽记录给我看，绝对不会给别人看的。有关起居的话不明白，也请指导明示。

近来很是觉得养生这件事，绝不要追求新奇，只需要老生常谈，就是精妙的要诀，吞咽津液，吐纳呼吸，真的就是上好丹药，也还要用寻常所听说的搬运真气上通督脉的方法，让真气积蓄久了能完全通透才有成效。孟子说：事情本来容易，然而却偏要力求困难，道在近处却去远处探求。董仲舒说：尊重所听到的就可称为高明了，践行所知道的就能光大事业了。这是正确的道理。

【按语】

苏轼信中谈到对内丹养生有了更深刻的体会，开始能体会所谓"小周天"功法通督脉的感觉。

与刘贡父（一）

【原文】

　　某启。示及回文小阕，律度精致，不失雍容，欲和殆不可及，已授歌者矣。王寺丞信有所得，亦颇传下至术，有诗赠之，写呈，为一笑。老弟亦稍知此，而子由尤为留意。淡于嗜好，行之有常，此其所得也。吾侪于此事，不患不得其诀及得而不晓，但患守之不坚，而贼之者未净尽耳。如何？子由已赴南都，十六日行矣。

【白话解】

　　苏轼启。看到您的回文小诗，格律很精致，文字又不失从容，想作和诗估计是及不上您了，已经将诗交给歌姬去唱诵了。王寺丞确实很有心得，也传授来很高明的道术，他有诗送给我，我抄写给您看，仅供一笑。我也粗通此道，而子由尤其留意这方面。淡泊于嗜好，行为按常规，这就是他的心得。我辈对于这件事，并不担心得不到方法或得到了却不明白，只是担忧不能坚持实行，而各种干扰不能祛除干净。怎么办呢？子由已经去南都，十六日出发的。

【按语】

　　这是熙宁十年（1077年）苏轼写给刘攽（字贡父）的信。刘攽时为曹州知州。信中提到的王寺丞，名王景纯。他从刘攽处去到徐州，传授苏轼兄弟养生术。苏轼的体会认为，学习方法易，但坚持不易。

与李公择（一）

【原文】

某再拜。谕养生之法，虽壮年好访问此术，更何所得？然比年流落瘴地，苦无他疾，似亦得其力尔。大约安心调气，节食少欲，思过半矣，余不足言。某见在东坡，作陂种稻，劳苦之中，亦自有乐事。有屋五间，果菜十数畦，桑百余本，身耕妻蚕，聊以卒岁也。

【白话解】

我再拜致意。承您告诉我养生的方法，虽然我从壮年时就喜欢访求这些方法，又得到什么成绩呢？但是近年流落到瘴疫之地，一直没有患什么病，似乎还是养生的效果起了作用。大概就是平时内心安定，调节气息，节制饮食，减少欲望，差不多就是这样了，其他的不值得谈论。我现在在黄州东坡上，挖水塘种水稻，在辛劳困苦的同时也自有乐趣。有五间房，有十几块果蔬地，一百多棵桑树，我自己耕种，妻子养蚕，聊以度日而已。

【按语】

这是苏轼在黄州时写的信。谈到他一直对养生术有兴趣，认为来到黄州湿热地方仍然能保持健康，与以前的练习有关。其主要方法是"安心调气，节食少欲"。

答钱济明

专人远辱书，存问加厚，感悚无已。比日郡事余暇，起居何如？某到贬所，阖门省愆之外，无一事也。瘴乡风土，不问可知。少年或可久居，老者殊畏之。惟绝嗜欲、节饮食，可以不死，此言已书诸绅矣，余则信命而已。近来亲旧，书问已绝，理势应尔。济明独加于旧，高义凛然，固出天资。但愧不肖何以得此。会合无期，临纸怆恨。惟祝倍万保重不宣。

【白话解】

专门派人远道而来送信，深情厚意慰问我，觉得无比感激惶恐。近来您在公务之余，生活起居怎么样？我被贬到这里，除了关门反省过失，就没有其他事了。瘴气弥漫之地的环境，不用问也知道。年轻人或许可以长住，老年人很是担心。只有断绝各类欲望，节制饮食，才可以不致患病而死，这些话都已经和诸位君子说过，剩下的就相信天命罢了。最近亲朋故旧的书信已经中断，这也在情理之中。独有您关心老朋友，高厚情义凛然可感，当然出自您的天性，我只是惭愧自己怎么能有幸得您关怀。见面不知何时，写信时伤感不已。只有祝您千万加倍保重，不多说了。

【按语】

这是苏轼在惠州时的书信。他被贬到湖北黄州时，曾称其为瘴地。到了岭南，更加潮湿闷热，疾病丛生。所以更加注意"绝嗜欲、节饮食"以养生。

与蔡景繁（一）

　　特承寄惠奇篇，伏读惊耸。李白自言名章俊语，络绎间起，正如此耳。谨已和一首，并藏箧中，为不肖光宠，异日当奉呈也。坐废已来，不惟人嫌，私亦自鄙。不谓公顾待如此，当何以为报。冬至后，便杜门谢客，斋居小室，气味深美。坐念公行役之劳，以增永叹。春间行部，若果至此，当有少要事面闻。近见一僧甚异，其所得深远矣。非书所能一一。

【白话解】

　　承您特别将佳作寄来给我，拜读后大感惊喜。李白自称名言佳句，层出不穷，也就是这样罢了。我已作了一首和诗，并收藏在箱子里，这是我的荣幸，来日送给您指正。被贬以来，不但别人嫌弃我，自己也觉得抬不起头。没想到先生您还如此待我，不知该怎么报答您。从冬至日以后，我便开始闭门不出，谢绝客人，斋戒独居在小房间里，环境很好。想到先生您公务劳役，更增加我的感叹。春天时您到部里汇报，如果来到这里，我有一些重要的事情要当面跟您说。近来遇见一位非常奇异的僧人，他所具有的能力深不可测，信中无法一一细说。

【按语】

　　这是苏轼在黄州时所作的书信。所谓"斋居小室，气味深美"，也是指其养生的行为与体会。

答宝月大师

此间诸事,请问清师即详也。清久游外方,练事多能,可喜! 可喜! 海惠及隆大师,各惟安胜。每念乡舍,神爽飞去,然近来颇常斋居养气,自觉神凝身轻,他日天恩放停,幅巾仗屦,尚可放浪于岷峨间也。知吾兄亦清健,发不白,更请自爱,晚岁为道侣也。余附清师口陈,此不烦缕。

【白话解】

这里发生的各种事情,请您向悟清师傅了解,就可以知道详细情况了。悟清长期在外面游历,经过许多事情历练能力全面,值得高兴,值得高兴! 海惠和士隆大师,想来都安好。每次想到家乡,神魂就像飞越过去一样。然而近来常常斋戒、独居以调养正气,自己感觉到精神专注身体轻健,来日圣上开恩让我退休,还可以戴头巾拄木杖穿草鞋,自在地行游于岷山、峨眉山之间。得知兄台您身体健康,头发不白,还请更加爱护好自己,晚年时我们一起作伴修道。其余请悟清师傅亲口转述,这里不多写了。

【按语】

苏轼在黄州写给宝月大师的信。宝月俗名苏惟简,曾任成都大慈寺中和胜相院住持,与苏轼同族。苏轼在信中谈到自己养生颇有收获。

答孔毅夫

【原文】

　　日至阳长,仁者履之,百顺萃止。病废掩关,负暄独坐,醺然自得,恨不同此佳味也。呵呵。诲谕过重,乏人修写,乃以手简为谢。悚息。

【白话解】

　　冬至日阳气开始生长,有道者按规律去履行,一切佳事都会汇集。我因患病而闭关不出,晒着太阳独自坐着,有点醉意一样悠然自得,可惜您不能一同在这里体会。呵呵。您来信教诲甚多,我没有人帮抄写,就只手写几句简讯以示答谢了。不胜惶恐。

【按语】

　　这封信是苏轼从海南北归后写给朋友的。北归不久苏轼即患病。

与程正辅（一）

长至伊迩，不获称觞，祝颂之怀，难以言论。比日起居增胜。宪掾顾君至，辱手书，感慰倍常。顾君信佳士，伯乐之厩，固无凡足也。老弟凡百如昨，但痔疾不免时作。自至杜门，不见客，不看书，凡事皆废。但晓夕默作小乘定，虽非至道，亦且休息。平生劳弊，且尔少期百日。兄忧爱之深，故白其详，不须语人也。所谓以得为失者，梦幻颠倒，类皆如此尔。未由瞻奉，万万若时自重。不宣。

【白话解】

冬至将近，不能一起举杯庆祝，祝福您的念头，难以用语言表达。近日起居应该很好吧。掌刑法的司掾官顾君来到我这里，带来您写的书信，非常感动和欣慰。顾君确实是有才能的人，可见您这位伯乐手下，肯定没有平凡的人。我一切如旧，只是痔疮不时发作。从冬至开始闭门，不会见客人，也不看书，所有事情都停止。只是早晚静坐练习小乘佛教的禅定，虽然没能达到高深的地步，也当作一种休息吧。平常有劳累怕苦的毛病，现在这样至少期望能坚持一百天。知道您深为担忧和爱护，所以详细地向您说明。前人所谓得到即失去，就像做梦是反着的，都是这么回事。没有机会拜会您，希望您一定时刻保重身体。不多说了。

【按语】

苏轼修习养生功法，自称缺点是难以坚持。有时修习道教内丹功法，此处也试着练习禅定，对自己提出目标是要坚持一百天。

与王定国（二）

罪大责轻，得此甚幸，未尝戚戚。但知识数十人，缘我得罪，而定国为某所累尤深，流落荒服，亲爱隔阔。每念至此，觉心肺间便有汤火芒刺。今得来教，既不见弃绝，而能以道自遣，无丝发芥蒂，然后知公真可人，而不肖他日犹得以衰颜白发厕宾客之末也。扬州有侍其太保者，官于烟瘴地十余年，比归，面色红润，无一点瘴气。只是用磨脚心法，此法定国自已行之，更请加功不废。每日饮少酒，调节饮食，常令胃气壮健。安道软朱砂膏，某在湖州服数两，甚觉有益，到彼可久服。子由昨来陈相别，面色殊清润，目光炯然。夜中行气脐腹间，隆隆如雷声。其所行持，亦吾辈所常论者，但此君有志节能力行耳。粉白黛绿者，俱是火宅中狐狸、射干之流，愿公以道眼照破。此外又有一事，须少俭啬，勿轻用钱物。一是远地，恐万一阙乏不继。一是灾难中节用自贬，亦消厄致福之一端也。

【白话解】

我罪过甚大，获责罚很轻，得到这样的结果已经很侥幸了，没有感到悲伤。但几十个朋友也因为我的缘故获罪，特别是定国被我连累尤其严重，被流落到边远荒凉的地方，与至亲远隔阔别。每次想到这里，就觉得内心如焚如有芒刺在扎。现在收到您的来信，我不但没有被您嫌弃断绝，您还用道义开解自己，对我没有丝毫抱怨，由此知道您真是有才德的人，不才的我希望将来衰老白头的时候还能够做个跟班尾从您。扬州有一个姓侍其的官员，在瘴气丛生的地方做官十几年，等到回来，面色红润，没有一点患过瘴气的样子。他只是用按摩脚心的方法保养,这个办法定国您自然已经开始使用,还请您加以坚持不要中止。每天可饮用少量酒,饮食有节制,让脾胃保持健康。安道的软朱砂膏,我在湖州服食过数两,觉得很有好处,您到他那里可以长期服用。子由昨天来和我告别,面色非常清爽红润,目光炯炯有神。他夜半运气于丹田,可听到隆隆像打雷一样的声音。他所修行的,也是我们平常所谈起的方法,只是他意志坚强能一直坚持罢了。各种艳丽女色,都是尘世间的狐狸、射干一类的妖魅,希望您能以法眼看透。此外还有一件事,需要稍节俭,不要轻率使用钱物。一来是在偏僻地方,恐怕万一缺钱不够用。另一方面身处厄难中,应当以节俭来自我反省,也是消灾致福的一个办法。

【按语】

苏轼被贬岭南,对如何防护传说中的岭南瘴气颇为关注。此信记载了一个侍其太保的养生方法,即按摩脚心涌泉穴。信中还提到其弟弟苏辙的内功练习已经很有成绩。

与王定国(三)

【原文】

宾州必薄有瘴气,非有道者处之,安能心体泰健,以俟否亨耶?定国必不以流落为戚戚,仆不复忧此。但恐风情不节,或能使腠理虚怯以感外邪。此语甚蠢而情到,愿君深思先构付属之重,痛自爱身啬气。旧既勤于导引服食,今宜倍加功,不知有的便可留桂府否?

　　宾州必定稍稍有些瘴气,不是懂养生之道的人在那里居住,怎么能够身心安泰健康,来对付各种顺逆境遇呢? 定国您一定不会因被贬而过度忧愁,我不须担心这一点,但担心不能节制房事,可能令您皮肤腠理变虚从而感受外部邪气。在您面前讲这话非常愚蠢,但心情确实如此,希望您多多考虑先人托付给您的重要责任,好好地爱惜身体保养正气。您以往都勤于做导引和服食养生,现在最好是加倍下功夫。不知道有确实方便的时候可以留在桂州府里吗?

【按语】

　　宾州属今广西壮族自治区,也是传统被认为有瘴气的地方。苏轼认为处身于有瘴气的地方,无法避免外界环境,只能注意养生增强体质来防止得病。

与王定国(四)

【原文】

　　前书所忧,惟恐定国不能爱身啬色,愿常置此书于座右。如君美材多文,忠孝天禀,但不至死,必有用于时。虽贤者明了,不待鄙言。但目前日见可欲而不动心,大是难事。又寻常人失意无聊中,多以声色自遣。定国奇特之人,勿袭此态。相知之深,不觉言语直突,恐欲知,他日不讶也。

【白话解】

上次写信所担心的，是害怕定国您不能爱惜身体，少近女色，希望您常常把信放在身边铭记。像您这样才华出众，忠义和孝心得于上天赋予，只要不至于死亡，必定会有为朝廷起用的时候。虽然您这么贤明一定明白这个道理，不需要我来说。但是目前看来，每天见到各种引发欲望的事而不动心，是非常困难的事情。同时，一般人在失意无聊的时候，多数会沉迷于声乐和女色来排遣。定国您是与众不同的人，不要落这种俗套。我和您知己深交，不由得说话太直接和唐突。恐怕您想知道这些，他日见面相信不会令我讶异。

【按语】

这封信承上信，再次叮嘱王定国要注意节制色欲。

与滕达道（一）

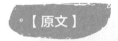

示喻夏中微恙，即日想全清快。近闻元素开阃[1]，放出四人，此最卫生之妙策。其一姓郭者，见在野夫处。元素欲醒，而野夫方醉尔。颁示二小团，皆新奇。苏合酒亦佳绝。每蒙辍惠，惭感可量。今日见报蒲传正般出天寿院，何耶？张梦得尝见之，佳士！佳士！

【注释】

[1] 开阁（gé）：打开侧门。此指遣送家中的侍姬。《世说新语》载王敦沉溺酒色，身体不适，后接受左右劝谏，"尽开后閤，驱诸婢妾数十人"。

【白话解】

承您来信，说夏天时患了小病，想必很快已经痊愈康复了。近来听说杨元素遣送侍姬，让四人离开，这是最有益于养生的好办法。其中一个姓郭的，我在李野夫家里见到了。杨元素才醒悟，李野夫却正沉迷于此。您送来两种小团茶，都很新奇。苏合香酒也是非常好。每次承蒙您馈赠，惭愧感动无尽。今日听说蒲传正搬出天寿院，是什么原因呢？张梦得我见到了，确实是个人才！

【按语】

苏轼此信，赞赏杨元素的做法，意思是减少色欲房劳，有益于养生。

与滕达道（二）

【原文】

屡枉专使，感怍无量。兼审比来尊体胜常，以慰下情。某近绝佳健。见教如元素黜罢，薄有所悟，遂绝此事，仍不复念。方知中有无量乐，回顾未绝，乃无量苦。辱公厚念，故尽以奉闻也。晚景若不打叠此事，则大错，虽二十四州铁打不就[1]矣。既欲发一笑，且欲少补左右耳。不罪！不罪！

【注释】

[1] 二十四州铁打不就：古代一种钱币称为"错刀"，后来作为钱币的通称。《资治通鉴·唐昭宗三年》记罗绍威悔曰："合六州四十三县铁，不能为此错也。"借"错"字双关义说明错误之大。文中为同一用法。

【白话解】

多次劳您派人来送信，感激惭愧之情无法言表。兼得知近来您的身体状况更胜往常，使我感到宽慰。我近来身体也很好。您信中教导要像杨元素那样黜退侍姬，听了略有感悟，于是断绝了女色这件事，不再惦念。这才知道有无法衡量的快乐，回想起未断绝之时，真是无尽的苦恼啊。承蒙先生深深记挂我，所以向您详细告知。晚年了再不终止女色这件事，就大错了，错得用二十四个州的铁也不足铸成。写来既是供您一笑，也是想对您的言论稍作补充。请勿怪罪！

【按语】

苏轼受杨元素罢退侍姬的事影响，自称也开始杜绝房事。此信作于元丰六年（1083 年）黄州任上，苏轼时年 46 岁。所说应该也是一时之语。实际上该年其侍妾王朝云还为他生下了一子，取名苏遁。可惜次年夭折。

答张文潜

久不奉书,忽辱专人手教,伏读感叹。且审为郡多暇,起居佳胜,至慰!至慰!疾久已扫除,但凡害生者无复有,则其气日滋骨髓,余益形神,卓然复壮,无三年之功也。某清净独居,一年有半尔。已有所觉,此理易晓无疑也。然绝欲,天下之难事也,殆似断肉。今使人一生食菜,必不肯。且断肉百日,似易听也,百日之后,复展百日,以及期年,几忘肉矣。但且立期展限,决有成也。已验之方,思以奉传,想识此意也。蒙远致儿书信,感激不可言。子由在筠,甚自适,养气存神,几于有成,吾侪殆不如也。闻淳父、鲁直远贬,为之凄然。此等必皆有以处之也。某见寓监司行馆,下临二江,有楼,刘梦得《楚望赋》句句是也。瘴疠虽薄有,然不恶,与小儿不曾病也。过甚有干蛊之才,举业亦少进,侍其父亦然。恐欲知之,解忧尔。会合未期,临书怅惘,惟万万为道自重,不宣。

【白话解】

很久没给您写信,突然收到您派人送来的信,敬读以后很有感触。了解到您郡务之余多有余暇,起居都安好,甚为欣慰,甚为欣慰。疾病已经痊愈,只要不再有什么损害生命的事情,那么人体内的正气就会一天天滋养骨髓,其余增益形体精神,逐步复原,估计用不了三年时间。我清净地独自居住,有一年半了,已经感受到了好处,这个道理是容易明白而且确信无疑的。不过说到绝欲,是天底下最难的事,大概就像戒掉肉食一样吧。假使让人一生都吃素,必定不肯。姑且让他戒肉一百日,可能就容易听从。一百日之后，再来延长一百日，一直到一年时期，就几乎忘掉肉食了。只要确立日期不断延长，一定会有成效。这是我很有体验的方法，想着写下来送给您，希望您能了解我的心意。承蒙您远道致信小儿苏过，感激之情无法言说。子由在筠州，非常舒适，他修炼调养正气和保存神志的功法，几乎就要成功了，我们大概都比不上他。听说范祖禹（字淳父）、黄庭坚（字鲁直）被贬到远方，为他们感到悲伤。他们也一定都有自处之道。我现在临时居住在监司行馆，下临两江交汇处，有一座楼台，就是刘禹锡（字梦得）《楚望赋》写的那样。这里略有瘴疠之气，但不太严重，我和小孩都没有患病。小儿苏过很有《易经》所说"干父之蛊"那样能把不利的事做好的才能，科举学业也稍稍有进步，侍奉我也很好。恐怕您想了解这些情况，写来请勿担忧。见面不知道在什么时候，对着所写的书信很觉惆怅。请您千万保重，不再多说了。

【按语】

这封信谈到养生，说绝欲如同断肉，很难一下子就坚持，只能定一个阶段性期限，然后再延续。

与陈季常（一）

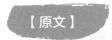

【原文】

叠辱来贶，且喜尊体已全康复。然不受尽言，遂欲闻公何也？公养生之效，岁有成绩，今又示病弥月，虽使皋陶听之，未易平反。公之养生，正如小子之圆觉，可谓害脚法师鹦鹉禅，五通气球黄门妾也。至祷。

调摄卷

255

　　承您多次来信，很高兴得知您的身体已经完全康复。然而不知道您近来所有的情况，想知道您是怎么回事？您养生的效果，说是一年来很有成效，现在又告诉我您已经病了一个多月，这让皋陶那么公正的法来判决，都没法给您平反了。您的所谓养生，好比我的修禅，相当于蹩脚法师，或是鹦鹉谈禅，又像五孔的气球及太监的小妾那么没用。为您祈祷。

【按语】

　　苏轼此信取笑陈季常自称养生有效，却还容易生病。

与陈季常（二）

【原文】

　　某局事虽清简，而京辇之下，岂有闲人？不觉劫劫过日，劳而无补，颜发苍然，见必笑也。子由同省，日夕相对，此为厚幸。公小疾虽平，不可忽。善言不离口，善药不离手，此乃古人之要言，可书之座右也。药物有彼中难得，须此干置者，千万不外。如闻公有意入京，不知几时可来，如得一会，何幸如之。

【白话解】

　　我在局里的公务虽然清闲简单，然而在天子脚下的京城，又怎么会有闲人？不自觉地匆匆忙忙又过了一天，很劳累却没有什么收获，容颜苍老和头发干枯，您见到我一定会笑话的。子由与我一样在中书省，我们能日夜见面，这是很大的幸运。您的小疾虽然已经好了，但是也不可以忽视。好听的话不离口，好用的药不离手，这是古人所讲的格言，可以作为座右铭。如果您那里有难买到的药物，需要在我这里置买的话，千万不要见外。听说您有来京的意愿，不知道什么时候可以来，如果能够与您见一面，将是多么荣幸的事情。

【按语】

　　苏轼前信是戏谑口吻，此信则是正常语气，表示关怀，并建议将"善言不离口，善药不离手"作为座右铭，这是养病的法则。

与滕达道（三）

【原文】

　　近在扬州，入一文字，乞常州住，如向所面议。若未有报，至南都，当再一入也。承郡事颇繁齐整，想亦期月之劳尔。微疾虽无大患，然愿公无忽之，常作猛兽毒药、血盆脓囊观，乃可，勿孤吾党之望，而快群小之志也。情切言尽，必恕其拙，幸甚。

【白话解】

　　我最近在扬州，上交了一份申请，请求平常能在州城居住，像以前当面谈过的那样。如果没有回复，我到南都后会再申请一次。得知您郡上的事情很繁杂但井井有条，想来是整月辛劳的结果。生了小病虽然无须过多担忧，然而还是希望您不要忽视它，常常当作是猛兽、毒药，以及血盆、脓囊那么厉害的事情来对待才可以，不要辜负了我们这些朋友对您的期望，而令那些小人们快意。感情真切但言语将尽，请一定恕我拙口笨舌，那就太庆幸了。

【按语】

苏轼劝告友人要重视小病，以极端的比喻来强调，令人印象深刻。

与钱穆父

【原文】

前日辱书，及次公到，颇闻动止之详，慰浣无量。微疾想由不忌口所致，果尔，幸深戒之。某亦病寒嗽，逾月不除，衰老有疾难愈，岂复如昔时耶？承和采菊词，次公处幸见之。未由会合，千万顺候自重。匆匆，奉启。

【白话解】

前一日收到书信，以及杨杰（次公）到来，得知您起居的详况，感到非常安慰。您患的小病可能是因为饮食不注意导致的，如果真的是这样，希望您以后一定注意忌口。我也患了风寒咳嗽，一个多月了还没有痊愈，年纪大了生病就很难好，哪里还像年轻的时候呢？承蒙您为《采菊词》唱和，我有幸在次公先生那里见到了。没有机会见面，顺致千万保重之意。仓促写就，苏轼奉上。

【按语】

这封书信既问候友人疾病，也提到自己的病况。作于元祐四年（1089 年）任杭州知州之时。

与蔡景繁（二）

【原文】

近奉书，想必达。比日不审履兹隆暑，尊体何如？某卧病半年，终未清快。近复以风毒攻右目，几至失明，信是罪重责轻，召灾未已。杜门僧斋，百想灰灭，登览游从之适，一切罢矣。知爱之深，辄以布闻。何日少获瞻望前尘，惟万万为时自重。

【白话解】

近来给您寄去一封信，想必已经到达。最近没留意季节已经到盛暑，您的身体怎么样？我生病卧床半年，还没有完全好转。近日右眼又患风毒病症，几乎到失明的地步，相信是因为罪过太重，而受到的责罚太轻，才不断招来灾害。闭门像僧人一起吃斋独居，让各种思想都静灭下来，各种游览聚会的活动，一切都作罢。我知道您关切我至深，于是写来告诉您。什么时候能够见面共话旧事？希望您注意时令保重身体。

【按语】

此信为元丰六年（1083年）在黄州时所作。是年苏轼病赤眼，当时认为病因是风毒。因此减少出游在家静养。

与杨元素

【原文】

近两辱手教，以多病不即裁谢，愧悚殊深。比日仰惟履兹溽暑，台候清胜。某病后，百事灰心，无复世乐，然内外廓然，皆获轻安。何时瞻奉，略道所以然者。未间，伏惟为时自重。

【白话解】

近来承蒙两次亲笔来信，由于我多次患病没有及时回信感谢，深深地觉得惭愧惶恐。近日来到了盛夏湿热的季节，您的身体想必还好。我生病以后，对所有事情都失去兴趣，不再参与世间的玩乐，反而身心轻松，疾病稍为好转。什么时候能够见面，再大略说说具体情况。未能见面，希望您注意时令保重身体。

此信也是元丰六年（1083年）在黄州时所作。苏轼谈到病好之后的情况，由于减少外事，反而自觉身心轻松。

与石幼安

【原文】

近日连得书札，具审起居佳胜。春夏服药，且喜平复。某近缘多病，遂获警戒持养之方，今极精健。而刚强无病者，或有不测之患。乃知羸疾，未必非长生之本也，惟在多方调适。病后须不少白乎？形体外物，不足计较，但勿令打坏《画苑记》尔。呵呵。因王承制行，奉启，不宣。

【白话解】

近日接连收到您写来的书信，得知您生活起居安好，春夏季节曾生病服药，好在已经康复。我近来由于多患疾病，于是获得预防保养的方法，现在精力健旺。然而那些平时身体强壮没有疾病的人，或许会突然有难以预测的忧患。于是知道虚弱有病，不一定不是长生的资质，只是要多方面注意调养。您生病后胡须有些变白了吧？这些形体外部的事情，不值得去计较，只是不要生气打坏了《画苑记》里我的画啊。呵呵。因为王承制要去您那里，故写此信，不多说了。

　　此信仍是元丰六年（1083 年）在黄州时所写。在病好之后，苏轼又得到新的体会，认为有时得些小病，能让人更加注重身体，注意调适，反而是好事。

与滕达道（四）

【原文】

　　知前事[1]尚未已，言既非实，终当别白，但目前纷纷，众所共叹也。然平生学道，专以待外物之变，非意之来，正烦理遣尔。若缘此得暂休逸，乃公之雅意也。黄当江路，过往不绝，语言之间，人情难测，不若称病不见为良计。二年不知出此，今始行之耳。西事得其详乎？虽废弃，未忘为国家虑也。此的信可示其略否？书不能尽区区。

【注释】

　　[1] 前事：指滕甫（字达道）被罢斥的事。当时滕甫被认为是谋逆人李逢的妻子亲族，于是受牵连被罢斥，甚至传言会进一步受罚。后来他上书自辩，得以重新起用，上京途中经过黄州。

【白话解】

　　知道前次的事情还没有了结，既然说的不是事实，早晚会分别清楚、真相大白的,但是目前议论纷纷,令人们都为之叹息。然而我们平生学习各种道理,就是专门用来应对外部事物的变化的,意外之事突然到来,正是要烦劳理智去处理啊。如果因为这样而得到暂时休息,对您来说反而是好事了。黄州正当江边水路上,来来往往的人络绎不绝,各种传言之间,人情世故难以预测,不如托病不见外人为好。我两年来不知道这样做,现在才这样实行了。西边的军事情况您知道详情吗? 我虽然被弃用,但是还是没有忘记为国家担忧。这件事的确实消息可以告诉我一些大概吗? 心意一言难尽。

【按语】

　　苏轼劝慰仕途波折的友人,提出对意外之事要以理智应对,不要轻易被打垮。

答参寥

【原文】

　　净慧、琳老及诸僧知,因见致恳,知为默祷于佛,令亟还中州,甚荷至意。自揣省事以来,亦粗为知道者。但道心屡起,数为世务所移,恐是诸佛知其难化,故以万里之行相调伏耳。少游不忧其不了此境,但得他老儿不动怀,其余不足云也。俞承务知为少游展力,此人不凡,可喜! 可喜! 今有一书与之,告专一人与转达。仍有书,令儿子辈,准备信物,令送去俞处,托求稳当舶主,与广州何道士也。见说自有斤重,脚钱数目,体例甚熟。

净慧、维琳长老及诸位僧人朋友，由于收到来信，知道您们为我默默地向佛祖祈祷，希望能让我尽快回到中州，非常感谢您们的用心。我自己反思自从懂事以来，也算是大概懂得一点佛教道理的。但是禅修的心思屡次涌动，又多次被世间的事务所改变了，恐怕是诸位佛祖知道我难以教化，这次用万里远行来调教降服我。对秦少游不用担心他不能明了这种境地，只要他不动摇内心，其他的都不须说了。得知俞承务在为秦少游出力帮忙，这个人不简单，值得高兴！值得高兴！现在有一封信给秦少游，专门拜托了一个人转达。还有一封信，让儿子们准备了信物，让他们送到俞承务那里，托他找一个稳当的船家，送给广州何道士。听说有一斤多重，所需水脚路费，价目他都很熟悉。

【按语】

苏轼用佛家说法，将万里被贬之事，视为一种修行。

与李方叔

【原文】

顷年于稠人中，骤得张、秦、黄、晁及方叔、履常，意谓天不爱宝，其获盖未艾也。比来经涉世故，间关四方，更欲求其似，邈不可得。以此知人决不徒出，不有立于先，必有觉于后也。如方叔飘然布衣，亦几不免。淳甫、少游，又安所获罪于天，遂断弃其命？言之何益，付之清议而已。忧患虽已过，更宜慎口，以安晚节。

短短数年来,我在茫茫人海中,一下子结交到了张文潜、秦太虚、黄庭坚、晁端彦和李廌(字方叔)、陈师道(字履常),心里想上天不爱惜宝物,我还会获得更多好朋友的。近年来经历牵涉各种世间变故,远行四方,想再碰到像他们那样的人,却渺茫无从得见。由此可知难得的人才决不会白白来到世间,不是在当前建立一番事业,就是对后人有所启发。即使像李廌那样一个潇洒平民,也不例外。范祖禹(字淳甫)和秦少游,又怎么会由于受到朝廷加罪,就断然放弃自己的使命?多说有什么好处,留待后世评说好了。忧患困境虽然已经过去,但是更应该谨慎言论,以安保晚年。

【按语】

这封信中,苏轼历数了他身边的几位好友,称颂他们都是难得的人才。

与刘贡父(二)

【原文】

某忝冒过甚,出于素奖。然迂拙多忤,而处争地,不敢作久安计,兄当有以教督之。血指汗颜,旁观之诮,奈何!奈何!举官之事,有司逃失行之罪,归咎于兄。清明在上,岂可容此,小子何与焉。茯苓、松脂,虽乏近效,而岁计有余,未可弃也。默坐反照,瞑目数息,当记别时语耶?

我滥竽充数获得任命,源于并非科举出身的奖励提拔。然而我愚笨容易犯错,却处身于是非纷争的地位,不敢作平安久居的打算,兄台应该有指教的话来督促我。我不精通事务忙得手指出血满脸流汗,旁观者的讥笑是难免的了,怎么办啊!怎么办啊!推举我来任职这件事,主管的官员为了逃避失察的罪过,到时可要归咎于您。圣上明智,怎么能够容忍这样的事情,我凭什么任这职位呢。茯苓、松脂,虽然短期见不到什么效果,然而长时间服用就会见效,不可以放弃啊。还有默然静坐,内视练功,闭目调整呼吸,这些临别时的吩咐应该记得吧?

【按语】

苏轼此信中谈到服食茯苓、松脂,以及静坐数息等养生法,均为道家修习方法。

与李之仪

【原文】

某年六十五矣,体力毛发,正与年相称,或得复与公相见,亦未可知也。前者皆梦,已后者独非梦乎?置之不足道也。所喜者,在海南了得《易》《书》《论语传》数十卷,似有益于骨朽后人耳目也。少游遂卒于道路,哀哉!痛哉!世岂复有斯人乎?端叔亦老矣。迫云须发已皓然,然颜极丹且渥,仆亦正如此。各宜阔啬,庶几复见也。儿侄辈在治下,频与教督,有一书,幸送与。醉中不成字。不罪!不罪!

【白话解】

我年纪六十五岁了,体力和毛发的情况,也正与年龄相匹配,或许还能活到跟您相见的时候,也说不定。过去的都是一场梦,以后的事就不是梦吗?放在一边不值得多说了。感到欣喜的是,我在海南写完了谈《易经》《尚书》和《论语传》等数十卷著作,似乎在我尸骨腐朽时对后人的知识有所帮助啊。秦少游死在了道路上,可悲可痛啊!世间哪里还有这样的人才?李之仪(字端叔)也老了,虽然胡须头发已经变白,然而颜面还红光润泽,我也正是这样子。各自都应珍重保养,可能还能见面呢。我有个子侄在您管治之下,请多予指教督促。我有一封信,请转送交给他。喝醉了信写得不成样,请勿怪罪啊!

【按语】

元符三年(1100年)苏轼获准从海南北归,当时年纪已经65岁(加2年的虚岁)了。虽然由于秦观在途中过世的事令他非常伤感,但总体上还是有一种欢快之情。

与程正辅（二）

德孺、懿叔近得耗否？子由频得安问，云亦有书至兄处，达否？邓道士州中住两月，已归山。究其所得，亦无他奇，但归根宁极[1]，造次颠倒，心未尝离尔。此士信能力行，又笃信不欺，常欲损己济物，发于至诚也。知之！知之！

【注释】

[1] 归根宁极：语出《庄子·缮性》："深根宁极而待，此存身之道也。"

【白话解】

德孺、懿叔近来有消息吗？子由多次问到他们的情况，说是也写了信给您，收到没有？邓道士在州中住了两月，已经回到山上了。探究他在道术上有什么心得，也没有什么新奇的地方，只是精神归于根本而安宁至极，即使颠沛流离，但是内心没有离开本真。这位道士确实能够努力践行，并且信仰坚定不受影响。经常愿意做些损害自己帮助别人的事，都是发自真诚的内心啊。真的知道有这种人了啊！

【按语】

苏轼在信中所说的邓道士，名守安，是罗浮山道士。苏轼称赞他内心清净，又多行善举，非常赞赏。

答王定国

【原文】

御瘴之术，惟绝欲练气一事。本自衰晚当然，初不为瘴而作也。其余坦然无疑，鸡、猪、鱼、蒜，遇着便吃，生老病死，符到奉行，此法差似简径也。君实尝云：定国瘴烟窟里五年，面如红玉。不知道能如此否？老人知道，则不如尔，顽愚即过之。先帝升遐，天下所共哀慕，而不肖与公，蒙恩尤深，固宜作挽词，少陈万一。然有所不敢者尔。必深察此意。无状罪废，众欲置之死，而先帝独哀之，而今而后，谁复出我于沟壑者？归耕没齿而已矣。

【白话解】

抵御瘴病的方法，只有去做断绝欲望和勤练气功这件事。这本来是衰老晚年就应该做的，并不是因为瘴气才来做。其他事物则可以随意不必疑虑，鸡、猪、鱼、蒜，碰到就吃，生老病死，遇到什么就做什么。这个方法差不多就是简单的捷径了。司马光曾说：王定国在烟瘴之地住了五年，而面色却红润如玉。如果不是通晓道术能这样吗？我这老人家对道术的所知，则比不上您，然而顽固愚笨却比您厉害。先皇帝逝世，天下人都在哀伤追思，而不才的我和您，承蒙皇帝的恩泽尤其深厚，理所应当写篇悼词，略为陈述万分之一。然而又感到不妥而不敢作，但一定要深察我们的心意。我罪行严重遭到罢斥，许多人想要置我们于死地，只有先皇帝一个人怜悯我们。从今以后，还有谁会拯救我们于困境之中？我只有回乡耕种到老了。

苏轼与王定国交流在岭南如何防备瘴气的经验,指出主要就是做好养生,避免得病。

答通禅师

【原文】

谪居穷僻,懒且无便,书问旷绝。故人不遗,两辱手教,具审比来法体甚轻安,感慰深至。仆晚闻道,照物不明,陷于吏议,愧我道友。所幸圣恩宽大,不即诛殛,想亦大善知识法力冥助也。禄廪既绝困,而布衣蔬食,于穷苦寂淡之中,却粗有所得,未必不是晚节微福。两书开谕周至,常置坐右也。未缘展谒,万万以时自重。

【白话解】

我被贬居住在穷乡僻壤,懒散而且不方便,所以书信几乎绝迹。老朋友您没有忘记我,两次来信,我得以知道您近来身体健康,十分宽慰。我很晚才知晓佛道,智慧不足以明察世事,陷身于被官员弹劾,有愧于我的朋友。幸运的是皇帝恩典宽大,没有立即诛杀我,想来也是佛祖暗中保佑的结果。现在俸禄已经断绝了,然而穿布衣吃青菜,在穷苦寂寞淡泊之中,反而有所收获,这未尝不是我晚年的一点小福气。两封信的指教很周全,我时常放在身边参看。没有缘分见面进一步请教,希望您一定要时刻保重身体。

通禅师全称为圆通秀禅师,曾点化黄庭坚不再写艳词而坚持修行吃素,与苏轼也有来往。

与李公择(二)

【原文】

知治行窘用不易。仆行年五十,始知作活。大要是悭尔,而文以美名,谓之俭素。然吾侪为之,则不类俗人,真可谓澹而有味者。又《诗》云:不戢不难,受福不那。口体之欲,何穷之有?每加节俭,亦是惜福延寿之道。此似鄙俗,且出之不得已也。然自谓长策,不敢独用,故献之左右。住京师,尤宜用此策也。一笑!

【白话解】

知道您在整理行装,但家用窘迫,很不容易。我今年五十,才开始知道怎么生活。主要就是省钱罢了,说得好听点,叫作节俭朴素。不过我们这类人做这样的事,就不同于世俗之人,真可以说能做到淡泊而有意味。《诗经》曾说:懂得收敛、戒惧,受福才多。口腹的欲望,哪有穷尽?现在每每加以节俭,却是珍惜福气延长寿命的好方法。这听起来很低俗,但也是出于不得已的事。然而我自己觉得这样是好办法,不敢独自使用,所以奉献出来给大家。住在京城的人,尤其适合用这种方法啊。一笑!

苏轼指出节俭和清淡饮食是延寿之道。虽然说是由于穷困不得已才这样，但确实是有益的。这也是一种健康的心态。

与杨君素

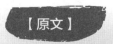
【原文】

奉别忽二十年，思仰日深，书问不继，每以为愧。比日动止何似？子侄十九[1]兄弟远来，得闻尊体康健异常，不胜庆慰。知骑驴出入，步履如飞，能登木自采荔枝，此希世奇事也。虽寿考自天，亦是身心空闲，自然得道也。某衰倦早白，日夜怀归，会见之期，想亦不远。更望顺时自重，少慰区区。因孙宣德归，附手启上问。

【注释】

[1] 子侄十九：指苏十九，为苏轼子侄辈族人。

【白话解】

分别转眼已二十年了，对您的思念日渐加深，没有经常给您写信，常常感到愧疚。近来您的情况怎么样？子侄苏十九兄弟远道而来，从而得知您身体非常健康，感到非常欣喜和安慰。知道您骑着毛驴出入，步履很快，还能爬树自己采摘荔枝，这真是世间少有的事情啊。虽然寿命由上天考定，也是身心空闲，才能自然地尽寿而去。我身体已经衰老困倦，早就白了头，日夜希望回去。与您相见的日子，想必也不远了。更希望您顺应时令保重身体，以稍安慰我的挂念。因为孙儿宣德将回去，故附上书信问候。

【按语】

　　杨君素是苏轼先辈乡人，名宗文。他身体高寿而健康，苏轼指出有赖于其"身心空闲"，即自然随意，没有思虑。

与陈大夫

【原文】

　　某启。蒙惠竹簟、剪刀等，仰服眷厚。欧阳文忠公云凉竹簟之暑风，遂得此味。近日尤复省事少出。去岁冬至，斋居四十九日，息命归根，似有所得。且夕复夏至，当复闭关却扫。古人云：化国之日舒以长。妄想既绝，颓然如葛天氏之民，道家所谓延年却老者，殆谓此乎？若终日汲汲随物上下者，虽享耄期之寿，忽然如白驹之过隙尔。不敢独享此福，辄用分献，想当领纳也。呵呵。

【白话解】

　　苏轼启。承蒙惠赠竹簟、剪刀等，深深感谢您的关爱。欧阳修的文章说竹簟可以令暑热的风清凉，我这就能感受到这种意境了。近日尤其减少事务不外出。去年冬至的时候,曾斋戒独居四十九天,练习胎息归根的功法,好像有所收获。没几天就夏至了,准备再次闭关不出。古人说:施行教化的国家的日子舒服而长久。各种妄念断绝之后,心情平和就像古代安宁国度葛天氏的人民,道家所说的能够延长寿命不衰老,大概就是这样的吧? 假如整天忙碌受各种事情左右,即使有八十岁的高寿,也是匆匆就像快马飞奔而过那么短暂啊。我不敢独自享用这个福气,于是将其分享奉献出来,想必您会接纳这个想法。呵呵。

【按语】

苏轼此信作于元丰五年(1082 年),谈到他上年冬至斋戒独居并且修习静功的情况,并且计划当年夏至再度闭关。道教内丹修习,尤其重视夏至和冬至这两个时令。

与黄师是

【原文】

行计屡改。近者幼累舟中皆伏暑。自愍一年在道路矣,不堪复入汴出陆。又闻子由亦窘用,不忍更以三百指诿之,已决意且夕渡江过毗陵矣。荷忧爱至深,故及之。子由一书,政为报此事,乞早与达之。尘埃风叶满室,随扫随有,然不可废扫,以为贤于不扫也。若知本无一物,又何加焉。有诗录呈:帘卷窗穿户不扃,隙尘风叶任纵横。幽人睡足谁呼觉,欹枕床前有月明。一笑! 一笑! 某再拜。

行程多次改动。近来年幼的子女在船中都中暑。痛心这一年都奔波在道路上了,不能忍受再去汴梁上岸。又听说子由也穷困窘迫,不忍心让一家三十口去麻烦他,已经决定早晚渡江直接到毗陵去了。承您深为担忧关爱,所以告诉您。子由的信,正是为了说这件事,希望能够早点送达。尘埃和落叶随风飘满一屋,一边扫一边又有了,然而不能停止扫地,因为这样总比不扫好。如果知道本来无一物,那又扫什么呢。有诗一首抄录呈上:窗帘卷起,窗户通透,大门不关,任凭灰尘和风叶到处飘舞。静静地饱睡一觉不知道谁把我叫醒了,靠着枕头看床前明月映照。见笑了!我再次致意。

【按语】

苏轼闲谈信中屡屡有哲理。所说扫落叶一事,借用了慧能"本来无一物,何处惹尘埃"的禅偈。

与王定国(五)

【原文】

某一味绝学无忧[1],归根守一,乃无一可守。此生皆是幻。此道勿谓渺漫,信能如此,日有所得,更做没用处,亦须作地行仙,但屈滞从狗窦中过尔。勿说与人,但欲老弟知其略尔。问所欲干,实无可上烦者。必欲寄信,只多寄干枣、人参为望。如无的便,亦不须差人,岂可以口腹万里劳人哉。所云作书自辩者,亦未敢便尔。不怨天,不尤人,下学而上达,知我者,其天乎? 张十七[2]绝不闻消耗,怀仰乐全之旧德,故欲其一箴之否?

【注释】

[1] 绝学无忧:出自《老子》,意谓学问越多越令人思虑,故摒弃学问才能无忧无虑。

[2] 张十七:指张方平(字安道,号乐全居士)的儿子张恕。

【白话解】

我一心学习道教摒弃学问放下忧愁的思想,练习让精神回归根本和固守真一的方法,可是却无"一"可守。这一生原本都是虚幻。这些道术不要认为是虚无缥缈的,确实能去实行的话,每日均能有所收获,再怎么没用,也能当个地上的仙人,只是要委屈在尘世中度过。这些别跟人说,只想老弟你知道大概而已。你问我需要些什么,实在没有什么可以烦劳你的。一定要寄信来的话,只希望多寄一些干枣、人参。如果不是确实方便,也不要专门派人送来,怎么能够为了满足自己的口腹而使人不远万里劳累前来。你所说的让我写信分辩,我也未敢随便写。反正不埋怨天,不抱怨人,学习日常事理自然能通于天道,了解我的人,大概就是上天吧? 张十七完全没有消息,我一直怀念张乐全过去的恩德,所以想要他给我写一封短信可以吗?

【按语】

苏轼认为道教修习方法,如果能够坚持下去,有其养生作用,所谓成为"地行仙",是借用道教神仙观念,实际指在尘世中修习有成。

与滕达道（五）

专使至，远辱手诲累幅，伏读感慰。所喜比来起居康胜，不足言也。某凡百如常，杜门谢客已旬日矣。承见教，益务闭藏而已。近得筠州舍弟书，教以省事，若能省之又省，使终日无一语一事，则其中自有至乐，殆不可名。此法奇秘，惟不肖与公共之，不可广也。画本亦可摹，为省事故，亦纳去耳。今却付来使，不罪。吴画谩附去。冬至后，斋居四十九日，亦无所行运，聊自反照而已。愿公深自爱养。区区难尽言，想识此意也。

【白话解】

专门送信的人到了，远道送来您写的长篇书信，看了非常感动和安慰。很高兴近来您的起居很好，不必多说了。我各方面还是老样子，闭门谢客已经有十来天了。承蒙您的教导，更加致力于闭关了。近日收到弟弟从筠州寄来的信，说到要减少事情，如果能够减少到最少，即使整天没有一句话一件事，那么当中自然也有很大的快乐，难以言说。这个办法很奇妙隐秘，我与您共享一下，不可以广为传播。本来可以临摹画画，为了减少事情，也收起来了。现在交付给送信来的人，请勿怪罪。吴某的画附送给您。从冬至以后，我斋戒独居四十九天，也没有怎么行气运功，姑且静坐内视罢了。希望您好好爱惜保养。不才心意难以尽言，相信您能明白我的情意。

答陈伯修

【原文】

某近日甚能刳心省事,不独省外事也,几于寂然无念矣。所谓诗文之类,皆不复经心,亦自不能措辞矣。辱示清风堂石刻,幸得荣观,仍传之好事,以为美谈。然竟无一字少答来贶,公见知之深,必识鄙意也。新居在一峰上,父老云,古白鹤观基也。下临大江,见数百里间。柳子厚云:孰使予乐居夷而忘故土者,非兹丘也欤?只此便是东坡新文也。谭文之,南方之瑚琏杞梓也,恨老尔,颇相欢否?毛泽民高文,恨知之者少,公能援达之乎?徐得之书信已领,当递中答谢也。

【白话解】

我近来很能够宽心省事,不光减少外面的事务,内心几乎平静无所念想了。关于诗歌文章之类,都不再放在心上,也不能再好好写作了。您给我看的清风堂的石刻,很荣幸能够观赏,仍然传阅给喜好的人,作为佳话。可是竟然没有一个字回复稍为答谢您的馈赠,您深知我为人,一定知道我的心意。最近在一座山峰上新建了一所居室,据当地父老说,这是古时候白鹤观的地基所在。下面挨着大江，视野可达数百里。柳宗元曾说：谁让我能够安居边远地方而忘记自己的故土，不正是这座山丘吗？这句话就是我要说的新文章了。谭文之，是南方一位如同瑚琏玉器、杞梓良木那么出色的人，可惜年老了，您们相处融洽吗？毛泽民的文章高妙，可惜知道的人很少，您能帮助他扬名吗？徐得之的书信已经拿到了，会用驿递回信去感谢他。

这是苏轼在惠州时的书信。自称放空心思，连文章都少作了。苏轼虽然才思敏捷，但写诗作文仍然是耗费心神的事。

黄州安国寺记

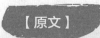

【原文】

　　元丰二年十二月，余自吴兴守得罪，上不忍诛，以为黄州团练副使，使思过而自新焉。其明年二月至黄。舍馆粗定，衣食稍给，闭门却扫，收召魂魄，退伏思念，求所以自新之方。反观从来举意动作，皆不中道，非独今之所以得罪者也。欲新其一，恐失其二。触类而求之，有不可胜悔者。于是，喟然叹曰：道不足以御气，性不足以胜习。不锄其本，而耘其末，今虽改之，后必复作。盍归诚佛僧，求一洗之？得城南精舍，曰安国寺，有茂林修竹，陂池亭榭。间一二日辄往，焚香默坐，深自省察，则物我相忘，身心皆空，求罪垢所从生而不可得。一念清净，染污自落，表里儵然，无所附丽。私窃乐之。且往而暮还者，五年于此矣。寺僧曰继连，为僧首七年，得赐衣。又七年，当赐号，欲谢去，其徒与父老相率留之。连笑曰：知足不辱，知止不殆。卒谢去。余是以愧其人。七年，余将有临汝之行。连曰：寺未有记。具石请记之。余不得辞。寺立于伪唐保大二年，始名护国，嘉祐八年，赐今名。堂宇斋阁，连皆易新之，严丽深稳，悦可人意，至者忘归。岁正月，男女万人会庭中，饮食作乐，且祠瘟神，江淮旧俗也。

【白话解】

　　元丰二年（1079年）十二月，我在吴兴太守任上获罪，圣上仁慈不忍心诛杀我，把我贬到黄州当团练副使，让我反思自己的过错以改正。我在第二年二月到达黄州。住的地方初步安定好了，吃穿初步有了保障，就闭门谢客，收敛思想精神，让内心思想平静下来，好好地寻求改过自新的方法。反观我一直以来的言行举止，都不合乎道理，不只是这次犯过错这件事。要改正一方面，恐怕又在另外两个方面犯错。按类似方法反思下去，要悔过的事数不胜数了。于是，自己慨叹说：修行所悟的道理还不足以驾驭意气，自身的天性还不足以压制陋习。不从根本上改变，反而去修饰细枝末节，现在即使能改过，以后一定还会再次发作。何不诚心归于佛法，以求让自己一洗凡心？了解到城南有一间寺庙，叫安国寺，那里有茂密的树林和竹子，还有池塘和亭台。隔一两天我就去那里，烧香打坐，深深反思审察自己，从而忘掉一切别的事情，放空身心，这时再想产生过错都不可能了。心里清净，污垢自然脱离，内外都洁净，尘土无法沾染。我私下很是高兴。经常早上来晚上离开，这样持续了五年。寺中僧人叫继连，当过管理僧人的官员七年，获得赐给正式僧服。又过了七年，应当获赐名号时，他却要辞任。他的徒弟和父老都相继挽留他。他笑着说：懂得满足才不会受到屈辱，懂得适可而止就不会遇到危险。于是谢绝挽留而离职。对比起他我相形自惭。元丰七年（1084年），我将要去临汝任职。继连说：寺里没有碑记。准备好石头了，请帮写一篇。我推辞不得。安国寺建立于后唐保大二年（944年），开始寺名叫护国，嘉祐八年（1063年），赐名安国寺。庙里佛堂斋厅等，继连都翻新过了，显得庄严华丽而沉稳，令人高兴愉悦，来到这里乐而忘返。每年正月，男男女女上万人集会在庭院中，饮食奏乐，并且祭拜瘟神，这是江淮地区的旧有习俗。

【按语】

苏轼被贬到黄州，经常到安国寺中去静坐，在精神上颇有收获。

罪言

【原文】

吾闻肉食之忧，非藿食者所宜虑也；府居之谋，非巷居者所宜处也。分之所不及，义之所弗出也。义之所弗出，利之所不择也。犯义者惑，维卒不自克，作《罪言》。

万夫之望，万夫所依，匪才尚之，而量包之。丘山之憾，一笑可散；芥蒂之仇，千河不收。呜呼！宁我容汝，岂汝不可，神之听之，终和而同乎？乘人之气，决之易耳；解忮触猜，是惟艰哉。水激则悍，其伤淫夷；矢激则远，行将安追。呜呼！佐涉者湍，佐斗者呼。柴不立，其愚乃可以须。爱心之偏，其辞溢妍；恶心之厚，其辞溢丑。惟仁人之言，爱恶两捐，广大恬愉，上通于天。呜呼！善言未升，贫客瞰门，曷以寿我，公侯承之。天道好还，莫适后先，人事喜复，无常倚伏。前之所是，事定而偷；今之所是，后当焉如。呜呼！祸不在先，亦不在天，还隐其心，有万其全。疾恶过义，美恶易位；矫枉过直，美恶同则。如食宜饫[1]，餍[2]则为度；如酌孔取，剧则荒舞。呜呼！乃阴乃阳，神理所藏；一弛一张，人道之常。

【注释】

[1] 饫（yù）：同"饫"，意为饱。

[2] 餍（yàn）：吃饱。

【白话解】

我听说那些平时吃肉的有地位者所担忧的事，不是吃粗粮的平民百姓所能考虑的；居住在大宅中的贵人所谋划的事，不是穷巷小民能够处理的。名分没到，就没有相应道义责任，没有责任，就没有相应的利益。背离职责的人都是一时糊涂，但是终究不能自我克制。为此我写了这篇《罪言》。

身居众人瞻望和依赖的地位，不是只靠才能，而是有能包容的度量。有时高山那么大的遗憾，可一笑置之；有时芝麻那么小的仇恨，却如千江之水无法容纳。哎！难道我能宽容你，但是你却不能心领神会地听从，达到和谐而且认同吗？侵犯人体的邪气，很容易躲避；解除仇恨和猜忌，却很艰难啊。水流被激起就会有强劲力量，可以产生很大伤害；箭一旦发射就远远飞去，就算跑又哪里追得上。哎！凭借急流可以快速过河，打斗之时要呐喊助威。孔子弟子高柴学习尚未成就去当官，主要依靠他的愚直。如果有强烈的偏爱之心，其言论就会过分美化；如果过于厌恶，其言论就会过分丑化。只有仁人的言语，才能没有偏爱也没有憎恶，胸怀广大心情平和，与上天的意旨相通。哎！如果没有什么好话，只有贫穷的人才来登门，如果有美言祝福，王公贵人都来迎合。要知道天道循环，没有什么先后。人世间的事情经常反复，祸福相倚并不固定。以前认为是正确的事，确定之后也会苟且改变；今天认为是正确的事，以后又会如何呢。

哎！灾祸降临时不分时间先后，也不在于天意，还是应当隐藏内心，希望能够保全。仇恨罪恶超出仁义范围，好事也变成坏事了；如果矫枉过正，那好与坏也没什么分别。就像是吃饭求饱，以吃饱为限度就停止；饮酒则要用细孔来量取，过多了就会昏乱醉舞。哎！或阴或阳，其中埋藏着自然的妙理；一张一弛，则是为人处世的常理。

【按语】

　　苏轼此文，论言语的重要作用。人与人之间许多仇恨是由言语不当引起的，即使是好话如果过度也会带来不利。因此强调说话应当不带情绪，客观理性。

药诵

【原文】

　　嵇中散作《幽愤》诗，知不免矣，而卒章乃曰采薇山阿，散发岩岫，永啸长吟，颐性养寿者，悼此志之不遂也。司马景王既杀中散而悔，使悔于未杀之前，中散得免于死者，吾知其扫迹灭景于人世，如脱兔之投林也，采薇散发，岂其所难哉！孙真人著《大风恶疾论》曰：《神仙传》有数十人，皆因恶疾而得仙道。何者？割弃尘累，怀颍阳之风，所以因祸而取福也。吾始得罪迁岭表，不自意全，既逾年，无后命，知不死矣。然旧苦痔，至是大作，呻呼几百日。地无医药，有亦不效。道士教吾去滋味，绝薰血，以清净胜之。痔有虫，馆于吾后，滋味薰血，既以自养，亦以养虫。自今日以往，且夕食淡面四两，犹复念食，则以胡麻、茯苓麨足之。饮食之外，不啖一物。主人枯槁，则客自弃去。尚恐习性易流，故取中散真人之言，对病为药，使人诵之日三。曰：东坡居士，汝忘逾年之忧，百日之苦乎？使汝不幸而有中散之祸，伯牛之疾，虽欲采薇散发，岂可得哉。今食麻、麦、茯苓多矣。居士则歌以答之曰：事无事之事，百事治兮。味无味之味，五味备兮。茯苓、麻、麦，有时而匮兮。有则食、无则已者，与我无既兮。呜呼噫嘻！馆客不终，以是为愧兮。

【白话解】

嵇康作《幽愤》诗，知道自己不免于难，但诗的最后一章却说要到山间采薇隐居，在山野间披头散发自由自在，长啸低吟，修心养性以延年养寿，可惜其志向没能实现。司马师杀了嵇康之后就后悔，假如在杀他之前就后悔，那么嵇康就可以免于一死，我知道他将会隐踪匿迹于人世间，就像奔兔逃入森林，隐居采薇和披头散发，对他来说难道是难事吗？孙思邈《大风恶疾论》说：《神仙传》中记载几十个人，都因为患了难治的疾病而得道成仙。这是为什么呢？因为决心割弃尘世的牵绊，怀有像巢父许由那样的志向，所以因祸得福。我当初获罪被贬岭南，并没有想到还能保全性命，过了一年没有进一步的消息，才知道自己免于一死了。然而以前就折磨我的痔疾，在这里发作得很厉害，痛苦呻吟了几百天。本地没有医药，即便有也没有效果。有道士教我少食厚味，断绝肉食，靠清淡饮食而治好了。痔病可能是因为虫子居于其内，我吃各种美味肉食，在滋养身体的同时，也滋养了虫子。从今以后，我早晚只吃清汤淡面四两，如果还想吃，就用胡麻、茯苓面充饥。日常饮食之外，其他什么也不吃。主人消瘦憔悴，则寄居体内的痔虫自然离去。尚且害怕习性不坚定，所以抄录嵇康、孙真人的话，作为对症良药，让人每日读三次，对我说：东坡居士，你忘记一年多的担忧，一百天的痛苦了吗？假如你不幸遭遇了嵇康那样的杀身之祸，伯牛那样的麻风症，即便想要自在隐居，哪里还能做到？现在能吃麻、麦、茯苓已经够多的了。东坡居士也作歌来回答说：行无为之事，所有的事情都自然妥当了；品尝清淡的味道，五味都已具备。茯苓、麻、麦，有时候也短缺啊。有就吃，没有就算，对我来说是没有穷尽的。呜呼！痔虫始终没离去，我为之惭愧啊！

【按语】

晋朝名士嵇康的诗文表达隐居的志向，却未能及早实现，最终被司马昭（文中说是司马景王，即司马师，应为误记。按史书记载为司马昭）处死。有些人由于得病，于是能决意避居山林结果反而得以保全。苏轼由此指出疾病也有其好处。进而记述他在岭南时痔疮发作的痛苦，清淡饮食才得以康复。因此苏轼说疾病的痛苦，能迫使人养成良好的饮食习惯，反而是好事。自己没能做到以彻底治好疾病，实在惭愧。

江子静字叙

【原文】

江君以其名存之，求字于予，予字之曰子静。夫人之动，以静为主。神以静舍，心以静充，志以静宁，虑以静明。其静有道，得己则静，逐物则动。以一人之身，昼夜之气，呼吸出入，未尝异也。然而或存或亡者，是其动静殊也。后之学者，始学也既累于仕，其仕也，又累于进。得之则乐，失之则忧，是忧乐系于进矣。平旦而起，日与事交，合我则喜，忤我则怒，是喜怒系于事矣。耳悦五声，目悦五色，口悦五味，鼻悦芬臭，是爱欲系于物矣。以渺然之身，而所系如此，行流转徙，日迁月化，则平日之所养，尚能存耶？丧其所存，尚安明其己之是非与夫在物之真伪哉？故君子学以辨道，道以求性，正则静，静则定，定则虚，虚则明。物之来也，吾无所增，物之去也，吾无所亏，岂复为之欣喜爱恶而累其真欤？君齿少才锐，学以待仕，方且出而应物，所谓静以存性，不可不念也。能得吾性，不失其在己，则何往而不适哉！

【白话解】

江君拿他的名"存之"，来让我帮取一个字，我给他取的字叫子静。人的生命运动，以静为主。心在静时能够充养，意志在静时能够安宁，思维在静时能明彻。要想达到静要有讲究，以自己为主就能够静，去跟从外物就会动。一个人的身体，都是日夜气息随呼吸出入来维持的，没有什么不同。然而有的人能长久生存有的人却很快死去了，就是因为他们动静不同。后世的学者，开始求学时就为将来入仕所劳心；入仕后又为升职所劳心。成功就高兴，失意就担忧，这样喜忧都取决于升职这种事情了。早上起床，一整天忙于事情，合自己心意就高兴，违背自己意愿就生气，那么喜怒是取决于那一件件事了。耳喜欢听各种音乐，目喜欢看到缤纷色彩，口中喜欢品尝鲜美五味，鼻子喜欢芳香气味，那么人的喜好都取决于外界事物了。以渺小的身体，却被这么多事情所牵着走，日积月累受到影响，那么平时保养的元气还能够长存吗？失去了平时保存的本真，还能明察自己的对错和外界事物的真假吗？所以君子通过学习来辨别道理，通过明察道理来锻炼自己的品性，品性正直则能静，静就能安定，安定就可以使内心放空无成见，无成见就能够明智。外界事物到来了，我不觉得多了什么，事物离去了，我也没有损失什么，哪里还会为它而情绪喜怒不定而劳累内心呢？江君年轻又有才气，正在求学以待入仕，到时候将要应对各种情况，因此保持内心安静以保存真性情，这可不要忘记啊。能够保持自己真性情，就不会失去自我，那么还有什么是做不到的呢？

苏轼为友人取字为子静,借此文发挥"静"对内心安定和精神修养方面的意义,强调"静以存性",能保持真我本性才会成功。

书游汤泉诗后

【原文】

余之所闻汤泉七,其五则今三子之所游,与秦君之赋所谓匡庐、汝水、尉氏、骊山,其二则予之所谓凤翔之骆谷与渝州之陈氏山居也。皆弃于穷山之中,山僧野人之所浴,麋鹿猿猱之所饮,惟骊山当往来之冲,华堂玉甃,独为胜绝。然坐明皇之累,为杨、李、禄山所污,使口舌之士,援笔唾骂,以为亡国之余,辱莫大焉。今惠济之泉,独为三子者咏叹如此,岂非所寄僻远,不为当途者所息,而后得为高人逸士与世异趣者之所乐乎? 或曰:明皇之累,杨、李、禄山之污,泉岂知恶之? 然则幽远僻陋之叹,亦非泉之所病也。泉固无知于荣辱,特以人意推之,可以为抱器适用而不择所处者之戒。

【白话解】

我听说过的温泉有七处,第五个就是今天我们三个去的这里。此外有秦兄诗赋所说到的匡庐、汝水、尉氏、骊山,另外两个则是我所说的凤翔的骆谷与渝州的陈氏山居。大多数都处在穷山僻壤,是山僧野人沐浴之地,以及麋鹿、猿猱等动物饮水之处,只有骊山温泉处于交通要道上,有华丽大堂和玉石栏杆,特别出色与众不同。然而受到唐明皇的连累,被杨贵妃、李林甫、安禄山这些人所污染,让那些喜欢搬弄口舌的人,经常写文章唾骂,认为是亡国的遗址,是极大的耻辱。现在唯独惠济温泉,得到我们三个这么颂扬,难道不是因为所处地方偏远,没有被当权者来歇息过,从而后来得到高人逸士和不合世俗的人所喜爱吗?有人说:明皇的连累,杨贵妃、李林甫、安禄山的玷污,温泉哪里懂得厌恶?那么我们感慨它幽远偏僻,这也不是温泉所在意的。温泉本身固然不知道什么是荣辱,只是人们将自己的意愿推广强加给它的。这件事,可以成为那些身怀本领有待为世所用,但没有慎重选择出处的人的戒条。

【按语】

苏轼此文指出,同为温泉,骊山温泉因杨贵妃、李林甫和安禄山而被后人所唾骂,而惠济温泉因在山野未被权贵玷污而被视为洁净。实际上泉水并没有什么不同。由此他发挥说明君子应慎重选择处身之地。

修身

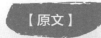

【原文】

子由言有一人死而复生,问冥官如何修身,可以免罪?答曰:子宜置一卷历,书日之所为,莫夜必记之,但不记者,是不可言、不可作也。晁无咎言司马温公有言:吾无过人者,但平生所为,未尝有不可对人言者耳。予亦记前辈有诗曰:怕人知事莫萌心。皆至言,可终身守之。

子由说：有一个人死而复生，曾询问阴间的官员如何修养道德，可以免除罪过？回答说：你应该去买一本记事簿，用来记每日的所作所为，到晚上一定要记录下来。只要不去记录的，那就都是不该说不该做的事。晁无咎说司马光有这样的话：我没有过人之处，但是平生所做的事情，没有不能对人说的。我也记得前辈有一句诗说：怕人知道的事情就不要起这个心。都是哲理名言，可以终身遵循。

【按语】

苏轼指出，修身就是要做到问心无愧，所引用的数则故事都是这个意思。

书付迈

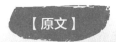

古人有言，有若无，实若虚，况汝实无而虚者耶？使人谓汝庸人，实无所能，闻于吾者，乃吾之望也。慎言语，节饮食，晏寝早起，务安其形骸为善。临纸以是告汝。付迈。

【白话解】

古人曾说：有的时候要当作没有，充实时要当作一无所有，更何况你本来就不充实而一无所有呢？如果别人说你是庸人，实际上没有什么能力,听到了反而正是我所希望的。说话要谨慎,饮食注意节制,早睡早起,一定要好好安养自己的身体。写信把这些告诉你。交付迈儿。

【按语】

　　这是苏轼对儿子苏迈的告诫。因为怕他由于父亲的原因而有虚名,而才能却不足以胜任。所以希望他平淡过一生,身体健康就是福分。

龙虎铅汞说（寄子由）

【原文】

　　人之所以生死,未有不自坎离者。坎离交则生,分则死,必然之道也。离为心,坎为肾。心之所然,未有不正,虽桀、跖亦然。其所以为桀、跖者,以内轻而外重,故常行其所不然者尔。肾强而溢,则有欲念,虽尧、颜亦然。其所以为尧、颜者,以内重而外轻,故常行其所然者尔。由是观之,心之性法而正,肾之性淫而邪,水火之德,固如是也。子产曰:火烈,人望而畏之。水弱,人狎而玩之。古之达者,未有不知此者也。龙者,汞也,精也,血也。出于肾,而肝藏之,坎之物也。虎者,铅也,气也,力也。出于心,而肺主之,离之物也。心动,则气力随之而作。肾溢,则精血随之而流。如火之有烟焰,未有复反于薪者也。世之不学道者,其龙常出于水,故龙飞而汞轻。其虎常出于火,故虎走而铅枯。此生人之常理也。顺此者死,逆此者仙。故真人言曰:顺行则为人,逆行则为道。又曰:五行颠倒术,龙从火里出。五

290

行不顺行,虎向水中生。有隐者教予曰:人能正坐,瞑目调息,握固定心,息微则徐闭之。(达摩胎息法,亦须闭。若如佛经,待其自止,恐汞不能到也。)虽无所念,而卓然精明,毅然刚烈,如火之不可犯,息极则小通之,微则复闭之。(方其通时,亦限一息,一息归之,已下丹田中也。)为之惟数,以多为贤,以久为功。不过十日,则丹田温而水上行,愈久愈温,几至如烹,上行如水,蓊然如云,蒸于泥丸。盖离者,丽也,著物而见火之性也。吾目引于色,耳引于声,口引于味,鼻引于香,火辄随而丽之。今吾寂然无所引于外,火无所丽,则将安往?水其所妃也,势必从之。坎者,陷也,物至则受,水之性也,而况其妃乎?水火合,则火不炎而水自上,则所谓龙从火里出也。龙出于火,则龙不飞,而汞不干。旬日之外,脑满而腰足轻。方闭息时,常卷舌而上,以舐悬雍,虽不能到,而意到焉,久则能到也。如是不已,则汞下入口。方调息时,则漱而烹之,须满口而后咽。(若未满,且留口中,俟后次也。)仍以空气送至下丹田,常以意养之,久则化而为铅,此所谓虎向水中生也。此论奇而通,妙而简,决为可信者。然吾有大患,平生发此志愿百十回矣,皆缪悠无成,意此道非捐躯以赴之,刳心以受之,尽命以守之,不能成也。吾今年已六十,名位破败,兄弟隔绝,父子离散,身居偏远,北归无日,区区世味,亦可知矣。若复缪悠于此,真不如人矣。故数日来,别发誓愿。譬如古人避难穷山,或使绝域,啮草啖雪,彼何人哉!已令造一禅榻,两大案,明窗之下,专欲治此。并已作干蒸饼百枚。自二月一日为首,尽绝人事。饥则食此饼,不饮汤水,不啖食物,细嚼以致津液,或饮少酒而已。午后,略睡。一更便卧,三更乃起,坐以达旦。有日采日,有月采月,余时非数息炼阴,则行今所谓龙虎诀尔。如此百日,或有所成。不读书著文,且一时阁起,以待异日。不游山水,除见道人外,不接客,不会饮,无益也。深恐异流之性,不能终践此言,故先书以报,庶几他日有惭于弟而不敢变也。此事大难,不知果能不惭否?

此书既以自坚，又欲以发弟也。卷舌以舐悬雍，近得此法，初甚秘惜之。此禅家所谓向上一路，千金不传人。所见如此，虽可笑，然极有验也。但行之数日间，舌下筋急痛，当以渐驯致。若舌尖果能及悬雍，则致华池之水，莫捷于此也。又言此法名洪炉上一点雪，宜且秘之。

【白话解】

人的生死，都是来源自坎离。坎离相交则生，坎离分开则死，这是一定的道理。离为心，坎为肾。心的正常状况，是没有偏倚的，即使是桀和盗跖也一样。之所以桀、盗跖成为恶人，是因为他们轻于内在，过于重视外物才这样。肾气强就会外溢，令人产生欲念，即使是尧和颜回也一样。之所以尧和颜回成为圣人，是因为他们重视内在，轻于外物才如此。由此观之，心的特性是有法度而中正，肾的特性是易淫而产生邪恶，水与火的性质正是这样。子产说：火烈，人们看见就会害怕远离。水弱，人就会亲近而欺负它。古时候的通达志士，没有不知道这个道理的。炼内丹所说的龙，又叫汞，指人身的精和血，它出于肾，藏于肝，属于坎。虎又叫铅，指人身的气和力，它出于心，由肺所主宰，属于离。心动，气力就会随着发动。肾满，精血就会随之外流。就像是火燃烧产生的青烟和火焰，再也不可能回到木柴里面了。世上那些不学道的人，体内真精常像龙从水中出来，结果像龙一样飞走了，像汞流失变轻了。他们那像虎一样的气力常常从火中出来，像虎一样跑掉了，像铅一样干枯了。这是有生命的人的正常过程。顺应这个过程的人就走向死亡，能反其道而行之的人可以成仙。所以真人就说：顺成人，逆成仙。又说：要运用五行颠倒的道术，让龙从火中出来。要让五行不按顺序运行，让虎从水中出来。有一位隐居修行的人告诉我：人能够正坐，闭目调整呼吸，两手相握固定，安定内心，呼吸完气后就进行闭气。（达摩胎息法，也说要屏住呼吸。要是像佛经所说一样，等它自然停止，恐怕永远产不出了汞。）虽然口中不默念什么，但是打起精神，坚持刚猛用力，好像烈火一样不可侵犯，闭气到极点则稍稍放松通气,通气完又再闭气。(在通气的时候,也只限呼吸一次,吸气下归到丹田中。)这样要坚持多次,以越多为越好,能持久就更有功用。不超过十天,就会感到丹田温热,好像有水气上行,时间越久,水气就越温暖,几乎达到煮沸时一样,上行的水,像云一样,蒸腾在脑部。另外离,也有附丽的意思,它是附在事物之上才能呈现出火的属性。当我们的眼睛被颜色吸引,耳朵被声音吸引,嘴巴被味道吸引,鼻子被香气吸引,火就会动起来。现在我淡然不为外物引动内心,如同火没有附着物,那它将要去到哪里呢?水正是其匹配,热力也就跟着去了。坎,有陷下的意思,有物陷入就会容纳,这是水的特性,更何况水与火正匹配呢?水与火相交合,那么火就不会往上窜炎,而且水能够往上蒸腾,这就是龙从火中生出的意思。龙从火中生出,就不会飞走,汞就不会干枯。十天之后,就能感觉到脑部充盛,而腰与足变轻。在屏住呼吸的时候,常常将舌头往上卷,去舐悬雍,即使舐不到,意念也要到达,时间久了就可以舐到了。像这样坚持不懈,汞就会下入口中。在调整呼吸的时候,用唾液漱口并且搅拌蒸腾,等到津液满口之后再慢慢咽下。(如果没有满,就先留在口中,等到下次。)同样用呼吸之气送到丹田,常常用意念来养护,时间长了就会化生为铅,这就是虎生于水中的意思。这种论述神奇而通达,绝妙而简易,一定是可信的。然而我平生有个大毛病,平时立志愿百十次了,但都错乱放任不能成功,明白要学成这种道术,如果不是决心献出生命,剖析内心来接受,倾尽全力去坚守实行,终究是不能成功的。我今年已经六十岁了,名声和地位都破损败落,与孩子家人分离,自己来到边远地方居住,回北方遥遥无期,对世事的体味,也是可想而知了。假如再这样放任错误下去,真的是不像人了。所以近日以来,特别发下誓愿。就当自己像是古人在穷僻的山上避难,或者像苏武出使遥远国度陷于绝境中,只能吃草吃雪度日,他们那样都能做得到,何况我呢!我已经令人造好了一座禅榻,两个大桌子,放在明亮的窗户下,准备专门来做这件事。并且又制好一百个干的炊饼。从二月一日开始,断绝与外界的来往。饿了就吃饼,不喝汤水,不吃别的食物,细细咀嚼让口中产生津液,或饮服少量的酒。午后,稍微休息一下。一更的时候就睡觉,三更的时候就起床,静坐直到天亮。有太阳时就做采日精的功法,有月亮时就行采月精的功法,其余的时间不是默数呼吸练养阴精,就是练习我今天讲到的龙虎诀。这样做一百天,或许就会有收获。不读书和写文章,暂且全部收起来,等到以后再做。不去外出游玩,除了会见道士之外,不接见客人,不参加聚会饮酒,那样做没有好处。非常害怕自己容易放任的习性,会令自己不能坚持到底实践承诺,所以先写出来告诉你,这样大概我想到以后见你会惭愧,就不敢变动了。这件事非常困难,不知道最后会不会真的做到见你不用惭愧?

这封信一方面是提醒自己,另一方面也是要告诉弟弟你一些秘诀。卷起舌头去舔悬雍,这是近来获得的方法,起初很是保密珍惜。这是禅家所说的向上成功的路径,古来千百圣贤都没有传授给人。有这样的思想,虽然有点可笑,不过确实是非常有效果的。但是开始练习的头几天,舌下的筋脉会紧张疼痛,要渐渐习惯才能达到。如果舌尖真的能够到达悬雍,那么引发华池仙水一样的唾液,没有比这更便捷的了。又听说,这种方法叫作"洪炉上一点雪",不要告诉别人。

【按语】

这是苏轼一篇重要的关于内丹养生的文章。不但详细记载练习方法,而且后面也谈到练功体会。

续《养生论》

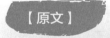

【原文】

郑子产曰:火烈,人望而畏之;水弱,人狎而玩之。翼奉论六情十二律,其论水火也,曰:北方之情好也,好行贪狼。南方之情恶也,恶行廉贞。廉贞故为君子，贪狠故为小人。予参二人之学，而为之说曰：火烈而水弱，烈生正，弱生邪，火为心，水为肾。故五脏之性，心正而肾邪，火为心，水为肾。肾无不邪者，虽上智之肾亦邪。然上智常不淫者，心之官正而肾听命也。心无不正者，虽下愚之心亦正。然下愚常淫者，心不官而肾为政也。知此，则知铅汞龙虎之说矣。何谓铅？凡气之谓铅，或趋或蹶，或呼或吸，或执或击。凡动者皆铅也。肺实出纳之。肺为金，为白虎，故曰铅，又曰虎。何谓汞？凡水之谓汞，唾涕、浓血、精汗、便利，凡湿者皆汞也。肝实宿藏之。肝为木，为青龙，故曰汞，又曰龙。古之真人论内丹者曰：五行颠倒术，龙从火里出。五行不顺行，虎向水中生。世未有知其说者也。方五行之顺行也，则龙出于水，虎出于火，皆死之道也。心不官而肾为政，声色外诱，邪淫内发，壬癸之英，下流为人，或为腐坏。是汞龙之出于水者也。喜怒哀乐皆出于心者也。喜则攫拿随之，怒则殴击随之，哀则擗踊随之，乐则抃舞随之。心动于内，而气应于外，是铅虎之出于火者也。汞龙之出于水，铅虎之出于火，有能出而复返者乎？故曰皆死之首也。真人教之以逆行，曰：龙当使从火出，虎当使从水生也。其说若何？孔子曰：思无邪。凡有思皆邪也，而无思则土木也。孰能使有思而非邪，无思而非土木乎？盖必有无思之思焉。夫无思之思，端正庄栗，如临君师，未尝一念放逸。然卒无所思。如龟毛兔角，非作，故无本性，无故，是之谓戒。戒生定，定则出入息自住，出入息住，则心火不复炎上。火在易为离。离，丽也。必有所丽，未尝独立，而水其妃也，既不炎上，则从其妃矣。水火合而壬癸之英，上流于脑，而益于玄膺，若鼻液而不咸，非肾出故也，此汞龙之自火出者也。长生之药，内丹之萌，无过此者矣。阴阳之始交，天一为水，凡人之始造形，皆水也，故五行一曰水。得暖气而后生，故二曰火。生而后有骨，故三曰木。骨生而日坚，凡物之坚壮者，皆金气也，故四曰金。骨坚而后肉生焉，土为肉，故五曰土。人之在母也，母呼亦呼，母吸亦吸，口鼻皆闭,而以脐达。故脐者,生之根也。汞龙之出于火,流于脑,溢于玄膺,必归于根。心火不炎上,必从其妃,是火常在根也。故壬癸之英,得火而日坚,达于四肢,浃于肌肤而日壮,究其极,则金刚之体也。此铅虎之自水生者也。龙虎生而内丹成矣。故曰顺行则为人,逆行则为道,道则未也,亦可谓长生不死之术矣。

【白话解】

　　郑国子产曾说:火的性质猛烈,人看到害怕躲避;水的性质柔弱,人就会亲近戏弄它。翼奉在讨论六情十二律时,谈到水火时说:北方配属的喜好事项,是喜好贪婪狠毒;南方配属的厌恶事项,是厌恶廉洁坚贞。廉洁坚贞是君子的德行,贪婪狠毒是小人的品性。我参考这两种说法,综合成以下看法:火性烈而水性弱,烈则生正气,弱则生邪气,火属于心,水属于肾。所以五脏的特性中,心为正气而肾为邪气。火属于心,水属于肾。肾没有不带邪气的,即使是智慧高明的人的肾也有邪气。然而智慧高明的人通常不会行淫逸之事,是因为心的职责正直而肾能听从心的指挥。心没有不正的,即使是低下愚笨的人,他的心也是正的。然而愚笨的人常常做淫逸之事,是因为心不发挥职责而肾做主导了。知道了这个道理,就明白了铅汞龙虎的说法了。什么是铅?气就是铅,人或在急行或在停顿,或呼气或吸气,或拿东西或在打斗,凡是动的就叫铅,实际是由肺主管它的出入。肺属金,为白虎,所以叫作铅,也叫虎。什么是汞?水就是汞,唾涕、浓血、精汗、小便,凡是液态的都是汞。肝负责藏养它。肝属木,为青龙,所以叫作汞,也叫龙。古时候真人讨论内丹时说:五行是颠倒术,是让龙从火中生出。让五行不要顺次序运行,要让虎从水中生出。世间没有人明白这种说法。当五行按次序运行时,也就是龙从水中出来,虎从火中出来,都是最终走向死亡的规律。心不能主管而被肾主政,人就容易受外界各种美艳声色诱惑,令淫邪之心发动,精液生成流出,或者变成人,或者是腐化败坏。这就是汞或龙出于水的情况。人的喜怒哀乐都出自心,喜的时候就会想抢夺占有,怒的时候就会想打想骂,悲的时候就会捶胸顿脚，乐的时候就会手舞足蹈。心在内一动，气就在外呼应，这就是铅或虎出于火的情况。无论是汞龙从水中出来，还是铅虎从火中出来，有出来后能够再回去的吗？所以说都是走向死亡的事情。真人教我们要逆转运行，说应该让龙从火中出来，让虎从水中出来。这具体是怎样的呢？孔子说：思想不应有邪念。凡是有心思肯定有邪念，没有思想就像泥土木头了。谁能够有思想但是不会有邪念，没有思想但又不像泥土木头那样呢？大概一定要有不去思想的思想。那种不去思想的思想，端正庄严，如同面对君王和老师，没有一点私心杂念，然而并没有在想什么。如同龟的毛和兔的角，没法制造出来，所以没有其本性；没有存在过，自然容易戒除这种意念。意念能戒除就能达到修禅的"定"的境界，"定"的时候呼吸气息自然停止，出入气息都停止了，那么心火就不会上炎。火在《易经》学配属离卦，离，有附丽的意思。火一定要有附着物，不能独立存在。而水正是火的匹配，火不能上炎，自然就顺从其配偶。水火相交合，肾精的精华就能往上流入脑髓，充盛到产生唾液的唾液腺里，味道像鼻液而又不咸，这是因为它不是从肾流出的缘故。这就是汞龙从火出。这是能让人长生的体内药物，是内丹的初步形态，没有比这更好的了。阴阳最初交合，从天一生水开始，人开始有形状时，都是由水化生，所以五行排在第一的是水。得到温热才能产生气，所以第二为火。产生之后形成了骨，所以第三为木。骨骼形成之后日益坚固，事物坚固的属性，都类同于金属气质，所以第四为金。骨骼坚强后上面开始长肉，肉属于土，所以第五为土。人还在母亲体内时，母亲呼气他就跟着呼，母亲吸气他就跟着吸，不过婴儿的口鼻还是闭合着的，是通过脐带来呼吸的。所以脐带，是生命的根基。汞龙出于火，流入于脑，从唾液腺分泌出来，必定要回到肾的根本。心火不上炎，必定会顺从其配偶，这样火就常常在根部。所以人体内的肾精，得火炼养而日渐坚固，分布到四肢，充养于肌肤之间，身体日渐强壮，到达极致的时候，就像成为金刚石一样不会败坏。这就是铅虎出自水中。龙虎化生从而内丹形成了。所以说顺着次序运行就形成人，逆着次序运行则成为道。当然这说是悟道还算不上，也可以说是一种能长生不死的方法。

　　苏轼这篇文章延续上篇,继续谈道教内丹修习的术语、方法及体会。

养生诀（上张安道）

【原文】

　　近年颇留意养生,读书延问方士多矣。其法百数,择其简易可行者,间或为之,辄有奇验。今此法特究其妙,乃知神仙长生,非虚语尔。其效初不甚觉,但积累百余日,功用不可量。比之服药,其力百倍。久欲献之左右,其妙处,非言语文字所能形容。然可道其大略。若信而行之,必有大益,其诀如下。

　　每夜以子后（三更三四点至五更以来,披衣起,只床上拥被坐亦可）,面东或南,盘足,叩齿三十六通,握固（以两拇指握第三指,或第四指握拇指,两手拄腰腹间也）,闭息（闭息最是道家要妙。先须闭目净虑,扫灭妄想,使心源湛然,诸念不起,自觉出入息调匀,即闭定口鼻）,内观五脏（肺白、肝青、脾黄、心赤、肾黑,当更求五脏图,常挂壁上,使心中熟识五脏六腑之形状）。次想心为炎火,光明洞彻,入下丹田中,待腹满气极,即徐出气,不得令耳闻。候出入息匀调,即以舌接唇齿内外,漱炼津液（若有鼻涕,亦须漱炼,不嫌其咸,漱炼良久,自然甘美,此是真气,不可弃之）,未得咽下。复前法。闭息内观,纳心丹

298

田,调息漱津,皆依前法。如此者三,津液满口,即低头咽下,以气送入丹田。须用意精猛,令津与气谷谷然有声,径入丹田。又依前法为之。凡九闭息,三咽津而止。然后以左右手热摩两脚心,(此涌泉穴,上彻顶门,气诀之妙。)及脐下腰脊间,皆令热彻,徐徐摩之,微汗出不妨,不可喘促。次以两手摩熨眼、面、耳、项,皆令极热。仍按捏鼻梁左右五七下,梳头百余梳而卧,熟寝至明。

上其法至简近,唯在常久不废,即有深功。且试行一二十日,精神自已不同,觉脐下实热,腰脚轻快,面目有光,久之不已,去仙不远。但当习闭息,使渐能持久。以脉候之,五至为一息。近来闭得渐久,每一闭,百二十至而开,盖已闭得二十余息也。又不可强闭多时,使气错乱,或奔突而出,反为害。慎之!慎之!又须常节晚食,令腹中宽虚,气得回转。昼日无事,亦时时闭目内观,漱炼津液咽之,摩熨耳目,以助真气。但清净专一,即易见功矣。神仙至术,有不可学者。一忿躁,二阴险,三贪欲。公雅量清德,无此三疾,切谓可学,故献其区区,笃信力行,他日相见,复陈其妙者焉。文书口诀,多枝词隐语,卒不见下手门路。今直指精要,可谓至言不烦,长生之根本也。幸深加宝秘,勿使浅妄者窥见,以泄至道。

【白话解】

近年以来我很关注养生,自己读书也向方士请教了很多。学到的养生的方法有一百多种,选择那些简单易行的,有时去做一下,就有神奇的效果。今天对下面这个方法特别探究了其精妙之处,才知道所谓的成仙和长生之术,并非虚假。它的效果刚开始不怎么能感觉得到,但是积累一百多天,功用就不可以估量了。比起服用药物,功效要强大一百倍。早就想告诉你们了,它的妙处不是可以用言语文字来形容的,不过也可以讲述其大概情况。如果能够坚信并去实行,一定有很大益处。其办法如下。

每夜在子时之后（在三更三四点到五更之间。穿好衣服起床，或者只是在床上拥着被子打坐也可以），面向东方或者南方，两足盘坐，先叩击牙齿三十六下，双手相握固定（用两手拇指握住第三指，或者用第四指握住拇指，两只手放在腰腹之间），屏住呼吸（屏呼吸是道家最精妙的关键地方。先要闭目让思虑干净，去除各种虚妄念头，使心地清静没有什么念想发生，自然会感觉到呼吸均匀，随即可以紧闭口鼻），眼睛似观体内五脏（肺是白色的、肝是青色的、脾是黄色的、心是赤色的、肾是黑色的，应当找一幅五脏图谱，常常挂在墙壁上，使心中能熟悉五脏六腑的形状），然后想象心脏部位有火焰，光明照亮，往下运行到丹田部位，等到腹部闭气到了极点，然后慢慢出气，不要让耳朵能听到出气的声音。等到出入的气息调匀，就用舌连接嘴唇和牙齿的里里外外，用漱口来养炼津液（如果有鼻涕，也要漱口炼养，不要嫌弃它的咸味，漱口炼养一会儿，自然就会变得味道甘甜，这是真气变成的，不可以抛弃），先不要吞咽下去。重复前面的方法。即屏住呼吸，内观脏腑，将心火纳入丹田，调呼吸漱津液，都按照前面的方法。这样连做三次，津液充满了口腔，就可以低头吞咽下去，用气将其送到丹田。这时需要猛然用力，让吞咽津液和空气能发出声音，直入到丹田之中。再按照前面方法重复去做。一共屏住呼吸九次，吞咽津液三次才停止。然后用左右手搓热摩擦两脚脚心，（这是涌泉穴，可以上通头顶，这是练气的妙法。）以及肚脐下和腰脊部位，都要做到令其温热透彻。慢慢地按摩，身上微微有汗出也没关系，只是不要令自己劳累气喘。接着用双手摩熨眼睛、面颊、耳朵、项部，都把这些地方摩擦到很热的状态。还要按捏鼻梁两旁五至七下，用手指梳头一百多次之后再躺下睡觉，熟睡到天亮。

上面讲到的方法非常简单容易，只要长期坚持不中断，就会有很好的效果。我已试着做了一二十天，精神就自然地已经不同，感觉到脐下充实温热，腰腿轻便，脸上和眼神都有光泽，久久做下去不停止，离成仙也不远了。要好好练习屏呼吸，使能渐渐地坚持更久。以脉搏来判断，跳动五次相当于一次呼吸。近来我屏呼吸的时间渐渐变久一些，每一次屏气，可以到脉搏跳动一百二十次才张开，这样就相当于屏了二十多次呼吸了。但是也不可以过度强力屏气，使气机错乱，可能会憋不住突然奔出，反而对身体有害。一定要谨慎！还应该经常节制晚饭，要让腹中空虚，气才能够回转运行。白天没有什么事情的话，也可以经常闭目内视，漱口炼养津液然后咽下，按摩熨热耳目，来帮助真气运气。只要思想清净意志专一，就很容易见到效果。可以成仙的养生道术，有的人是不能学的。一种是脾气急躁的人，第二是品性阴险的人，第三是贪欲过重的人。你品德高尚气质不凡，没有这三种陋习，是非常适合学习的，所以告诉你这点体会，相信你能够深信并努力去做，以后见面，再告诉你其中的妙处。一般的练功书籍和口诀，有各种枝节文字和隐晦术语，让人难以看清具体实行的门路。现在我直接说明其中的精要内容，可以说简明不复杂，这是长生术的根本内容啊。希望你好好保密珍藏，不要让那些浅薄的人看到，泄露了这高明的道术。

【按语】

　　这是苏轼记录的另一种静功方法，比起前面的龙虎铅汞说法显得更为简明易懂，没有出现难解的内丹术语。易于学习和传播。

养生偈（一）

【原文】

　　已饥方食，未饱先止，散步逍遥，务令腹空。当腹空时，即便入室，不拘昼夜，坐卧自便，惟在摄身。使如木偶，常自念言：我今此身，若少动摇，如毫发许，便堕地狱，如商君法，如孙武令，事在必行，有死无犯。又必用佛,及老庄语,视鼻端白,数出入息,绵绵若存,用之不勤。数至数百,此生寂然,此身兀然,与虚空等,不烦禁制,自然不动。数至数千,或不能数,则有一法,强名曰随,与息俱出,复与俱入,随之不已,一旦自住,不出不入,或觉此息,从毛窍中,八万四千,云蒸雨散,无始已来,诸病自除,诸障自灭,自然明悟。譬如盲人,忽然有眼,此时何用,求人指路,是故老人,言尽于此。

【白话解】

　　觉得饥饿之后才开始进食,没吃到饱就停止再吃,饭后自在地散散步,一定要让腹中不觉饱胀。当腹中不胀的时候,就回到房间,不分白天黑夜,坐姿卧姿都可以,进行静坐养生。让自己像木偶一样不动,经常对自己说:现在我的身体,如果有少许动作,哪怕是一点点,就会坠入地狱,这像商鞅的法律,又如孙武的军令,说到一定要做到,宁死也不能违犯。又一定要按佛经以及老子、庄子的话来练习,眼睛看着鼻尖一点光亮,默数呼吸次数,绵绵不断似有似无,在用心但不着意。数到几百次,生机平息下来,身体木然,好像处身在虚空中一样,不需要刻意约束,自然都不会动。数到几千次,有人数不下去了,那么有一个办法,姑且叫作"随",心念随气息一起呼出,再一起吸入,跟随着而不停止,一旦自然停止呼吸,气息不出不入,或会感觉到这个气息从无数毛孔中消散,如同云气雨雾一样。从生前带来的各种疾病都自然消除,各种业障也灭除了,自然地聪明善悟。就好像是盲人突然有了眼睛,这时哪里还用得着去求别人指路呢! 我老人家就说到这了。

【按语】

　　这篇歌偈综合了佛家与道家的内容,主要内容是静坐功法及其体会。

养生偈（二）

【原文】

　　闲邪存诚，练气养精。一存一明，一练一清。清明乃极，丹元乃生。坎离乃交，梨枣乃成。中夜危坐，服此四药。一药一至，到极则处。几费千息，闲之廓然，存之卓然，养之郁然，练之赫然。守之以一，成之以久。功在一日，何迟之有。

【白话解】

　　防止邪念，存养诚心，培练元气，保养真精。一分存养得到一分明智，一分练习得到一分清心。清明到了极点，就产生内丹。坎离二气在体内相交，内丹就像传说中可成仙的梨枣一样炼成了。半夜正襟危坐，服用这四种药物。每种药到达一个地方，到达极致的地步就停止。大约数了上千次呼吸，邪念已被防止而心地空无一物，诚心被存养得非常出色，真精养护得非常充盛，元气也培练得很饱满。专一地坚持练习，时间久了就可以成功。总有成功的那一天，什么时候开始都不晚。

【按语】

　　这篇歌偈，也是谈静坐修习方法。但所谓"存诚"，是偏于儒家的方法。

守气诀

海上道人,传心神守气诀:但向起时作,还于作处收。蛟龙莫放睡,雷雨直须休。要会无穷火,尝观未尽油。夜深人散后,惟有一灯留。

【白话解】

南海边有一位道人,传给我心神守气诀:要在起床的时候开始做,最后在床上停止。不要让像蛟龙一样矫健的心神沉沉地睡着了,也不要让它行雷布雨一样翻腾,而要宁静下来。要想生命像无穷无尽的灯火,就要让身体有像烧不尽的灯油一样充足的真精。就像深夜人散的时候,始终保留的一点灯火那样绵绵长存。

【按语】

本篇是苏轼在岭南时所写。记载了从一位道士学到的修习静功的歌诀。

导引

导引家云：心不离田，手不离宅。此语极有理。又云：真人之心，如珠在渊；众人之心，如泡在水。此善譬喻者。

【白话解】

导引家说：心神紧守丹田，两手与心相应。这句话非常有道理。又说：真人的心，就像是深渊里藏着的珍珠；普通人的心，就像浮在水面的气泡。这是很好的比喻。

【按语】

"心不离田"的"田"指丹田。而"手不离宅"，有的理解为静坐时两手交叉握固，与丹田相应；另一种说法则认为宅指面部，意为以两手摩面。

采日月华赞

我性真有,是身本空。四大合成,与天地通。如莲芭蕉,万窍玲珑。无道不入,有光必容。瞳瞳太阳,凡火之雄。湛湛明月,众水之宗。我尔法身,何所不充。不足则取,有余则供。取予无心,唯道之公。各忘其身,与道俱融。

【白话解】

我的本性是真实的,而身体本来是空的,由地火水风四大要素偶然合成,能与天地相通。就像是莲藕和芭蕉叶,有许多玲珑孔窍。没有什么通路不能进去,有光线就能照进。光辉灿烂的太阳,是火中最有威力的。明亮清澈的月光,是水的本源。我这个肉身,有什么不能充养的呢。不足的时候从自然去获取,有余的时候就要供奉出去。取和舍没有什么私心,只是遵循公正的天道。忘记自己身体的存在,与道相互融合为一体。

【按语】

采取日精月华也是道教功法的一种,主要方式是白天对着太阳,夜间对着月亮练功。苏轼描述了练习这种功法时的感受。

思无邪丹赞

　　饮食之精,草木之华。集我丹田,我丹所家。我丹伊何? 铅汞丹砂。客主相守,如巢养鸦。培以戊己,耕以赤蛇。化以丙丁,滋以河车。乃根乃株,乃实乃华。昼炼于日,赫然丹霞。夜浴于月,皓然素葩。金丹自成,曰思无邪。

【白话解】

　　饮食和草木的精华,都聚集到我的丹田,这是我内丹所在的地方。我的内丹是什么? 就是铅汞丹砂。它们和丹田一主一客相互守护,如同乌鸦养在巢穴中一样。用戊己之脾土来培育,用赤龙一样的真气来耕运,用丙丁真火来炼化,用真水来滋养。于是逐渐生根成长,开花结果。白天吸取日精,明亮如丹霞。晚上沐浴吸取月华,洁白素净。最终炼成金丹,就叫作思无邪丹。

【按语】

　　此篇记载内丹练习的一种方法。之所以叫"思无邪丹",结合下文应该是指在思无邪斋中练习。

思无邪斋铭

东坡居士，问法于子由。子由报以佛语，曰：本觉必明，无明明觉。居士欣然有得于孔子之言曰：《诗》三百，一言以蔽之，曰思无邪。夫有思皆邪也，无思则土木也，吾何自得道，其惟有思而无所思乎？于是幅巾危坐，终日不言。明目直视，而无所见。摄心正念，而无所觉。于是得道，乃名其斋曰思无邪，而铭之曰：

大患缘有身，无身则无病。廓然自圆明，镜镜非我镜。如以水洗水，二水同一净。浩然天地间，惟我独也正。

【白话解】

东坡居士向子由请教道法。子由用佛教的话回答说：本身的觉悟一定是清明的，无明的地方可以用清明来使它觉悟。东坡居士高兴地联想到孔子的话说：《诗经》三百首，用一句话概括，叫作思无邪。人们凡有思虑都是有邪念的，而没有思虑又形同泥人木偶了，我们怎样才能得道呢，大概只有通过正确的思考而达到无所思虑吧？于是我正襟危坐，整天不说话。眼睛睁着直视前方，却又什么也没有看见。调摄内心，端正念想，没有任何感觉。由此而悟道了。于是把这个居室取名为思无邪斋，并作铭语说：

人的大问题在于有肉身，如果不存在肉身就不会有病。心地空旷浑圆明亮，就像镜子照镜子不知哪个是我。又像用水去洗水，二水同样干净。浩然正气存在于天地之间，唯独我能保持正道。

　　苏轼弟弟苏辙对佛法的造诣较深,而苏轼则联想《诗经》的意旨来理解苏辙所说的佛理。并将斋室命名为思无邪斋。

次韵子由浴罢

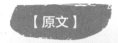

　　理发千梳净,风晞胜汤沐。闭息万窍通,雾散名乾浴。颓然语默丧,静见天地复。时令具薪水,漫欲濯腰腹。陶匠不可求,盆斛何由足。老鸡卧粪土,振羽双瞑目。倦马骤风沙,奋鬣一喷玉。垢净各殊性,快惬聊自沃。云母透蜀纱,琉璃莹薪竹。稍能梦中觉,渐使生处熟。《楞严》在床头,妙偈时仰读。返流归照性,独立遗所瞩。未知仰山禅[1],已就季主卜[2]。安心会自得,助长毋相督。

【注释】

　　[1]仰山禅:《传灯录》中,仰山问香严:"近日见处如何?"香严说:"去年贫无卓锥之地,今年贫锥也无。"仰山说:"汝只得如来禅,未得祖师禅。"这里借指处身贫困环境来悟道。

　　[2]季主卜:《史记·日者传》:司马季主,楚人也,卜于长安东市。宋忠、贾谊同日俱出洗沐,相从论议。这里借典故说已沐浴完。

反复梳理着让头发干净,让风晾吹好过用水洗。练功时闭止气息后感觉所有孔窍都通了,真气像水雾散开,这叫作干浴。默默坐着不说话,安静地感受着天地自然反复来去。有时丹田好像用柴火烧水,温热的好像在浸泡腰腹。这里没有制陶工人,也就没有洗澡的盆了。就像老鸡卧在粪土上之后,闭着双目抖了抖羽毛就好了。疲倦的马儿要抖去风沙,就扬起颈上的长毛长啸喷气。它们除去尘垢变得干净的方法各不一样,各自有自己的惬意。云母屏风透过蜀纱朦胧可见,琉璃影照着蕲竹。稍微能像梦中醒来一样,适应这里使陌生环境变得熟悉起来。《楞严经》放在床头,时不时拿出来拜读一下精妙的佛法。像《楞严经》说的"一流返流"那样照见内心本性,独立于世间忘记了所见的一切。不能达到仰山说的那么高明的禅理,我沐浴完还是去占卜吧。我心地安静下来就会有所收获的,你不要拔苗助长老是监督我。

【按语】

苏轼来到海南,生活环境恶劣。回应苏辙《浴罢》一诗时,只是描写自己把静坐当作"干浴"。苏辙诗有"大愿勤自督"的话,所以苏轼回复说要等自己适应环境,慢慢来体悟,不能急于求成。

次韵子由病酒肺疾发

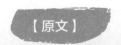

【原文】

忆子少年时,肺喘疲坐卧。喊呀或终日,势若风雨过。虚阳作浮涨,客冷仍下堕。妻孥恐怅望,脍炙不登坐。终年禁晚食,半夜发清饿。胃强鬲苦满,肺敛辄复破。三彭恣啖啮,二竖肯逋播。寸田可治生,谁劝耕黄糯。探怀得真药,不待君臣佐。初如雪花积,渐作樱珠大。隔墙闻三咽,隐隐如转磨。自兹失故疾,阳唱阴辄和。神仙多历试,中路或坎坷。平生不尽器,痛饮知无那。旧人眼看尽,老伴余几个? 残年一斗粟,待子同春簸。云何不自珍,醉病又一挫。真源结梨枣,世味等糠莝。耕耘当待获,愿子勤自课。相将赋远游,仙语不用些。

【白话解】

回想起你年少的时候,因为肺喘病时常感到疲乏,要坐卧休息。气喘发作时会喘息达一整天,来势就像暴风雨一样急促。这是虚阳上浮令胸中胀满,外来的寒气侵犯下焦。你的妻子恐怕很遗憾,家里各种肉类都不能端上桌。你常年不吃晚餐,半夜时常感到饥饿。胃中胀塞胸膈也常常胀满,肺气努力收敛但仍像要胀破一样。体内病魔任意吞食健康,它们哪里肯被轻易制服? 幸而有三寸丹田可以帮助治理,是谁来劝你开始练习的,如在丹中播种下金黄色糯米的种子。在身体内就能找到这真正灵药,不需要搭配君臣佐使开药方。开始丹田感觉真气像雪花一样逐渐累积,然后变成樱桃或珍珠大小。在隔壁都能听到你练功时大力咽下唾液的声音,腹中真气运转声音隐隐如同转动磨盘。从此旧疾逐渐痊愈,阴阳能够调和。这些神仙术我也曾经多次尝试,中间每每遇到障碍不顺而中止坎坷。生来像个装不满的容器一样,经常痛饮不知节制。眼看着故人一个个离去,老朋友还能剩下几个? 剩下的日子可能只有一斗粟米那么一点了,于是跟着你一起细细打磨。为何还是不珍惜自己,又喝醉生病令练功受挫。体内的真正元气可以结成梨枣一样的内丹,世间的滋味就好当作粃糠一样舍弃。你的耕耘就要收获成果了,希望你继续勤修功课。希望追随你一起追求屈原《远游》描写的那种境界,神仙说话不会像《楚辞》老是有"些"的口音。

　　苏轼弟弟苏辙自幼多病,因而后来对养生用功也更勤。苏轼此诗记载了苏辙练功的状况,并责备他醉酒以至于影响练习,督促他更加精勤于养生。

待旦

【原文】

　　梦破山骨冷,扶桑未放晓。披衣坐虚堂,缺月犹皎皎。扬泉漱寒冽,激齿冰雪绕。百体喜坚壮,万象觉清悄。簪履事朝谒,神魂飞窅渺。龛灯蚌珠剖,炉穗玉绳袅。浮念恍已消,真庭谅非杳。须臾霁霞起,赫奕射林表。高树引凉蝉,深枝啅栖鸟。二虫彼何为,逐动自纷扰。悠悠天宇内,岂复论大小。覆盎舞醯鸡[1],浓昏恣飞绕。定知达观士,方寸常了了。世无陶靖节,此乐知者少。

【注释】

　　[1] 醯鸡:《庄子·田子方》中有云:"孔子出,以告颜回曰: 丘之于道也,其犹醯鸡与! 微夫子之发吾覆也,吾不知天地之大全也。"郭象注:"醯鸡者瓮中之蠛蠓。"后以"瓮里醯鸡"喻见识浅陋的人。

【白话解】

　　梦醒之后感到山间寒冷刺骨,太阳还没有破晓而出。披上衣服坐在空空的屋子里,残缺的月亮仍然皎洁。起来漱口清水冰凉,刺激牙齿就像冰雪满口。身体各方面幸喜很强壮,周围一切景象还清静无声。穿戴好出去就像要上朝谒见一样,神魂好像飞到太空一样。龛中灯像蚌里明珠一样明亮,灯烟袅袅像炉边的绳穗一样环绕着。恍惚间飘浮的念头已经消去,去到真正的仙庭怕不会遥远了。一会儿朝霞开始升起,明亮的阳光照射在树林间。高大的树吸引着蝉儿,茂盛的树上居住着鸟儿。这两种动物干什么呢,自己在那里纷扰自己。在悠悠的天地之间,哪里还讲究什么大小。倒扣着的盆子边上蟭蟟舞动,在昏暗中随意地环绕翻飞。达观的人士必定知晓,方寸心田中能明了大道。世间没有了陶渊明,知道这种快乐的人很少了。

【按语】

此诗作于绍圣三年(1096年),是年苏轼在海南。夜眠梦醒,静待天明。

梦与人论神仙

【原文】

十一月九日夜,梦与人论神仙道术,因作一诗八句,既觉,颇记其语,录呈子由弟。后四句,不甚明了,今足成之耳。

析尘妙质本来空(梦中于此句若了然有所得者),更积微阳一线功。照夜一灯长耿耿,闭门千息自濛濛。养成丹灶无烟火,点尽人间有晕铜。寄语山神停伐俩,不闻不见我何穷。

十一月九日的晚上，梦见我与别人一起讨论神仙道术，还作了一首八句的诗，等到醒来的时候，还记得诗句，记录下来告诉弟弟子由。后面四句记得不是很明白了，现在把它补充完成。

细细分析一切原本都是空（梦中对这句诗好像有所感悟），在练功中一丝丝地累积身体的阳气，夜来一盏灯明亮照耀，我闭门呼吸千次内气已蒸腾全身。练成身体内丹不需要一点烟火，就如同炼金术一样可以点化铜矿。告诉山神不要使什么伎俩收藏金矿了，我不用听闻不用见到你的黄金都不会穷困了。

【按语】

此诗，前面几句讲练内功的心得。后面似写外丹炼金术，实际也是喻指内丹功成的境界。

陈守道

【原文】

一气混沦生复生，有心有形即有情。共见利欲饮食事，各有爪牙头角争。争时怒发霹雳火，险处直在嵌岩坑。人伪相加有余怨，天真丧尽无纯诚。徒自取先用极力，谁知所得皆空名。少微处士[1]松柏寒，蓬莱真人冰玉清。山是心兮海为腹，阳为神兮阴为精。渴饮灵泉水，饥食玉树枝。白虎化坎青龙离，锁禁姹女关婴儿。楼台十二红玻璃,木公金母相东西。纯铅真汞星光辉,乌升兔降无年期。停颜却老只如此,哀哉世人迷不迷。

【注释】

[1] 少微处士:古代称少微为处士星。

【白话解】

混沌一气不断化生各种生命,有了意识有了形体就有了思想。都是盯着利益欲望和饮食之类的事情,各自用尽手段去争抢。争夺时怒气冲天如霹雳火,危险得像站在悬崖边沿。人们以虚伪相处都有怨恨,天性丧尽再也没有真诚。只知道用尽力量争先恐后,哪知道最后得到的都是一场空。少微先生你如松柏一样高洁,隐居蓬莱如真人那么冰清玉洁。心像大山一样博大,胸怀像大海一样广阔,以阳气为精神,以阴气为精液。渴了就饮甘泉水,饿了就吃玉一样的树枝。练功令白虎从坎卦中化生,青龙从离卦中产生,把精气都紧紧闭锁不失。咽喉像十二层的红色琉璃楼台,木和金分别位于东西两侧。体内气与精像纯铅和真汞发生星光一样光辉,随日月升降没有穷尽。想容颜不改不会变老只需要这样,悲哀啊,世人却沉迷于不该沉迷的东西。

【按语】

此诗为苏轼赠陈守道的内丹诗。陈守道生平不详。诗中所说的内丹机理,可与《续养生论》等互参。

谪居三适

旦起理发

安眠海自运,浩浩潮黄宫。日出露未晞,郁郁濛霜松。老栉从我久,齿疏含清风。一洗耳目明,习习万窍通。少年苦嗜睡,朝谒常匆匆。爬搔未云足,已困冠巾重。何异服辕马,沙尘满风骏。珊鞍响珂月,实与粗械同。解放不可期,枯柳岂易逢。谁能书此乐,献与腰金公。

午窗坐睡

蒲团盘两膝,竹几阁双肘。此间道路熟,径到无何有。身心两不见,息息安且久。睡蛇[1]本亦无,何用钩与手。神凝疑夜禅,体适剧卯酒。我生有定数,禄尽空余寿。枯杨不飞花,膏泽回衰朽。谓我此为觉,物至了不受。谓我今方梦,此心初不垢。非梦亦非觉,请问希夷叟。

夜卧濯足

长安大雪年,束薪抱衾稠。云安市无井,斗水宽百忧。今我逃空谷,孤城啸鸺鹠。得米如得珠,食菜不敢留。况有松风声,釜鬲鸣飕飕。瓦盎深及膝,时复冷暖投。明灯一爪剪,快若鹰辞鞲。天低瘴云重,地薄海气浮。土无重膇药,独以薪水瘳。谁能更包裹,冠屦装沐猴。

【注释】

[1] 睡蛇:《佛遗教经》说:"烦恼毒蛇睡在汝心,譬如黑蚖在汝室睡,当以持戒之钩,早摒除之。睡蛇既出,乃可安眠。"故睡蛇形容各种烦恼。

【白话解】

旦起理发

安睡之中丹田气海真气自然运行,真气浩浩上蒸头脑。太阳出来露水还没有干,松林中霜雾迷蒙。一把用了很久的梳子,它的齿稀疏得已经可以透过清风。起来洗漱过后感觉耳聪目明,深深呼吸感觉全身毛孔都打通了。少年常常喜欢睡觉,导致上朝的时间很匆忙。写诗弄文没什么成绩,但用脑过度觉得帽子头巾都有点沉重了。我跟那些拉车的马儿有什么不同呢,沙尘沾满毛发,名贵雕鞍相撞击声音像玉石一样清脆,实际与戴着刑具一样。解脱的日子遥遥无期,干枯的柳树哪里容易逢春重生。谁能够写下今天这种快乐,送给那些缠着金腰带的贵人看看。

午窗坐睡

双腿盘坐在蒲团上,双肘搁在竹几上。轻车熟路地进入了梦乡,身心都放松下来,呼吸均匀而安静持久。没有佛经所说像毒蛇一样害人的烦恼,所以不须用铁钩来除去。神情平静好似夜间参禅的样子,身体舒适好比早上喝了一杯酒。生命有自己的定数,福气用尽之后还有寿命也是空谈了。枯掉的杨树不会再飘下花絮,要有滋润才能挽回衰朽的命运。说我此时已醒,可是有什么事物过来却感受不到。说我现在还在梦中,可是我的心智好像并未迷糊。这不是梦也不是醒觉,还是去问陈希夷那老头吧。

夜卧濯足

听说今年长安下着大雪,人们都抱柴烧火取暖,穿得厚厚的。云安那地方没有井,人们若能得到一斗水的话就什么烦恼都没有了。现在我逃到了这样一个空空的山谷似的地方,只有一座孤城,伴着鹖鹏的叫声。这里的米简直像珍珠一样宝贵,吃的只有菜,一点都不敢剩下。水在壶中烧开了发出呜呜声,好像松风呼啸。用很深的瓦盎装水,可以浸到膝盖,反复地一会儿加冷水一会儿加热水,明亮灯光下我用手去探水的冷热,快得像是老鹰离开猎架一样。这个地方天空低垂重重瘴云,海拔很低海水气息浮动。这里没有治疗腿肿的药物,只有用柴烧水洗脚来治好。洗完谁还会戴帽穿鞋打扮整齐,来装模作样呢。

【按语】

苏轼明明被谪居到偏远的南方,却能很好地调整情绪,寻找并安乐地享受这种生活中闲适的一面,并利用这一机会注意养生。晨起梳理头发,兼按摩头皮,使头脑清醒;中午打坐兼小睡;夜卧前热水沐足。在休闲放松之中且能养生防病,消除脚肿,故称"三适"。

示李荐李祉

【原文】

某平生于寝寐时,自得三昧。吾初睡时,且于床上安置四体,无一不稳处。有一未稳,须再安排令稳。或有些小倦痛处,略按摩讫,便瞑目听息。既匀直,宜用严整其天君。四体虽复有痾痒,亦不可少有蠕动,务在定心胜之。如此食顷,则四体百骸,无不和通。睡思既至,虽寐不昏。吾每日须于五更初起,栉发数百,颒面,尽服裳衣毕,须于一净榻上,再用此法假寐数刻之味,其美无涯。通夕之

318

味,殆非可比。平明吏徒既集,一呼即兴,率以为常。二君试用吾法,自当识其趣,慎无以语人也。天下之理,能戒然后能慧,盖慧性圆通,必从戒谨中入。未有天君不严而能圆通悟觉者也。二君试识之。

【白话解】

我这辈子对于睡眠,颇有一些心得。我刚开始睡觉时,会在床上安放好四肢,不让一处不平稳。如果有一处不平稳,就必须再安放稳当。如果身体上有一些酸痛的地方,就略微按摩下,然后就闭上眼睛,静听呼吸。等到呼吸均匀,就应当严格控制思想。四肢即使有些不舒服或麻痒,也不可以稍有蠕动,一定要用心中意念来克服。这样大概过了一顿饭的时间,四肢百骸就会平和舒适。睡意来了,可以睡着但不会昏沉。我每天要在五更初的时候起来,梳头发几百下,洗完脸,穿好衣服后,在一个干净的榻上,再用这种方法半睡几刻钟,这种感觉非常好。这和那种整夜一直都在睡的感觉,是比不了的。早上下属们来集中了,一叫我就可以起来,已经习以为常了。你们二位试着用我这种方法,自然会体会到其中的乐趣,不要轻易告诉别人。天下的至真道理,要在守戒律之后才能获得智慧,因为智慧的圆融通达,必须从守戒严谨来达到。没有人可以不控制内心却能够获智慧通达的。请你们二位尝试记住。

【按语】

苏轼在这篇小文中细致地谈自己睡眠的心得。而且谈到他早上醒后穿好衣服再小睡一会儿"回笼觉"的体会,有利于迎接即将开始的日间工作。

肇养黄中

元符三年,岁次庚辰,正月朔,戊辰,是日辰时,则丙辰也。三辰一戊,四土会焉。而加丙与庚,丙土母,而庚其子也,土之富,未有过于斯时也,吾当以斯时肇养黄中之气。过子,又欲以此时,取薤姜蜜作粥以啖。吾终日默坐,以守黄中,非谪居海外,安得此庆耶?东坡居士记

【白话解】

元符三年(1100年),属庚辰年,正月初一戊辰日,这一天的辰时是丙辰。这个时期有三个辰一个戊,四样属土的会合在一起。加上丙与庚,丙属火是土之母,而庚属金是土之子,所以没有比这个时候土性更充足的了。我准备在这个时候养护脾胃土气。儿子苏过也准备在这个时候,用薤、姜和蜜做粥来吃。我一整天都安静地坐着,以守护脾胃,如果不是贬居海外,怎么能得到这种快乐呢?东坡居士记录。

【按语】

五行里的土,配五色中的黄色,又配五方里的"中"。苏轼这里记载了在时辰属土最旺之时练气,最有益于五脏中属土的脾胃,故名为"养黄中"。

畏威如疾

余患赤目，或言不可食脍。予欲听之，而口不可，曰：我与子为口，彼与子为眼，彼何厚，我何薄？以彼患而废我食，不可。子瞻不能决。口谓眼曰：他日我瘖，汝视物，吾不禁也。管仲有言：畏威如疾，民之上也；从怀如流，民之下也。又曰：燕安鸩毒，不可怀也。《礼》曰：君子庄敬日强，安肆日偷。此语乃当书诸绅，故余以畏威如疾为私记云。

【白话解】

我的眼睛红肿得病了，有人说不能吃烤肉。我准备听从，但是嘴巴不答应，说：我是你的嘴巴，它是你的眼睛，为什么对它好，对我不好？因为它生病了就不让我吃东西，这不可以。苏东坡先生难以做决定。嘴巴对眼睛说：有一天我生病哑了，你看东西，我就不会禁止你。管仲曾说：害怕法律的威严像害怕疾病一样，这是上等的人民；只知道随心所欲的人，是下等的人民。又说：贪图安逸享乐等于饮毒酒自杀，不可以有这样的想法。《礼记》说：君子庄重恭敬就会一天天地强大起来，安逸放纵就会一天天地苟且混日子。这句话应该写下来告诉诸位绅士，所以我用"畏威如疾"刻成闲章。

【按语】

这是苏轼的一则寓言。从口与眼的纷争中，引申出一个道理，即往往与切身利益相关时，人才会从内心敬畏某件事。眼睛得病，口认为与其无关。这样是目光短浅的。苏轼指出不能从心所欲，要像害怕得病一样敬畏规矩，认真遵守。

行气

扬州有武官侍其者，偶忘其名。官于二广恶地十余年，终不染瘴。面红，腰足轻驶，年八十九乃死。初不服药，惟用一法：每日五更起，两足相响，热摩涌泉穴无数，以汗出为度。欧阳文忠公不信仙佛，笑人行气。晚年见之，云：吾数年来，患足气，一痛殆不可忍。近有人传一法，用之三日，不觉失去。其法：垂足坐，闭目，握固，缩谷道，摇飐两足，如摄气球状，无数。气极即少休，气平复为之，日七八，得暇即为之，无定时。盖涌泉与脑通，闭缩摇飐，即气上潮，此乃般运捷法也。文忠疾已则废，使其不废，当有益。至言不烦，不可忽也。

【白话解】

扬州有一位复姓侍其的武官，我忘了他的名字。他在广东广西这样环境恶劣的地方做了十多年的官，始终没有感染瘴病。面色红润，腰腿轻便地活到了八九十岁才死去。他一直不服用药物，只用一种方法：每天五更时起床，两足相对，按摩涌泉穴无数次，到出汗为止。欧阳修不相信成仙成佛这类事情，常笑话别人练习气功。晚年的时候见到他，他说：我患有脚气病很多年了，一旦发作起来就痛不可忍。近来有人传授给我一种方法，我用了三天，没想到疾病好了。具体的方法是：垂足而坐，闭着眼睛，双手互握固定，收缩肛门，摇动收缩两足，如同摆弄气球的样子，重复多次。疲劳气急就稍为休息，等到气息平复再开始做，每天做七八回，一有空闲时间就做，不需要固定时间。涌泉与脑相通，闭目缩肛摇动，就会使气往上走,这是搬运行气的快捷方法。欧阳修治好疾病后就没再练习了,假如他没有停止,一定有更多好处。真正的真理不会烦琐,不可以忽视啊。

【按语】

这则记事的内容在前面的书信中曾经提到过。其内容一则记载了复姓侍其的官员以摩擦涌泉来养生的方法。二则记载了欧阳修治疗脚痛的功法。

记故人病

【原文】

元丰六年十月十二日夜,一鼓后,故人有得风疾者,急往视之,已不能言矣。死生阴阳之争,其苦有甚于刀锯木索者。余知其不可救,默为祈死而已。呜呼哀哉,此复何罪乎!酒色之娱而已。古人云:甘嗜毒药,戏猛兽之爪牙。岂虚言哉!明日见一少年,以此戒之。少年笑曰:甚矣,子言之陋也。色固吾之所甚好,而死生疾病,非吾之所怖也。余曰:有行乞于道,偃而号曰:遗我一盂饭,吾今以千斛之粟报子。则市人皆掩口笑之。有千斛之粟,而无一盂之饭,不可以欺小儿。怖生于爱,子能不怖死生而犹好色,其可以欺我哉!今世之为高者,皆少年之徒也。戒生定,定生慧,此不刊之语也。如有不从戒、定生者,皆妄也,如慧而实痴也,如觉而实梦也。悲夫!

【白话解】

元丰六年（1083年）十月十二日晚上，刚过一更，有一个老朋友得了中风，我赶快去看望，已经不能说话了。生死关头的折磨，其痛苦比用刀锯来割木头绳索还要厉害。我知道没法救治了，只能默默祈祷他能尽快死去。悲痛啊，这是遭了什么罪呢？不过是贪一点酒色娱乐而已。古人说：那是甘心去吃毒药，等同戏弄猛兽的利爪尖牙，这难道是虚假的吗？后来见到一个少年，用这件事来告诫他。少年笑着说：太夸张了吧，你的话没道理。美色当然是我喜欢的，但死生疾病这些事情，我并不担忧。我回答说：有人在道路上乞讨，伏在地上叫喊：给我一碗饭吧，我会用一千斛谷子报答你。集市上的人都会掩嘴大笑。如果有千斛的谷子，却没有一碗饭？这样的话连小孩子都骗不了。恐惧就是从偏好中来的，你能够不怕死都还要喜欢美色，这能骗谁呢！现在世上那些居高位的人，都是像这个少年一样的人。持戒可以让人禅定，禅定可以让人产生智慧，这是无可辩驳的。如果有不从持戒、禅定中生发出来的小聪明，都是虚妄的，看上去聪明实际上是痴傻，看似清醒实际是在迷梦之中。可悲啊！

【按语】

苏轼从友人疾病中得到要慎戒色欲的感悟，然而身体强壮的少年不以为然。这也是世人常常忽视养生的原因。往往在身体状况好时过于自信，然而一旦得病已经来不及了。故苏轼说要知畏惧，及早着手于养生。

去欲

昨日太守杨家采[1]、通守张君规[2]，邀余出游安国寺，坐中论服气养生之事。余云：皆不足道，难在去欲。张云：苏子卿啮雪啖毡，蹈背出血，无一语少屈，可谓了生死之际矣。然不免与胡妇生子穷海之上，而况洞房绮疏[3]之下乎？乃知此事不易消除。众客皆大笑。余爱其语有理，故为书之。

【注释】

[1] 杨家采：有的版本作"杨君采"。据考可能为"杨君寀"或"杨君素"，即杨寀（字君素），时任黄州太守。

[2] 张君规：在《东坡志林》中为"张公规"。

[3] 疏：同"疏"。按《东坡志林》应为"縠"（hú），绮縠意思是绫绸绉纱之类。

【白话解】

昨天太守杨寀、通判张公规邀请我去安国寺游玩，坐席之中谈论服气养生的事情。我说：其他都没什么，最难的是断绝情欲这一点。张通判说：当年苏武被匈奴囚禁到了喝雪水、吃皮毡的地步，自杀后其背部被踩踏到出血才抢救回来，没有说一句屈服的话，可以说是了断生死之心了吧。可是后来却免不了与匈奴妇女在那么远的北海边上生了个儿子，何况其他人住在铺满绫罗的洞房之下呢？由此可知这件事不容易消除。客人听了都大笑。我欣赏他的话有道理，所以将其记下来。

传统养生功法多数要求节制房事。但人们通常难以做到。苏轼记载了友人谈笑中的一种说法，以见这方面的不易为。

范蜀公

【原文】

李方叔言：范蜀公将薨数日，须发皆变苍黑，郁然如画也。公平生虚心养气，数尽神往而血气不衰，故发于外耶？然范氏多四乳，固与人异，公又立德如此，其化也必不与万物同尽，盖有不可知者也。元符四年四月五日。

【白话解】

李廌说：范缜（字景仁）快要去世前几天，胡须和头发都变灰黑，浓郁得像画上去一样。他一生都注意澄清心神养护真气，难道是寿数已尽精神虽离去，但气血未衰退，所以表现于外表的缘故吗？然而范景仁有四个乳房，身体本来与常人就不同，他又秉持如此高尚的道德，因此去世也一定不会跟其他生灵死去的状况相同，可能有我们无法知道的情况。元符四年（1101 年）四月五日。

这段记载身体的一些特殊之处，现在看来并无怪异。不过苏轼的解释是古人的一种理解。需要说明的是北宋年号中无元符四年，据研究，本文应作于元祐四年（1089年）。

不好佛

【原文】

范景仁平生不好佛，晚年清慎，减节嗜欲，物不芥蒂于心，却是学佛作家。然至死常不取佛法。某谓景仁虽不学佛，而达佛理，虽毁佛骂祖，亦不害也。

【白话解】

范缜（字景仁）平生不信奉佛教，晚年清修慎重养生，减少和节制嗜好与欲望，不为世间事物牵绊内心，却好像是个学佛很有成就的人。但他到死也不谈论佛法。我说景仁虽然不学佛法，但是同样通晓佛家道理，哪怕他毁坏佛像谩骂佛祖，也没有关系。

【按语】

苏轼此处指出，不同的宗教或学说在修养到了极致时，其实是相通的，形式上的不同已属于次要的差别。

常德

【原文】

伊尹云：德惟一，动罔不吉；德二三，动罔不凶。贫贱人但有常德，非复富贵，即当得道。虽当大富贵，苟无常德，其后必败。予以此占之多矣。

【白话解】

伊尹说：德性专一，行动没有不顺利的；德性不专一，行动没有不糟糕的。贫贱的人只要有正常的德性，不是会富贵，就是会悟道。即使是大富大贵的人，假如没有平常的德性，他在后来也一定会败落。我按这个道理预测对的很多了。

【按语】

这是一则箴言。意思是说任何人，或任何家族，如果没有坚守德性，无论曾经多么辉煌，最终也要败落。

自家事

日者,王实、王宁见访。实,韩持国少傅之婿。因问持国安否,实、宁言:持国谓人:吾以癃老,且将声乐酒色以娱年,不尔无以度日。东坡曰:惟其残年,正不当尔。君兄弟至亲且旧,愿为某传一语于持国,可乎?顷有一老人,未尝参禅,而雅合禅理,死生之际,极为了然。一日置酒,大会亲友,酒阑,语众曰:老人即今且去。因摄衣正坐,将奄奄焉。诸子惶遽呼号曰:大人今日乃为世决乎?愿留一言为教!老人曰:本欲无言,今为汝恳,第一五更起。诸子未喻,曰:惟五更可以勾当自家事,日出之后,欲勾当,则不可矣。诸子曰:家中幸丰,何用早起?举家诸事,皆是自家的事,岂有分别?老人曰:不然,所谓自家事者,是死时将得去者。吾生平治生,今日就化,可将何者去?诸子颇悟。今持国果自以为残年,请二君言与持国,但言某请持国勾当自家事,与其劳心声酒,不若为可以死时将去者计也。

【白话解】

有一天,王实、王宁来访。王实,是韩持国少傅的女婿。于是问到韩持国安康与否,王实、王宁回答说:韩持国对人说,我现在已经是老态龙钟了,将要用声乐酒色来陪我度过余年,不这样都不知道怎么过日子。苏东坡说:正因为身处残年之时,更不应该那样啊。你们兄弟是他亲人和旧相识,希望替我带一句话给他,可以吗?不久前有一位老人,没有参悟过禅学,然而行事很符合禅学的道理,在生死诀别的时候,意识非常明白。有一天置办酒席,广泛邀请亲友赴宴,酒席散后,老人对大家说:我老人家今天就要去了。于是整理好衣服正襟危坐,将要气绝。他的儿子们惊慌喊叫说:父亲大人今天就是要与人世诀别了吗? 希望您留下遗言指导我们! 老人说:我本来不打算说什么,现在被你们恳求,那么第一件事就是你们要五更起床。大家不明白,老人说:唯有在五更时候,可以思考个人的事,等太阳出来以后,想要思考就不可能了。大家说:家里好在衣食丰足,哪里用得着早起呢? 全家的事,都是我等每个人的事,哪里有什么分别呢? 老人说:不是这样的,所说的个人的事,是指死亡的时候能够带得走的东西。我一辈子谋生,今天就要离去了,我能带走些什么呢? 大家听了有所领悟。现在韩持国自己以为到了残年,请你们二位把我的话转告给他,就说是我请求持国思考下个人的事,与其每天劳损心神于声乐酒色,不如为死时可以带走些什么做些思考。

【 按语 】

　　苏轼此文对比了两种老年人的心态。一种心态认为时日无多,更加要及时行乐。而苏轼记载的另一位老人则指出,要思考自己有什么是死后能带得走的。意谓各种享乐都是虚妄的外物,而内心的宁静才是自己的。